【大人のための図鑑】
Picture book for adult

ビジュアル版

毒と薬

Poison and Medicine

【すべての毒は「薬」になる?!】

鈴木 勉◉監修
Tsutomu Suzuki

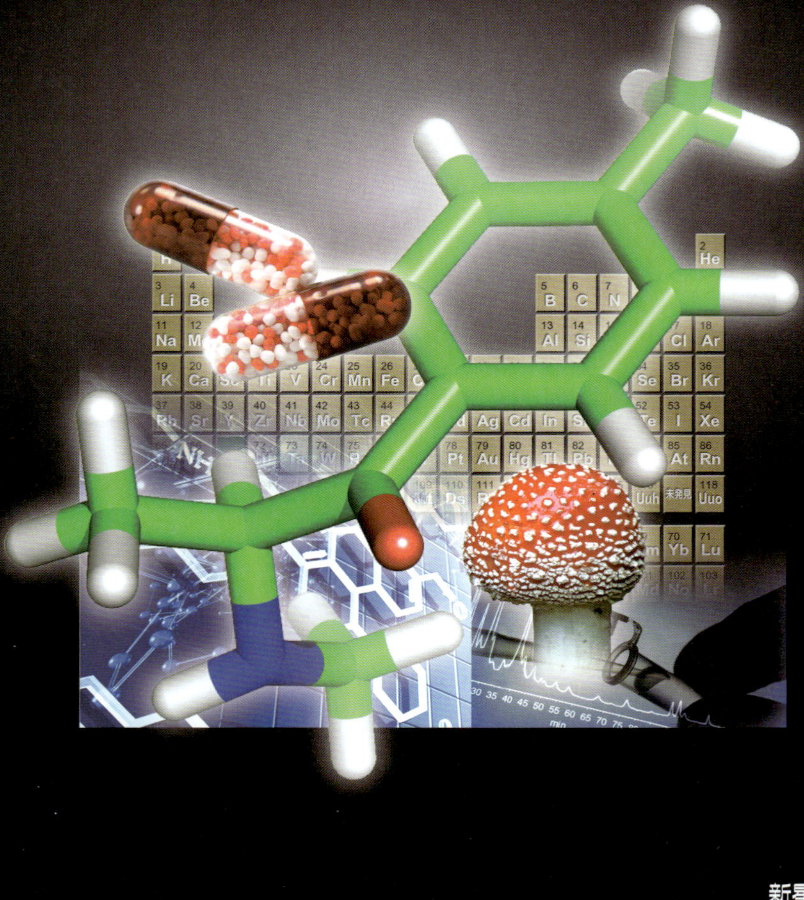

新星出版社

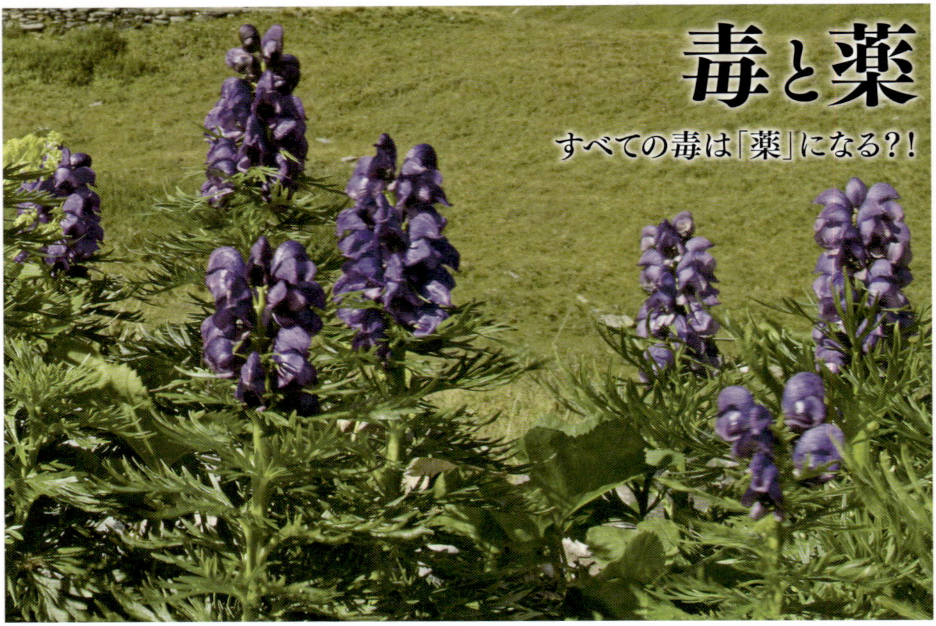
毒と薬
すべての毒は「薬」になる?!

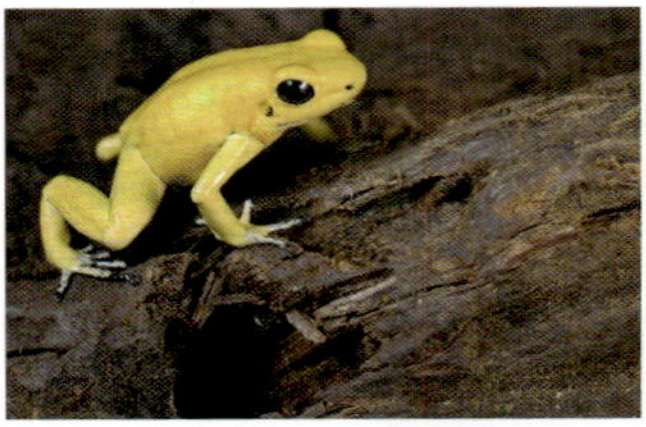

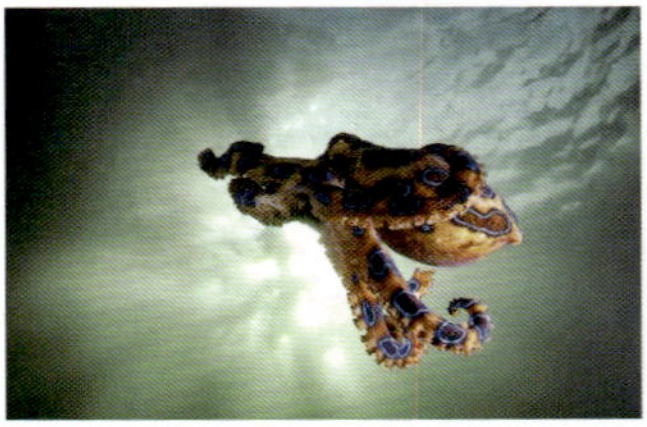

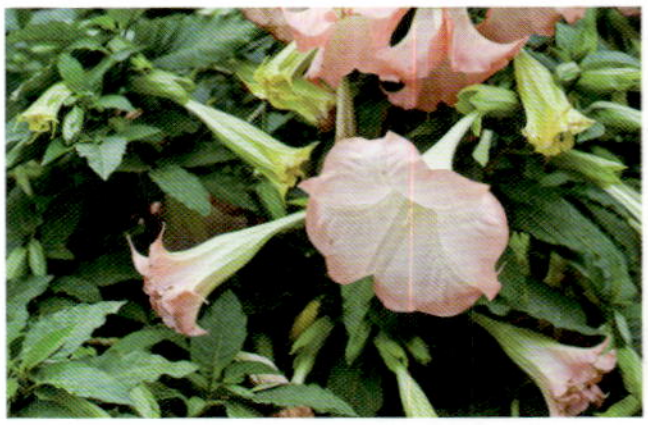

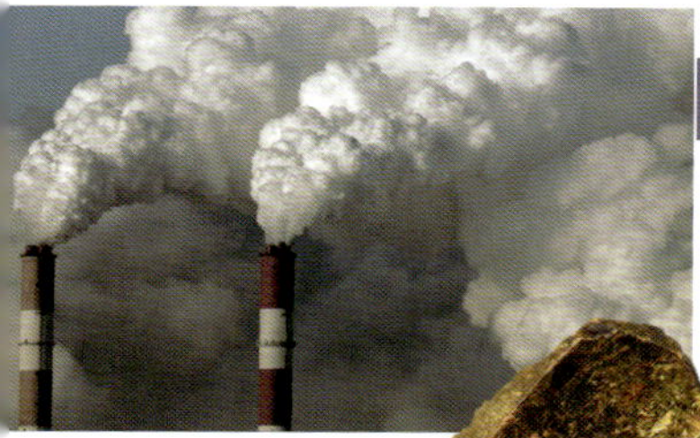
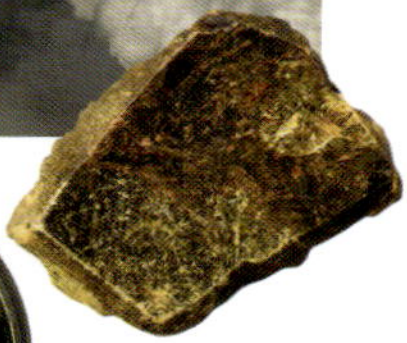
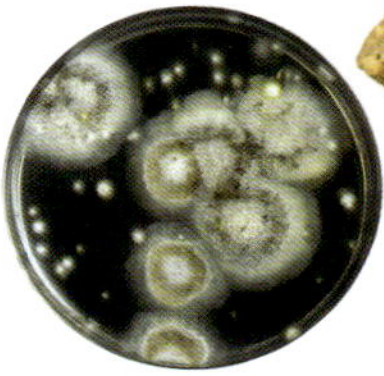 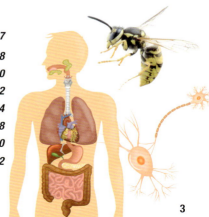

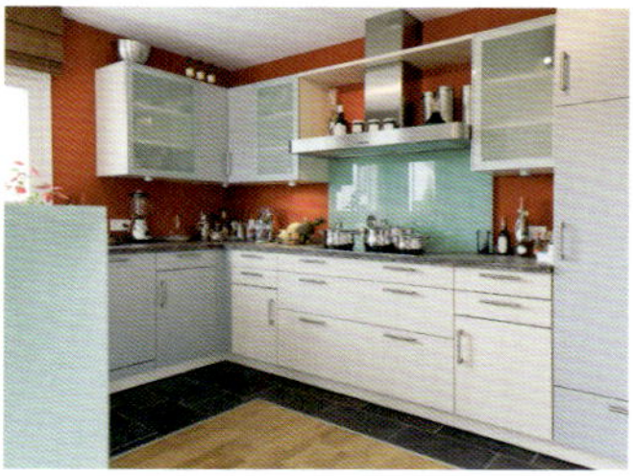
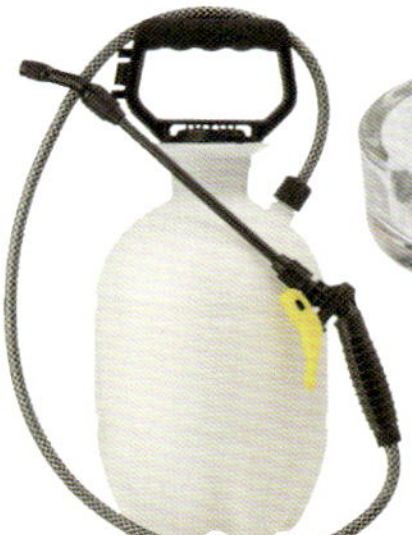
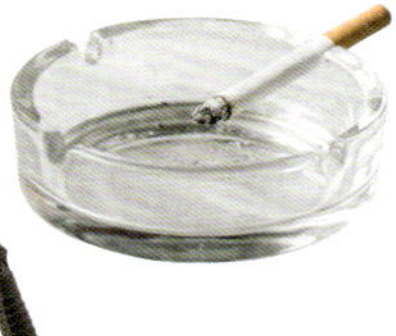

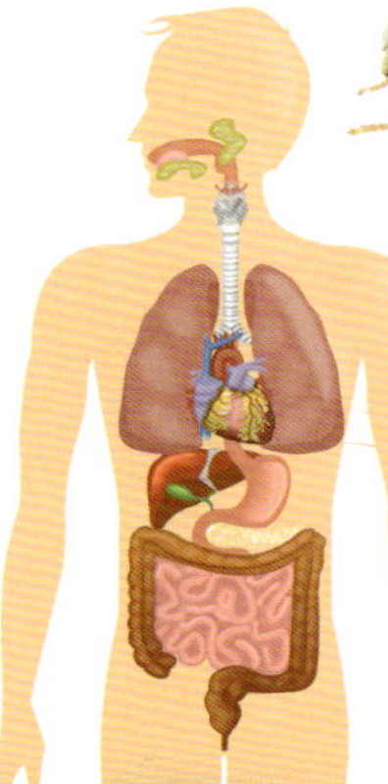

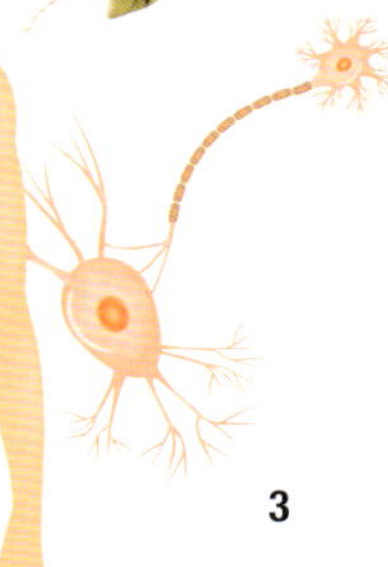

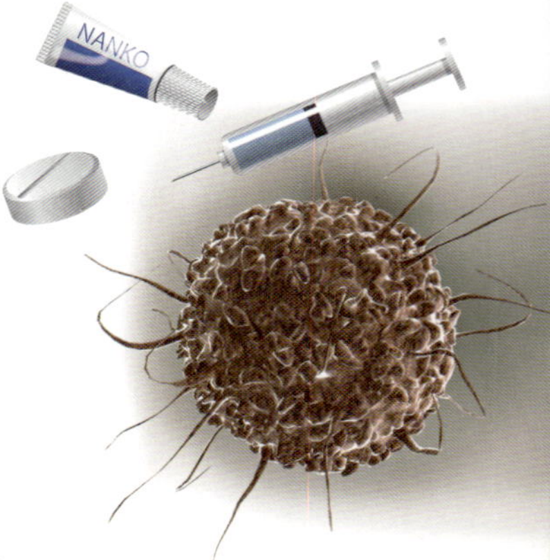
NANKO

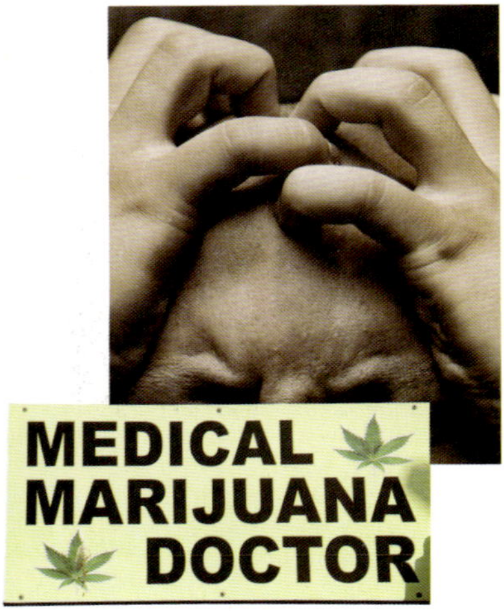
MEDICAL
MARIJUANA
DOCTOR

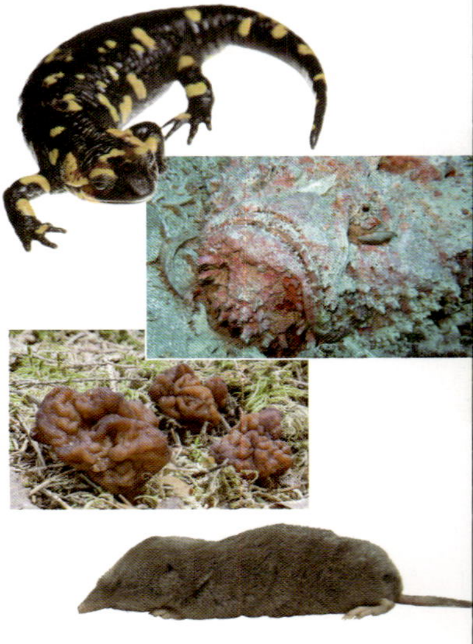

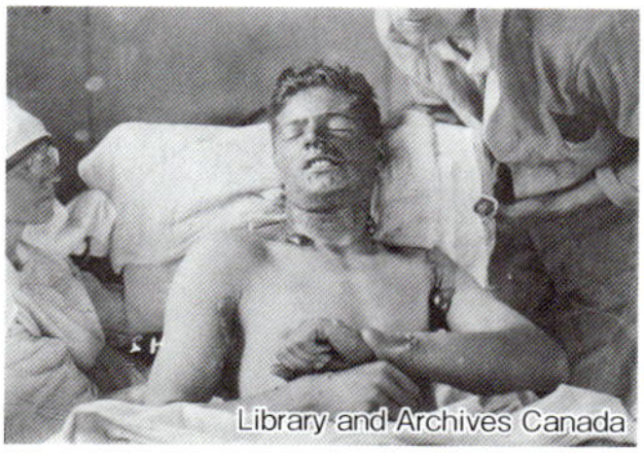
Library and Archives Canada

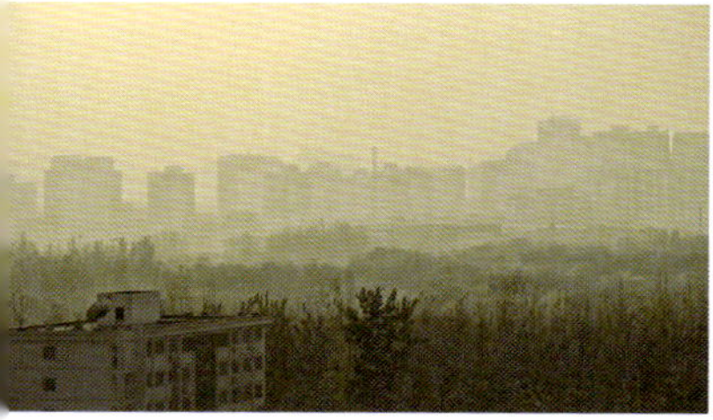

第6章　毒と社会

第7章　毒・薬を求めて

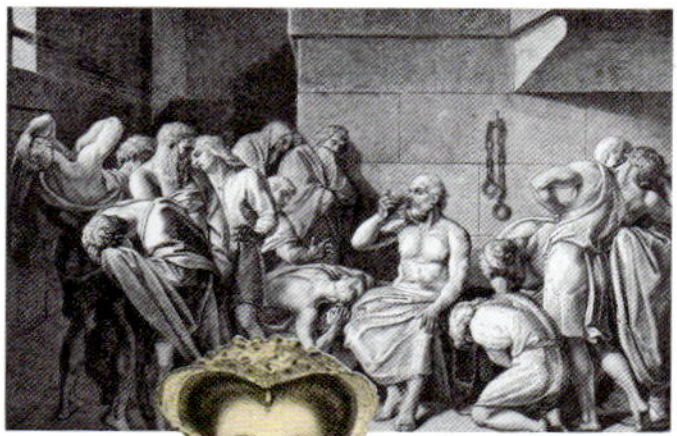

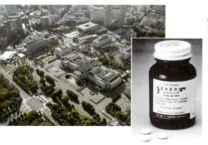

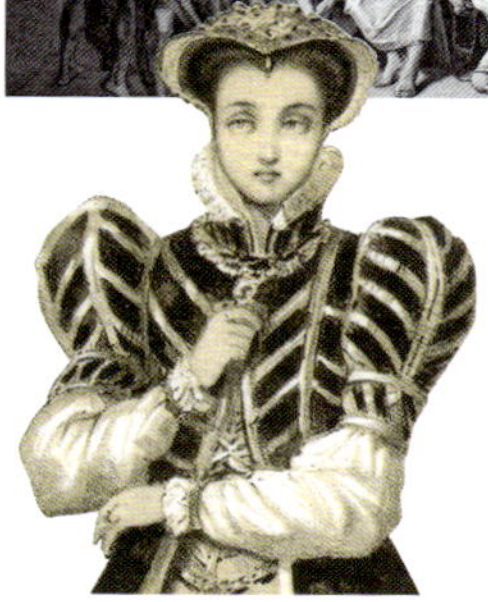

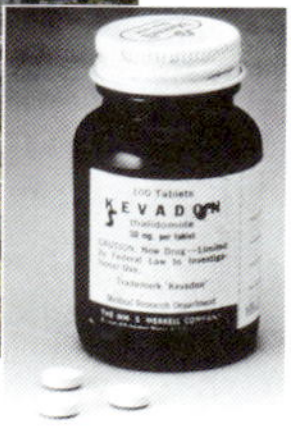

第8章　毒と薬の事件ファイル

写真クレジット

【p18-19】中：Gakken / amanaimages、左：TydeNet、右：Dave Watts / Nature Production / amanaimages
【p28】上：新江ノ島水族館、下：yasumasa kobayashi / Nature Production / amanaimages
【p29】左：Dave Watts / Nature Production / amanaimages、右：Auscape / Nature Production / amanaimages
【p33】右：Auscape / Nature Production / amanaimages、左下：Du-Sa-Ni-Ma
【p34】浅井郁夫
【p37】左：gailhampshire
【p41】右下：Library of Congress
【p42】右上：北多摩薬剤師会
【p43】上：厚生労働省関東信越厚生局麻薬取締部
【p45】上：東京都福祉保健局
【p51】上：富山県立イタイイタイ病資料館
【p54】背景：Lalithamba
【p56】上：厚生労働省関東信越厚生局麻薬取締部
【p58】上：CDC / Courtesy of Larry Stauffer, Oregon State Public Health Laboratory、下：CDC / Janice Carr
【p103】Alexandru Nika / Shuttestock.com
【p108】Alexandru Nika / Shuttestock.com
【p126】下：厚生労働省関東信越厚生局麻薬取締部
【p127】左上：北多摩薬剤師会
【p130】下：厚生労働省関東信越厚生局麻薬取締部
【p132】左：厚生労働省関東信越厚生局麻薬取締部
【p136】東京都福祉保健局
【p137】上・右下：厚生労働省関東信越厚生局麻薬取締部
【p138】中：厚生労働省関東信越厚生局麻薬取締部
【p143】右下：CDC
【p149】左中：住化エンバイロメンタルサイエンス株式会社
【p151】右上：YANGCHAO / Shutterstock.com
【p154】左下：新江ノ島水族館
【p163】左上・左下：浅井郁夫
【p166】CDC / Courtesy of Larry Stauffer, Oregon State Public Health Laboratory
【p167】左下：CDC、右上：CDC / Janice Karr、右中：CDC / Janice Haney Karr、右下：CDC / Dr. Todd Parker. Ph.D.; Assoc. Director for Lab. Science / DPEI (Acting) and LRN Training Coordinator
【p168】上：CDC / Cynthia Goldsmith、左下：Dartmouth Electron Microscope Facility、右下：CDC
【p169】CDC / Janice Haney Karr
【p170】国際航業株式会社
【p173】Hung Chung Chin / Shutterstock.com
【p174】毎日新聞社
【p175】左：竹原市
【p176】中：U.S.Army、下：Library of Congress
【p177】左：Library and Archives Canada、右：HP「帝国陸海軍と銃後」
【p178】上：IWM (Imperial War Museum)、下：Alexander Kuguchin / Shutterstock.com
【p179】下：FBI
【p180】上：遺構調査機構
【p181】毎日新聞社
【p182】右・左：毎日新聞社
【p183】左下：森永ひ素ミルク中毒の被害者を守る会、右下：朝日新聞社
【p184】上：The U.S. National Archives and Records Administration、下：毎日新聞社
【p188】posztos / Shutterstock.com
【p189】右下：U.S. National Library of Medicine
【p190】erichon / Shutterstock.com
【p191】左上：blackboard1965 / Shutterstock.com、左下：Leipzig University Library、右下：青森県教育庁文化財保護課
【p192】右上左：Zoltan Katona / Shutterstock.com、右上右：Kiev.Victor / Shutterstock.com、右下：the Walters Art Museum, Baltimore
【p194】左：Kobe City Museum / DNPartcom、右：内藤記念くすり博物館
【p196】右下：日本新薬（株）山科植物資料館
【p197】TNM Image Archives
【p199】上：Gerard Romans Camps、下：厚生労働省関東信越厚生局麻薬取締部
【p200】上：Markus Benter、下：U.S. National Library of Medicine
【p201】上・下：U.S. National Library of Medicine
【p202】上・中：U.S. National Library of Medicine、下：日本薬学会
【p203】上：金沢ふるさと偉人館、中・下：学校法人北里研究所
【p204】右：医聖華岡青洲顕彰会
【p208】毎日新聞社
【p211】毎日新聞社
【p212】朝日新聞社
【p214】Otis Historical Archives National Museum of Health and Medicine
【p215】FDA
【p217】毎日新聞社

特記以外はShutterstock.com、Photolibrary、PIXTA、編集部など。

●編集　中島洋平（キャデック）
●編集担当　熊田徹也（新星出版社）
●執筆　竹林篤実、平松紘実、森 旭彦（チームパスカル）
●本文デザイン　川上明子、くぬぎ太郎（TARO WORKS）
●イラスト　川上明子、くぬぎ太郎（TARO WORKS）

はじめに

「毒」と「薬」は表裏一体とよくいわれる。

すなわち、「薬」の用量が増えれば、「毒」となることから、「毒」と「薬」の違いは量であるともいわれる。一方で、もし、ある物質が毒性を示さないならば、「毒」にも「薬」にもならないともいわれる。このように「毒」と「薬」の関係は切り離すことができない。

日々の医療現場では、「毒」の部分を出すことなく、「薬」としての性質を全面に出すために、薬剤師や医師が専門知識を発揮して薬物治療に貢献している。一方で、ある物質を意図的に「薬」としての性質が出ないほど大量に摂取させ、「毒」としての性質を全面に出すようにする事件も起こっている。もちろん、事件でなくとも、「毒」の性質に起因する事故もあり、これが一番の問題である。「毒」や「薬」に関する知識が少しでもあれば、「毒」として働きを抑えることができるケースも多いと思われる。本書はこのような時に多いに役立つと考えている。

本書では“プロローグ”として「世にも危険な有毒生物」および「毒図鑑」を取り上げた。それに続き、「毒」と「薬」を理解するために、まず１章「毒の基本」と２章「毒と体」について詳細に解説し、これに対応して３章「薬の基本」と４章「人間を虜にする麻薬」を取り上げた。麻薬には不正麻薬と医療用麻薬があることについても言及し、正しい情報を紹介している。そして、５章「自然界の毒」として両生類から魚介類の毒、加えて植物、キノコ、病原性微生物の毒や火山の有毒ガスまで取り上げ、６章「毒と社会」では化学兵器と生物兵器、公害、環境ホルモン、禁止農薬や残留農薬についても解説した。さらに７章「毒・薬を求めて」では、太古の“人と毒との出会い”から西洋、東洋、および日本、そして近代科学に至る「毒と薬」の歴史を概説した。最後に８章「毒と薬の事件ファイル」として、地下鉄サリン事件から薬害エイズ事件まで、世間を騒がせた6つの事件を紹介している。

本書は「毒と薬」をよりよく理解するために図や写真を豊富に使用した図鑑である。図や写真を見ながら「毒と薬」の知識を深めることにより、「薬」を正しく使用することと同時に、「毒」への対応の手助けにもなると確信している。ぜひ、「毒と薬」の正しい知識を身につけていただきたい。

鈴木　勉

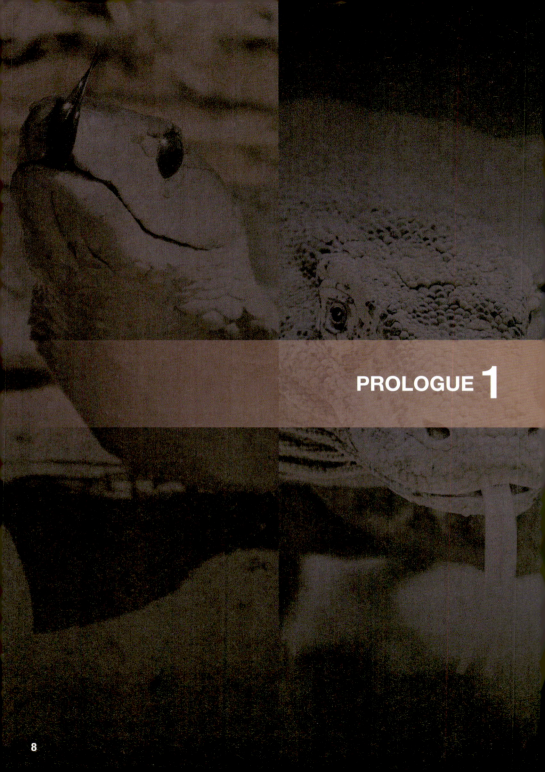

PROLOGUE 1

世にも危険な有毒生物

陸や海の動物、植物、キノコなど、自然界には恐るべき毒をもつ生物がいたるところに存在する。うっかり出会ってしまえば、あるいは誤って触れたり食べたりしてしまえば、命を脅かすものも。ここでは、そんなツワモノの生物たちを紹介する。

DATAについて

DATA

毒性	LD50値＝0.05mg/kg
分類	爬虫綱有鱗目コブラ科
大きさ	2.5〜4.5m
分布	アフリカ大陸東部から南部

毒性：LD50値は「半数致死量」（50% Lethal dose）の意味。詳しくはp78を参照。ここでは実験動物の種類や投与方法の違い、毒成分が複数ある場合の種類を区別せず、確認できた最も低い値を掲載。文献によっても値は異なるので、数値はあくまでも目安。

分類：8つの階層からなる一般的な生物の分類のうちの「綱」「目」「科」を指す。綱は哺乳類、両生類などの「類」にほぼ相当する。

大きさ：体長など動植物の大きさ。表現は種によって異なる。

分布：動植物のおもな生息・分布地域。

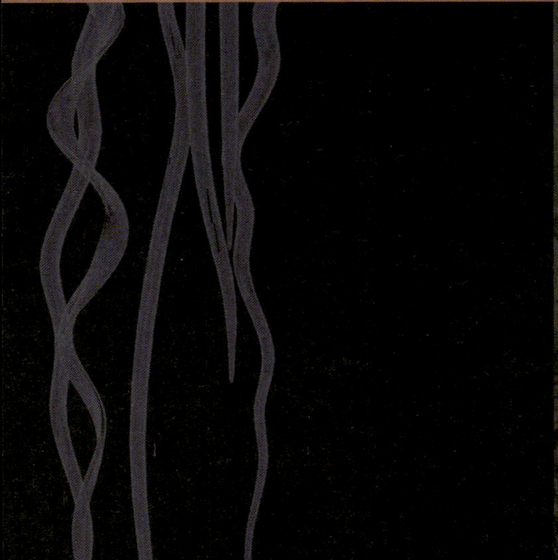

陸の有毒生物

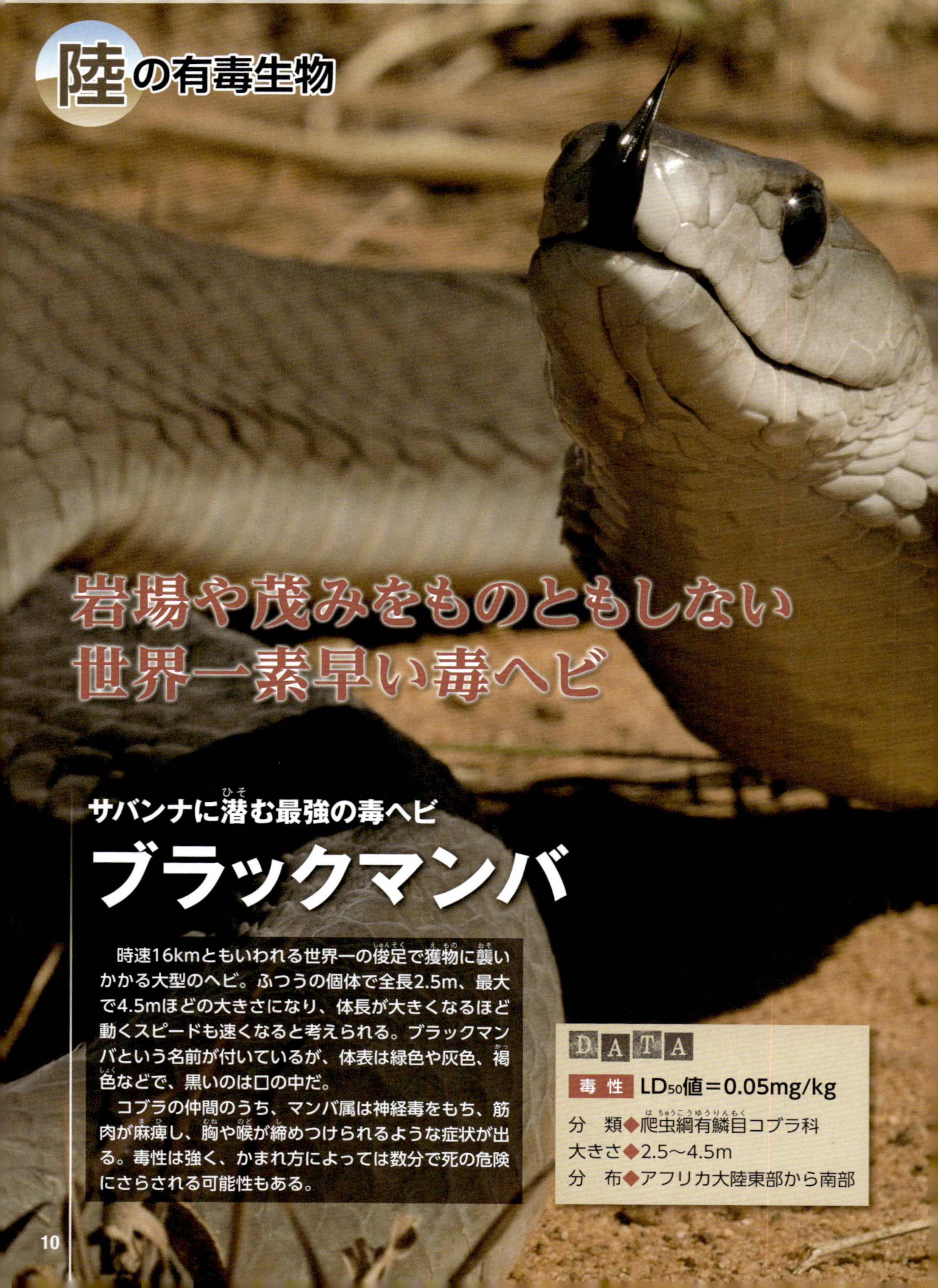

岩場や茂みをものともしない世界一素早い毒ヘビ

サバンナに潜む最強の毒ヘビ

ブラックマンバ

時速16kmともいわれる世界一の俊足で獲物に襲いかかる大型のヘビ。ふつうの個体で全長2.5m、最大で4.5mほどの大きさになり、体長が大きくなるほど動くスピードも速くなると考えられる。ブラックマンバという名前が付いているが、体表は緑色や灰色、褐色などで、黒いのは口の中だ。

コブラの仲間のうち、マンバ属は神経毒をもち、筋肉が麻痺し、胸や喉が締めつけられるような症状が出る。毒性は強く、かまれ方によっては数分で死の危険にさらされる可能性もある。

DATA

毒性 LD_{50}値＝0.05mg/kg

分　類◆爬虫綱有鱗目コブラ科
大きさ◆2.5〜4.5m
分　布◆アフリカ大陸東部から南部

口の中が黒いのが名前の由来

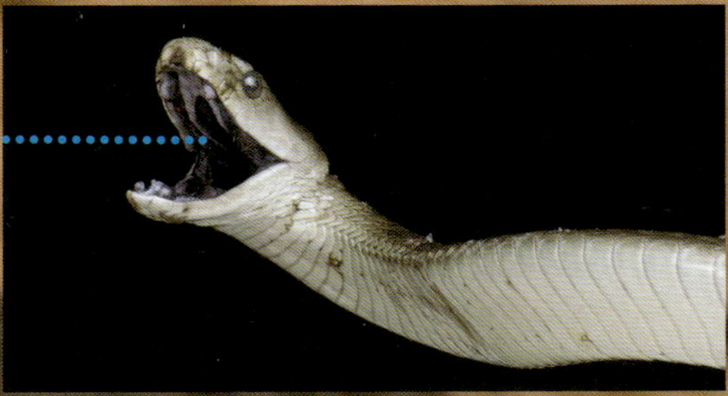

Check!
危険を感じると頭をもち上げて口を開ける

周囲の環境にカムフラージュする

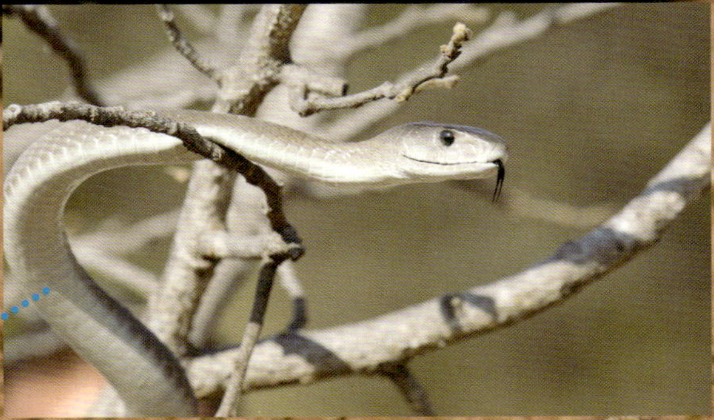

Check!
木の上にすむ個体もいる。枝などと見分けることが難しい

陸の有毒生物

血液の凝固を妨げる毒で大型の哺乳類もしとめる

かみついて獲物を失血させる

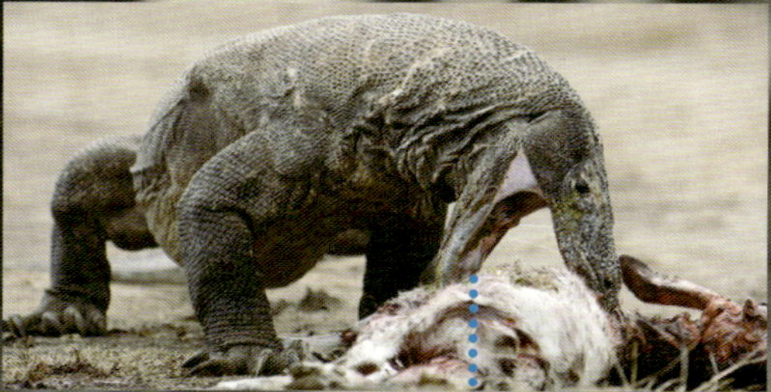

Check!
獲物はかみつかれると毒が回って筋肉が麻痺し、動けなくなる

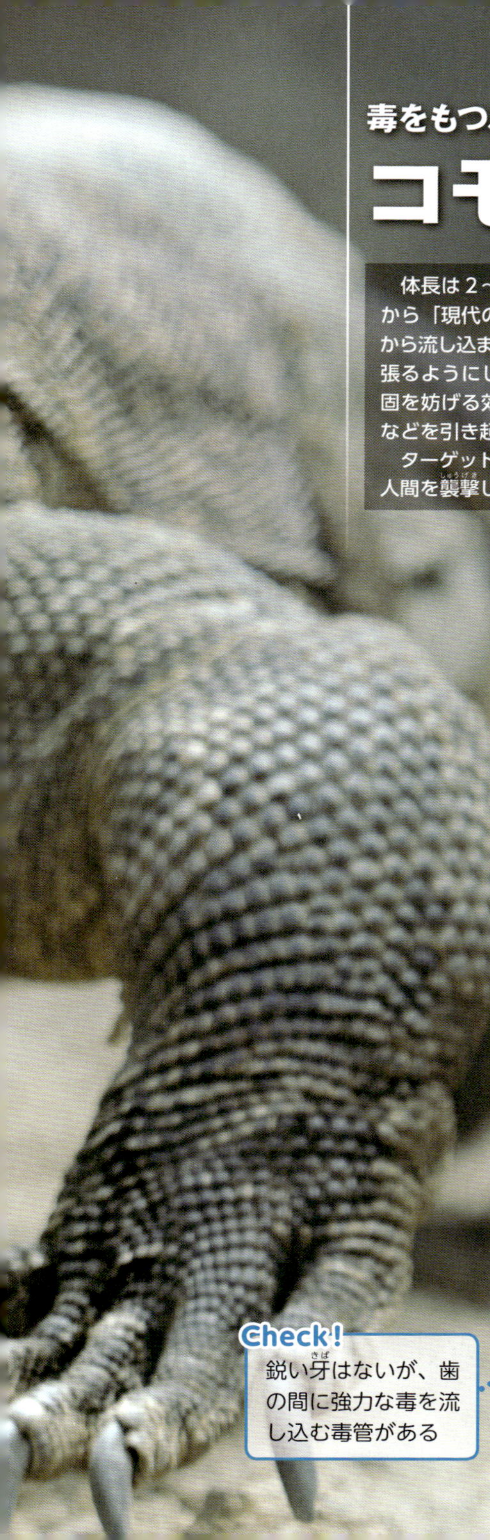

毒をもつ、現代の恐竜

コモドオオトカゲ

体長は２～３m、太い尻尾と鋭いツメ、硬いウロコをもつその姿から「現代の恐竜」と呼ばれる。最大の武器は、歯の間にある毒管から流し込まれる強力な毒だ。ノコギリ状の歯で獲物にかみつき、引っ張るようにして複数の毒管から毒を流し込む。この毒には血液の凝固を妨げる効果があり、かまれたものは血圧の低下や、筋肉の麻痺などを引き起こし、やがて失血によるショック状態となる。

ターゲットは、イノシシやシカなどの哺乳類の他、鳥類、昆虫など。人間を襲撃した例も複数報告されている。

DATA

毒性 LD_{50}値＝0.4mg/kg

分　類◆爬虫綱有鱗目オオトカゲ科
大きさ◆２～３m
分　布◆インドネシアのコモド島など

歯の間に潜む必殺の毒

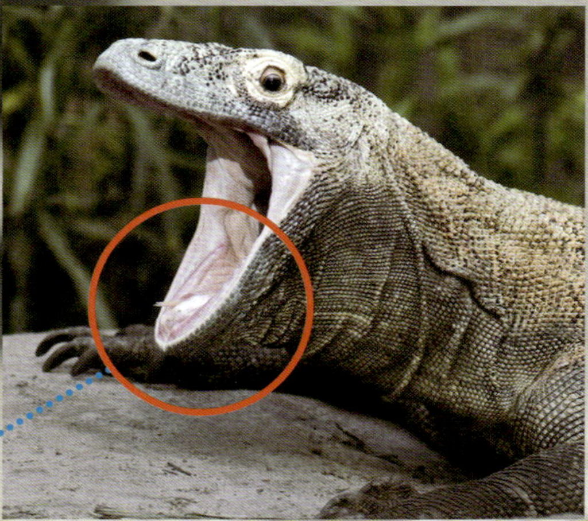

Check！
鋭い牙はないが、歯の間に強力な毒を流し込む毒管がある

南米の原住民の矢の毒に使われた

モウドクフキヤガエル（キイロヤドクガエル）

数あるカエルの中でも猛毒をもち、その毒が南米の原住民の矢に使われたのがヤドクガエルの仲間だ。中でもモウドクフキヤガエルの毒であるバトラコトキシンは最も強力で、たった20μgで成人男子を死に至らしめるほどだ。

ヤドクガエルのカラフルな体色は、周りの動物などに警戒を促すためと考えられている。体表に毒を含んだ体液を分泌しているので、触るだけでも危険だ。

DATA

毒性 LD_{50}値＝0.002mg/kg

分　類◆両生綱無尾目ヤドクガエル科

大きさ◆20〜50mm

分　布◆コロンビア

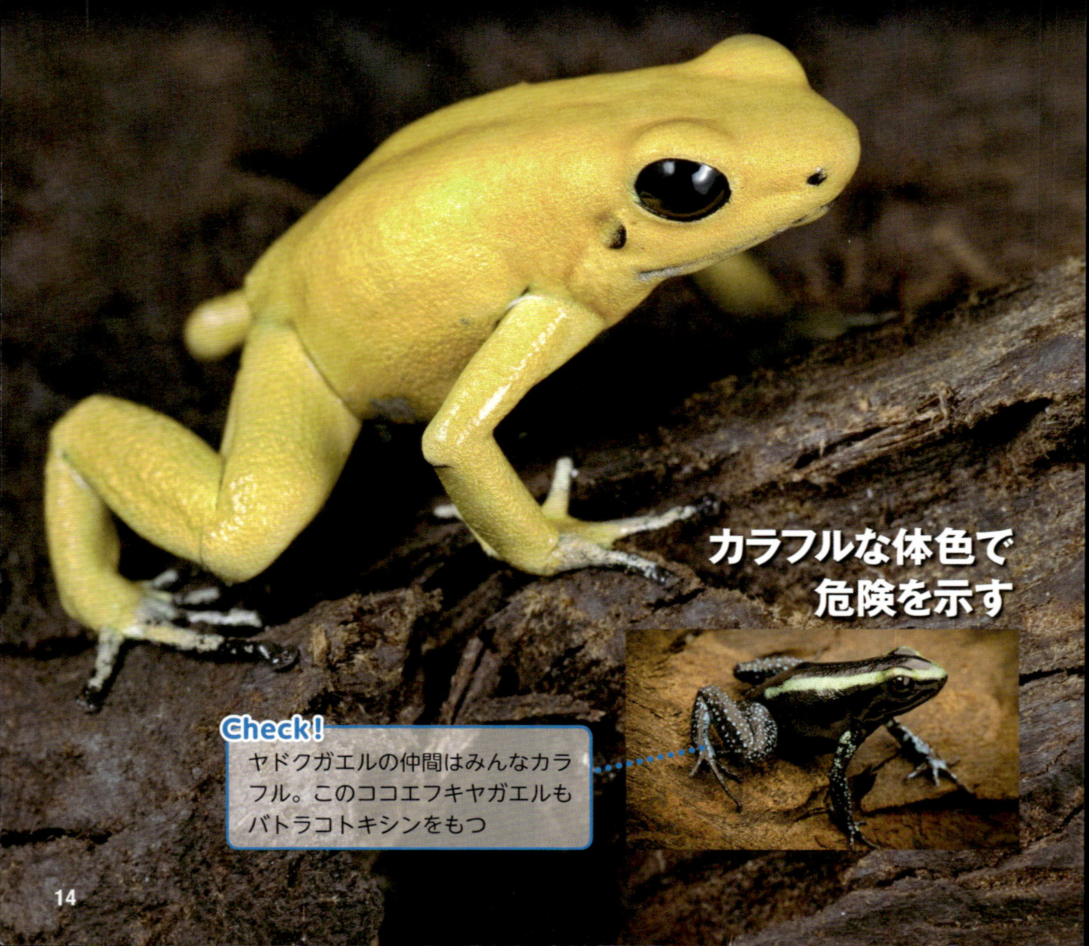

カラフルな体色で危険を示す

Check!

ヤドクガエルの仲間はみんなカラフル。このココエフキヤガエルもバトラコトキシンをもつ

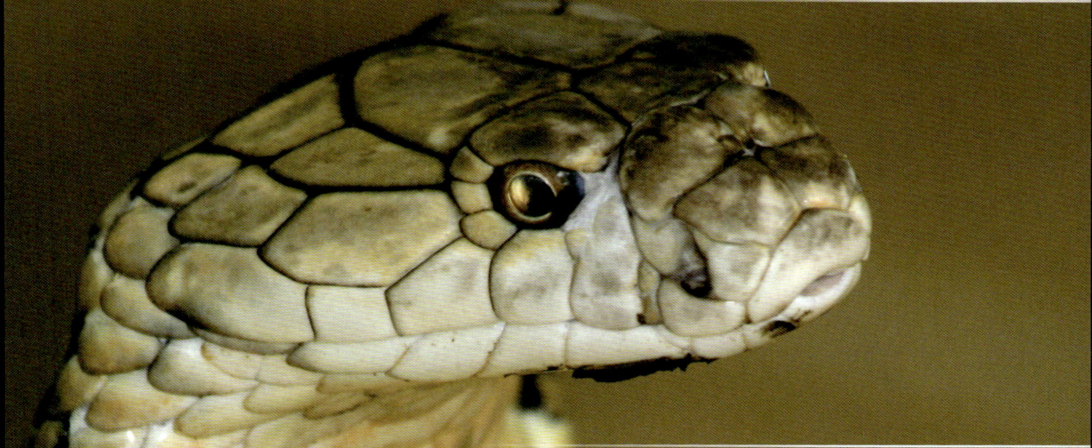

大きさは人間の倍 世界最長の毒ヘビ

キングコブラ

基本的には、内気で臆病な性格だが、危険を察知して臨戦態勢になると、頸部を広げる。そして鎌首を上げ、人間の顔の位置ほどの高さに達する。「シューシュー」という声を発して威嚇するのも特徴だ。

キングコブラの毒はおもに神経毒で、運が悪ければ即死するほどの強さ。かまれると、視力障害、めまい、眠気や麻痺がすぐに起こり、やがて昏睡状態に陥る。ゾウなども、鼻先などをかまれると3時間以内に死亡する。

DATA

毒性 **LD_{50}値＝1.7mg/kg**

分　類◆爬虫綱有鱗目コブラ科
大きさ◆3～5m
分　布◆インド東部、東南アジア

頸部を広げて威嚇する

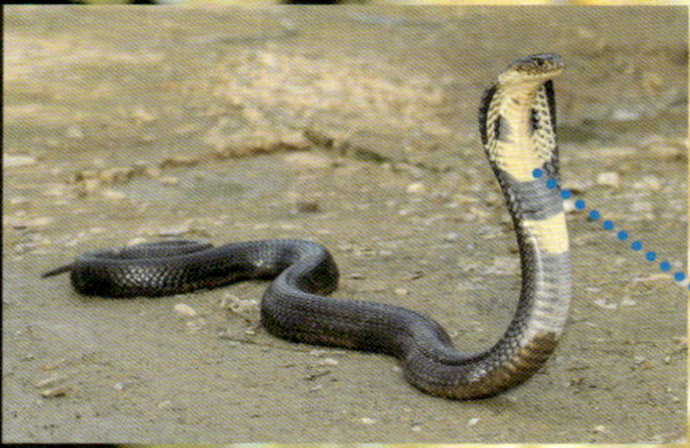

Check!
鎌首を広げた威嚇姿勢のまま移動が可能

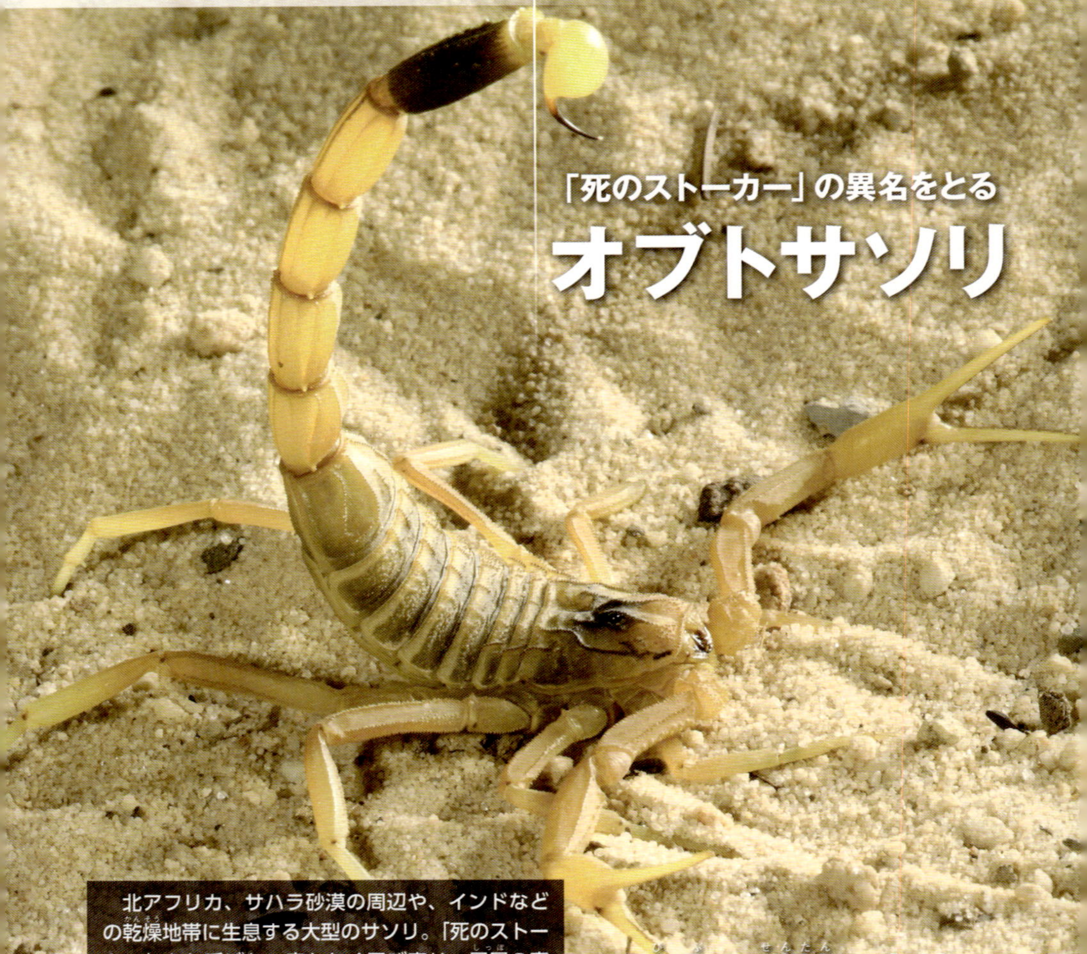

「死のストーカー」の異名をとる

オブトサソリ

北アフリカ、サハラ砂漠の周辺や、インドなどの乾燥地帯に生息する大型のサソリ。「死のストーカー」とも呼ばれ、音もなく忍び寄り、尻尾の毒針から敵に毒を注入する。一度に注入する量が少ないので、成人であれば死ぬことはまずないが、体の小さな子どもであれば60％の確率で死に至る。

気性は非常に荒く攻撃的で、何度も毒針を刺してくることもある。毒の種類は神経毒で、刺されるとまず喉が硬直してうまく話すことができなくなり、その後は筋肉の痙攣や呼吸困難に陥る。

DATA

毒性 LD50値＝0.16～0.50mg/kg

分　類◆クモ綱サソリ目キョクトウサソリ科
大きさ◆5～10cm
分　布◆北アフリカの砂漠地帯、中東、インド周辺

尾部の先端に毒針

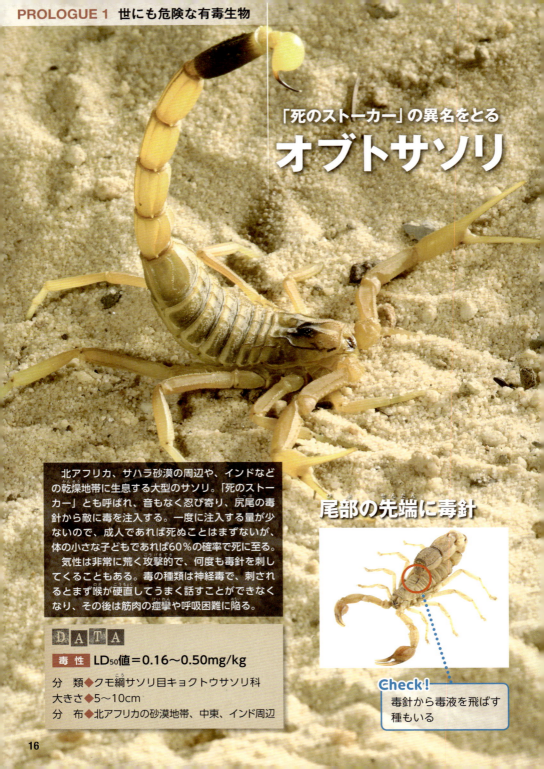

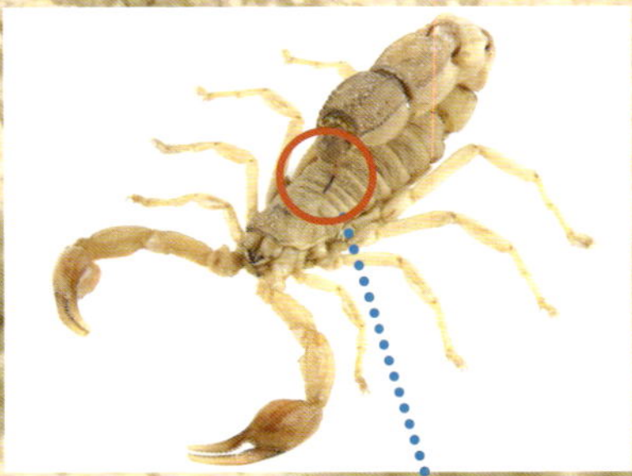

Check!
毒針から毒液を飛ばす種もいる

ギネス認定、世界一の猛毒グモ

ブラジルドクシボグモ

大きく太った体は毛に覆われている。巣をつくらない徘徊性のクモで、人家にも侵入する。性格は非常に攻撃的。しかも人間80人以上を25分で死なせることができるほどの強力な神経毒をもつ。「世界一強力な毒グモ」としてギネスブックにも認定されている。

この毒グモにかまれると、全身の痛みに苦しみながら、血圧が上昇する。それだけでなく、男性であれば必ず勃起状態になる。このため、ブラジルドクシボグモの毒は、ED（勃起不全）の治療薬としても期待されている。

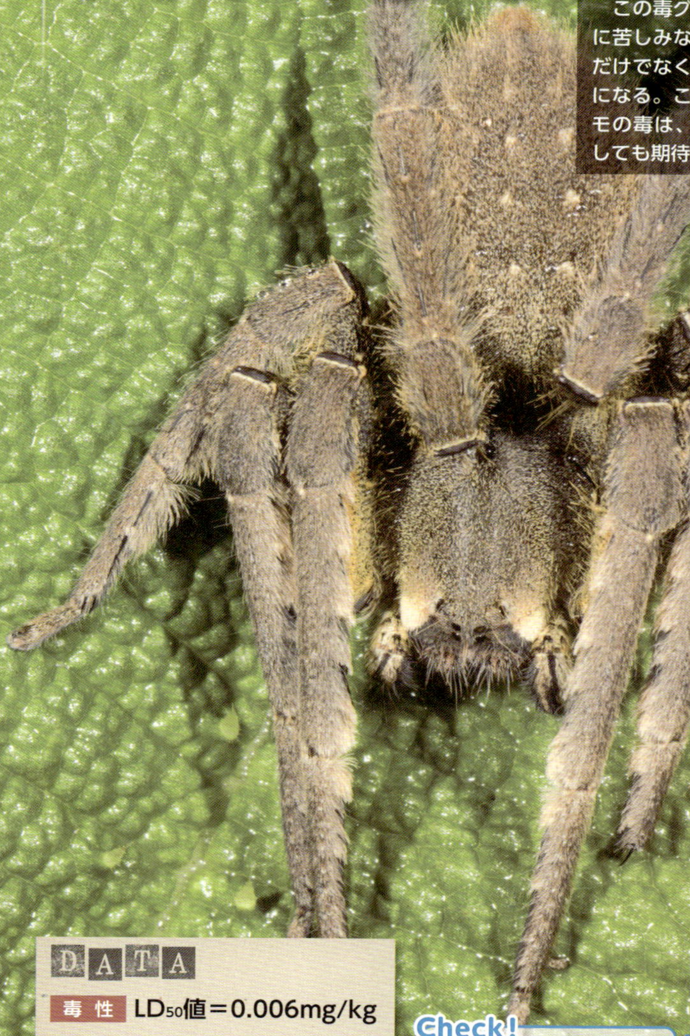

牙から毒を流し込む

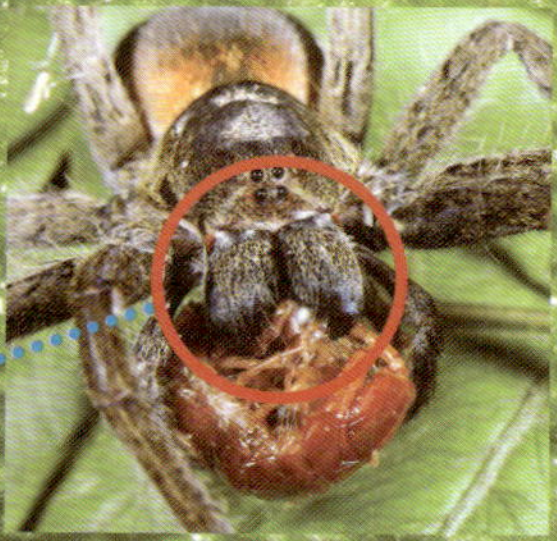

Check!

１匹分の毒で、およそ1,300匹のマウスを殺すことができるという

DATA

毒 性 LD_{50}値＝0.006mg/kg

分 類◆クモ綱クモ目シボグモ科
大きさ◆17～48mm
分 布◆中南米

海・川の有毒生物

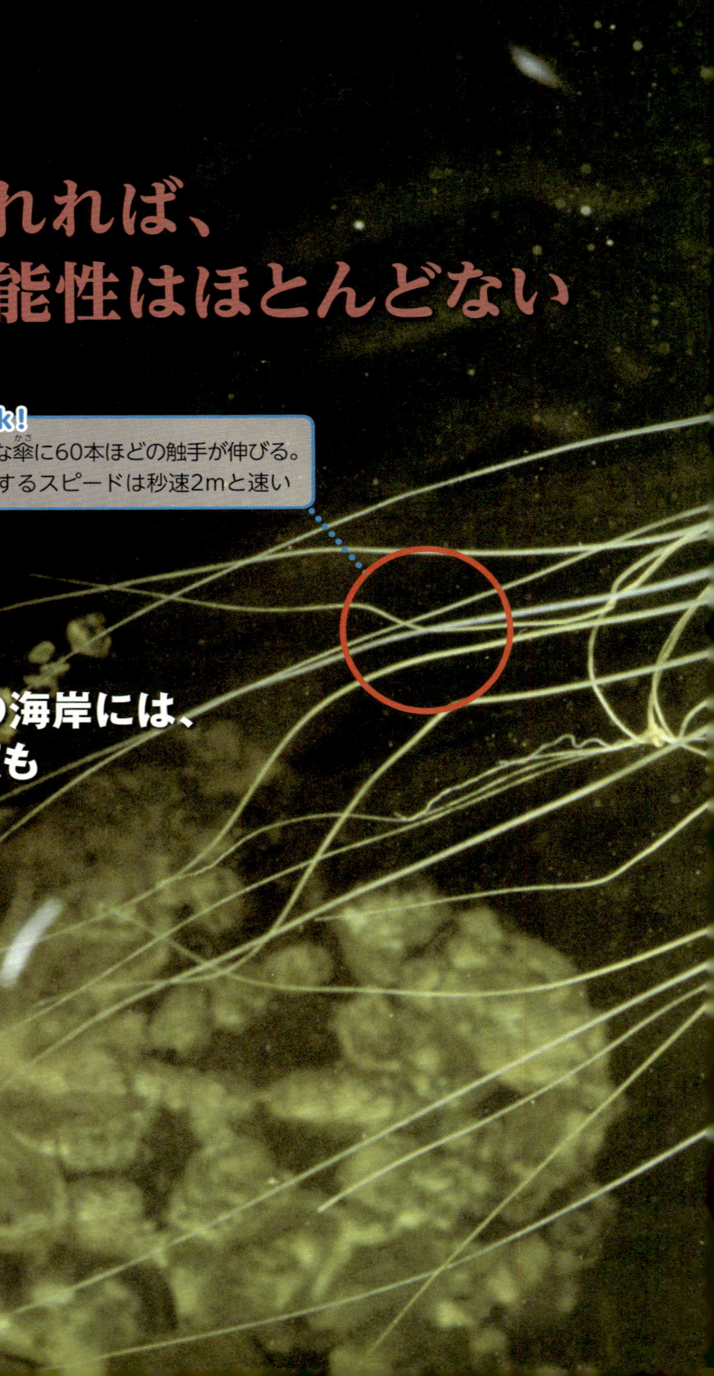

巻きつかれれば、
助かる可能性はほとんどない

Check!
大きな傘に60本ほどの触手が伸びる。
移動するスピードは秒速2mと速い

オーストラリアの海岸には、注意を促す看板も

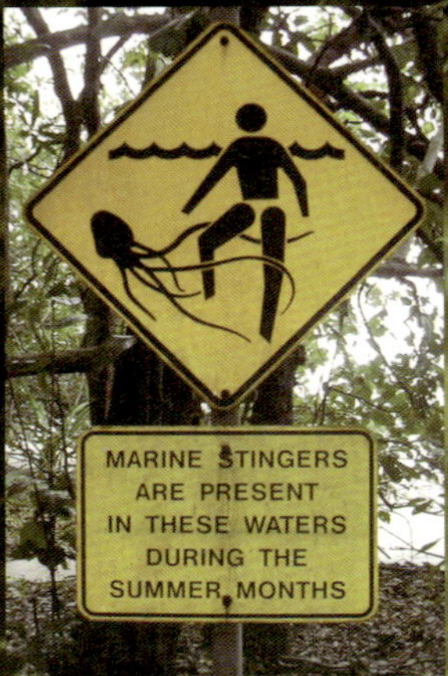

現地では被害者が多く、サメよりも危険な生物と考えられている。

TydeNet

数千の毒針をもつ「殺人者の手」

キロネックス（オーストラリアウンバチクラゲ）

ギリシャ語で「殺人者の手」を意味する名のクラゲの一種。おもな生息地はオーストラリア北部の沿岸部海域やインド洋南部など。体は薄い青色で透き通っているので、水中では確認しづらい。一般的なクラゲは海中を漂っているだけだが、キロネックスは水中を秒速2mほどのスピードで泳ぐことができる。

触手に数千という毒針をもち、毒も強力。この毒で大きな魚をも殺して捕食する。人間が刺されると神経系、皮膚細胞に影響があり、2～3分で心臓麻痺を起こして死ぬこともある。

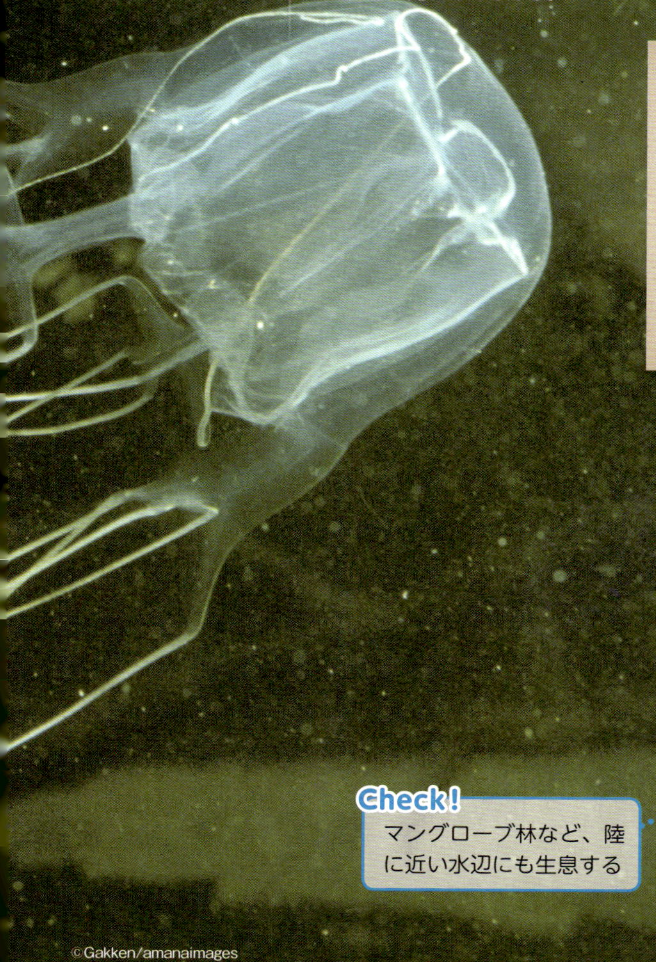

DATA

毒性　LD$_{50}$値＝0.001mg/kg

分　類◆箱虫綱ネッタイアンドンクラゲ目ネッタイアンドンクラゲ科

大きさ◆傘は約25～60cm、全長で3m近く

分　布◆インド洋南部、オーストラリア近海

温かい海域に生息

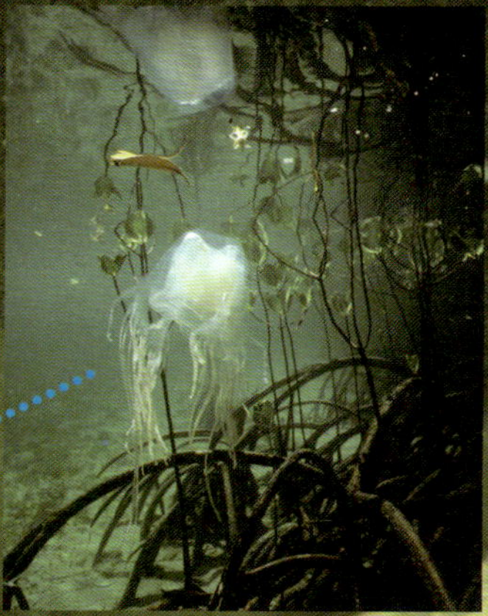

Check!
マングローブ林など、陸に近い水辺にも生息する

©Gakken/amanaimages

©Dave Watts/Nature Production/amanaimages

海・川の有毒生物

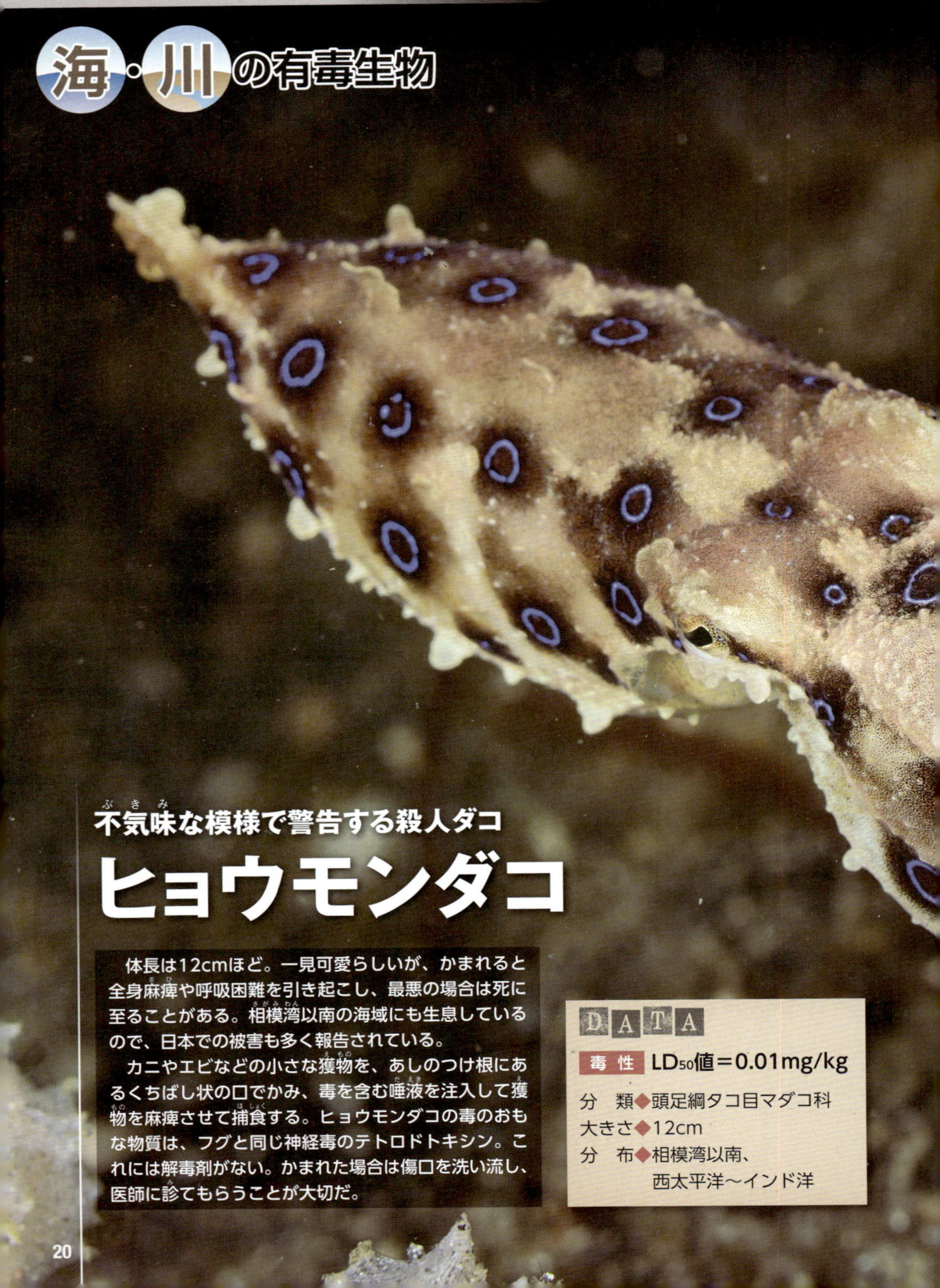

不気味な模様で警告する殺人ダコ

ヒョウモンダコ

体長は12cmほど。一見可愛らしいが、かまれると全身麻痺や呼吸困難を引き起こし、最悪の場合は死に至ることがある。相模湾以南の海域にも生息しているので、日本での被害も多く報告されている。

カニやエビなどの小さな獲物を、あしのつけ根にあるくちばし状の口でかみ、毒を含む唾液を注入して獲物を麻痺させて捕食する。ヒョウモンダコの毒のおもな物質は、フグと同じ神経毒のテトロドトキシン。これには解毒剤がない。かまれた場合は傷口を洗い流し、医師に診てもらうことが大切だ。

DATA

毒性 LD_{50}値＝0.01mg/kg

分　類◆頭足綱タコ目マダコ科
大きさ◆12cm
分　布◆相模湾以南、西太平洋～インド洋

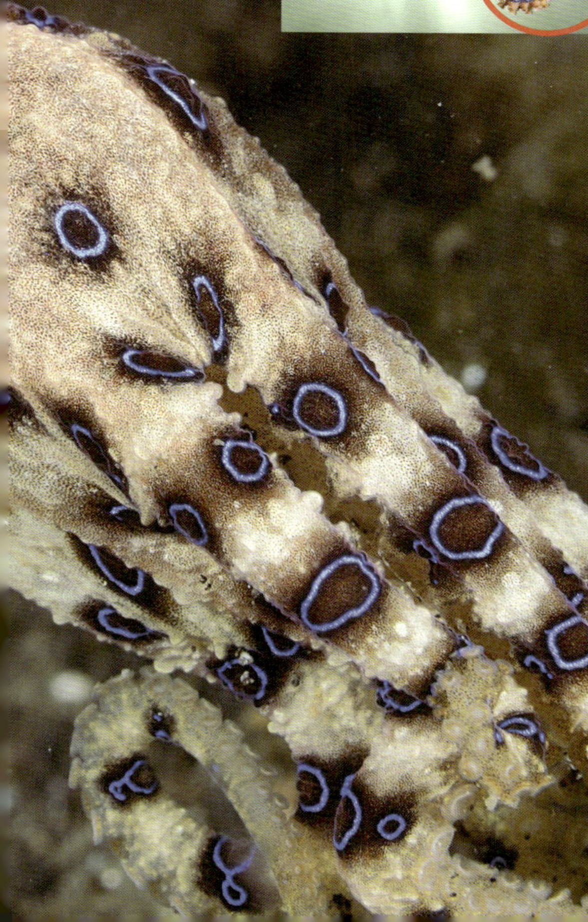

解毒剤がない毒をもつリング模様のタコ

青いリングは怒りの警告

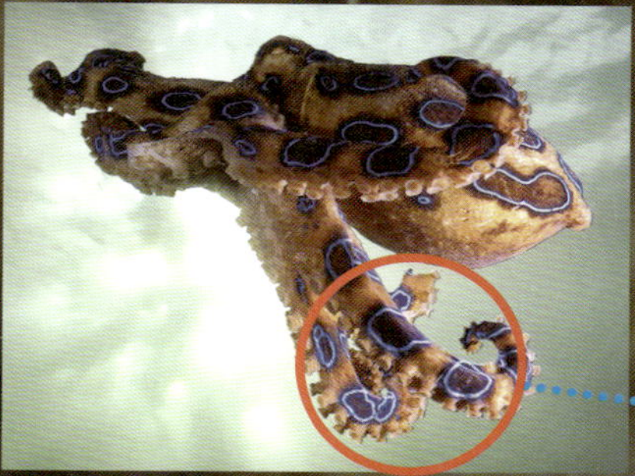

Check!
刺激を受けると青いリングが輝くように浮き出る

擬態が得意

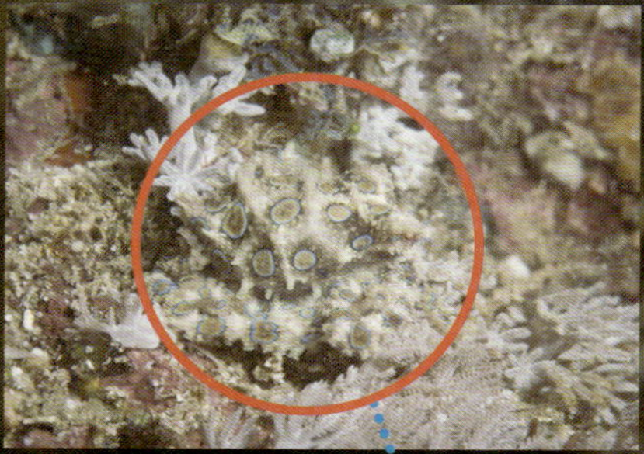

Check!
周囲に溶け込むように擬態している

海・川の有毒生物

うっかり踏んでしまえば激痛とともに死ぬことも

環境に同化して潜む猛毒魚

オニダルマオコゼ

通称「ストーンフィッシュ」。その名の通り、海底の石やサンゴ礁に擬態し、動かずに小魚や甲殻類の獲物が近づくのを待っている。熟練のダイバーでもほとんど見分けがつかない。

姿が判別しづらいことから、ダイバーが踏みつけて起こる事故が多い。背びれや腹びれ、尻びれなどに13本の毒の棘があり、刺されると激痛、関節痛、麻痺による精神錯乱、意識不明に陥る。毒性の強い種であれば、ひげの棘に触っただけで即死することも。一方で沖縄では高級食材として刺身やてんぷらで食べられる。

毒の棘はひれにある

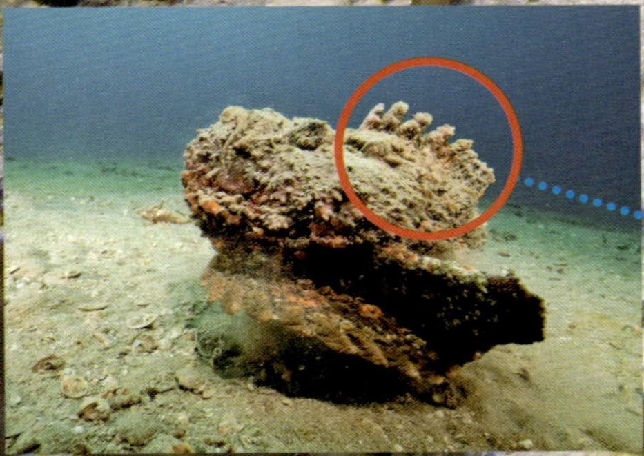

Check!
特に、ダイバーが背びれを踏みつけて事故にあうことが多い

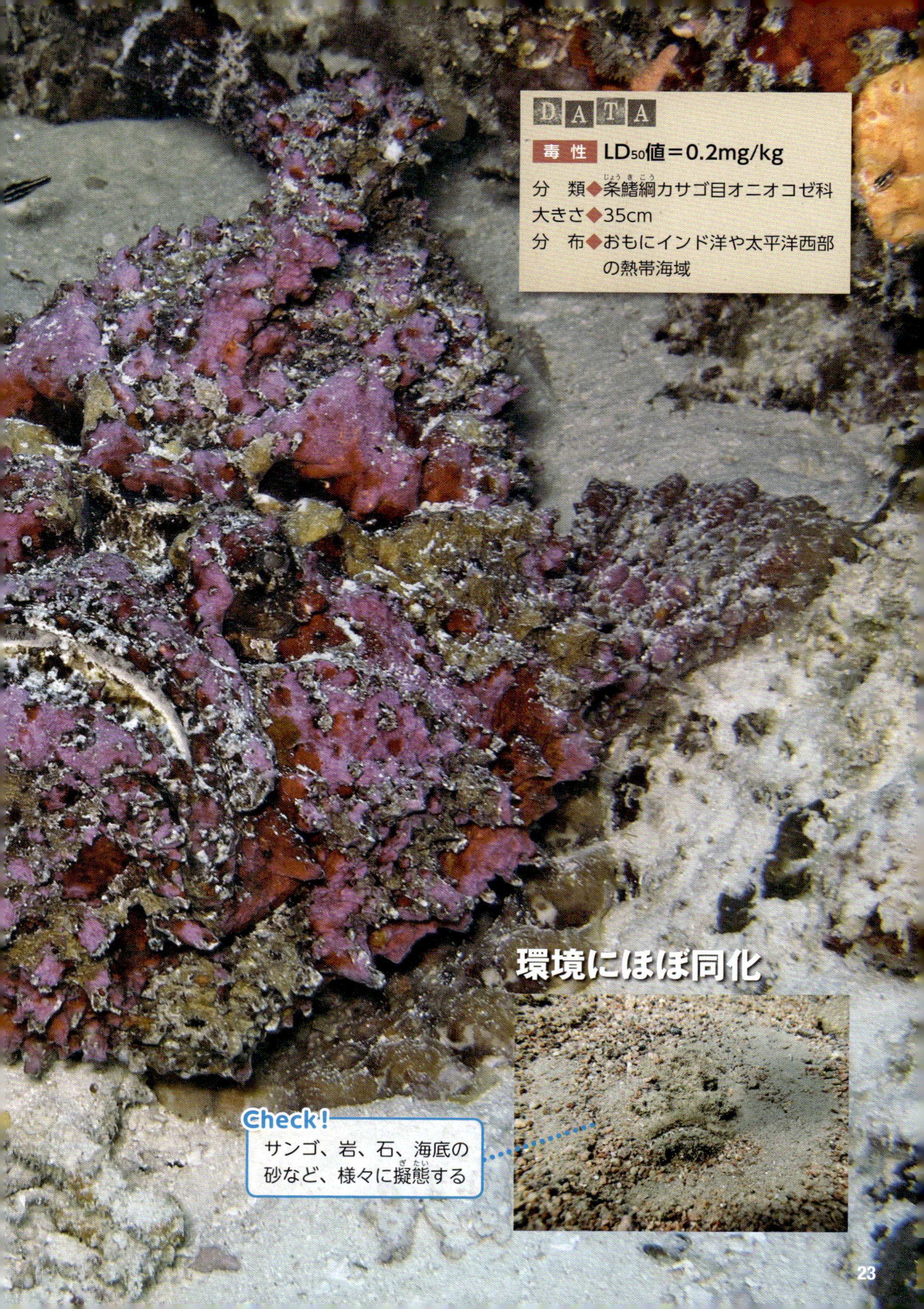

DATA

毒 性 LD_{50}値＝0.2mg/kg

分　類◆条鰭綱カサゴ目オニオコゼ科
大きさ◆35cm
分　布◆おもにインド洋や太平洋西部の熱帯海域

環境にほぼ同化

Check!
サンゴ、岩、石、海底の砂など、様々に擬態する

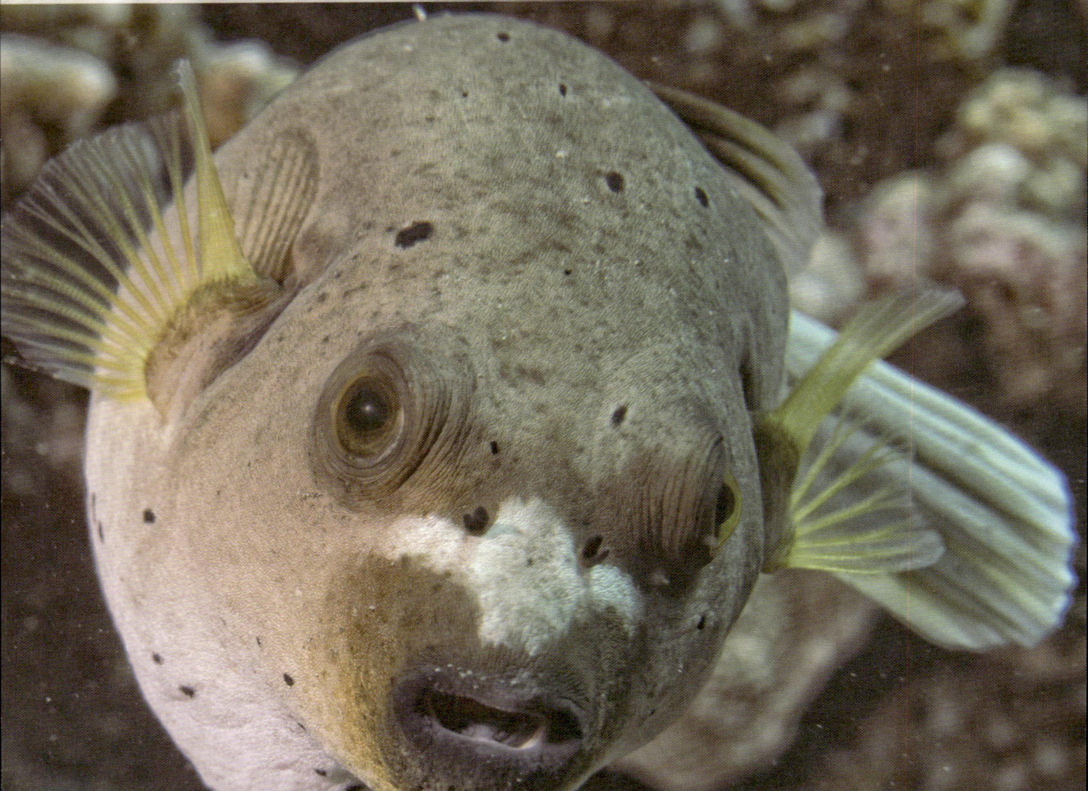

毒性は種によって異なる

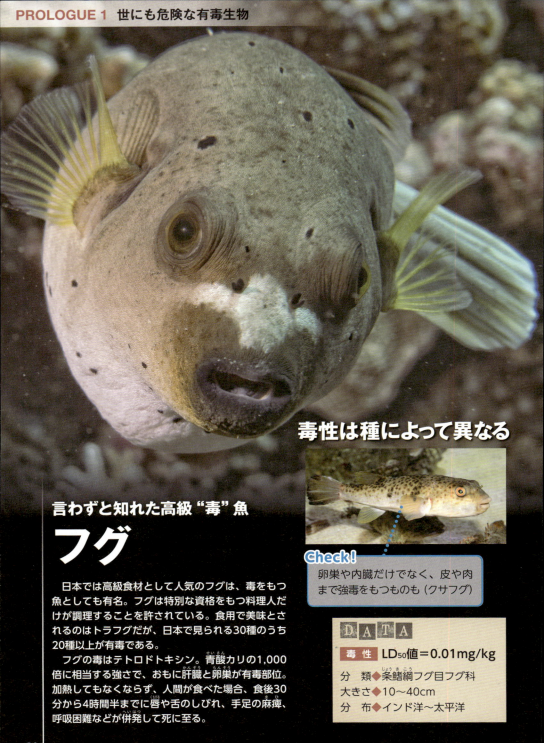

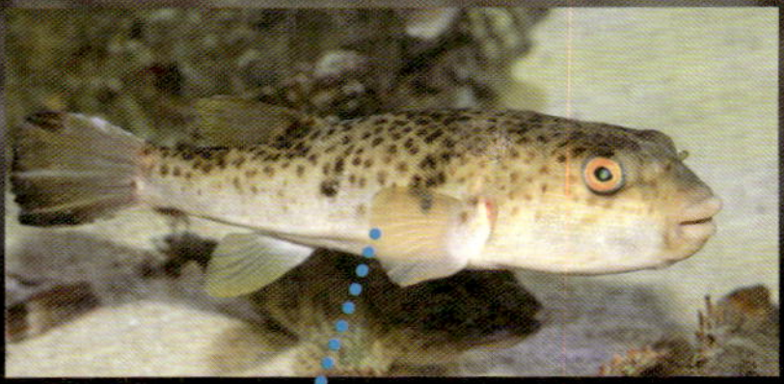

Check!
卵巣や内臓だけでなく、皮や肉まで強毒をもつものも（クサフグ）

言わずと知れた高級“毒”魚

フグ

日本では高級食材として人気のフグは、毒をもつ魚としても有名。フグは特別な資格をもつ料理人だけが調理することを許されている。食用で美味とされるのはトラフグだが、日本で見られる30種のうち20種以上が有毒である。

フグの毒はテトロドトキシン。青酸カリの1,000倍に相当する強さで、おもに肝臓と卵巣が有毒部位。加熱してもなくならず、人間が食べた場合、食後30分から4時間半までに唇や舌のしびれ、手足の麻痺、呼吸困難などが併発して死に至る。

DATA

毒性　LD_{50}値＝0.01mg/kg

分　類◆条鰭綱フグ目フグ科
大きさ◆10〜40cm
分　布◆インド洋〜太平洋

20mの触手、無数の毒針で一撃

カツオノエボシ

別名「電気クラゲ」。浮き袋、触手、消化部分など、いくつもの個体が集まってひとつの体ができていて、触手は30mに達するものもある。海外だけでなく、南方から黒潮に乗って東日本にも現れる。普段は沖合にいるが、風の影響で海岸近くまで来ることがあるので、海水浴客などが刺されることがある。

触手に触れた獲物を絡め取り、表面にある無数の刺胞から毒針を打ち込む。刺されると、痕は赤く腫れ上がり、ショック症状を引き起こすこともある。

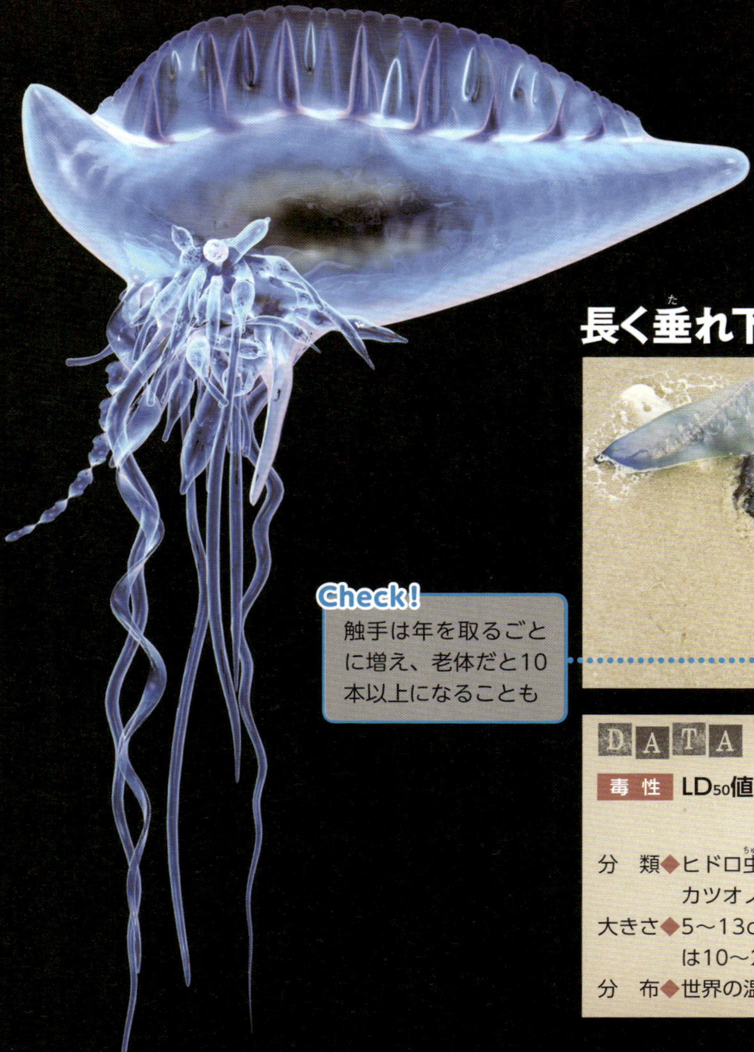

長く垂れ下がる触手

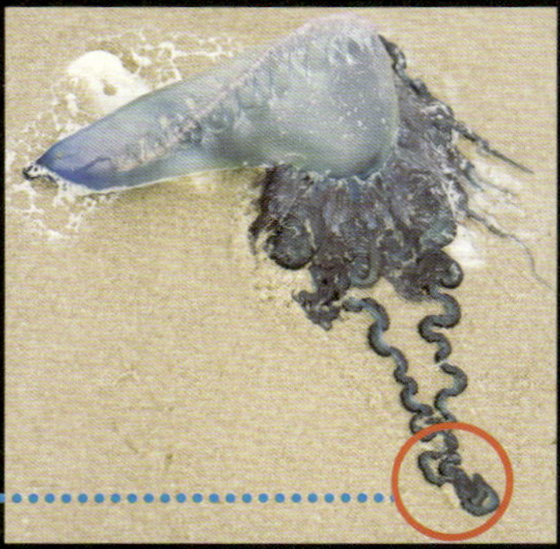

Check!
触手は年を取るごとに増え、老体だと10本以上になることも

DATA

毒性 LD50値＝0.05〜0.07mg/kg

分　類◆ヒドロ虫綱クダクラゲ目カツオノエボシ科

大きさ◆5〜13cm（触手の長さは10〜20m）

分　布◆世界の温帯、熱帯海域

サメすらも避けて通る海のコブラ

ウミヘビ

ウミヘビは魚類と爬虫類に分かれ、魚類のウミヘビは無毒だが、爬虫類のウミヘビはほぼ全てが猛毒をもつ。かまれた直後は痛みが軽いので、放置されてしまうことが多いが、数十分から数時間ほど経つと毒が回ってくる。症状は全身の倦怠感、筋肉痛、呼吸困難、麻痺などである。

身をくねらせながら素早く泳ぎ、水深150mまで潜ることができる。産卵期には夜の満潮時に陸に上がる。おもにアナゴ類にかみつき、毒で殺してから捕食する。

毒は陸上のヘビより強力

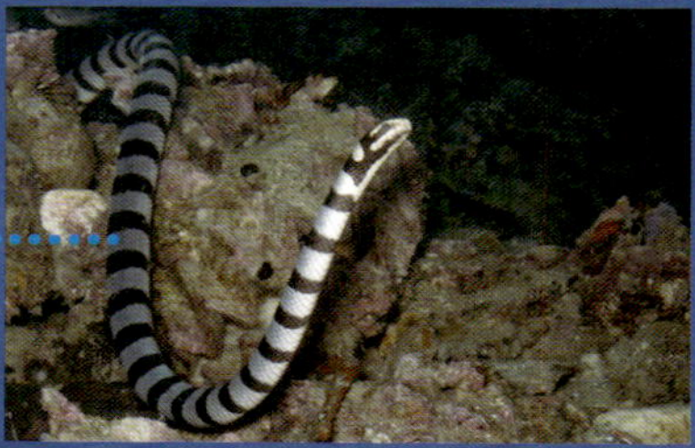

Check!
ウミヘビ類は、陸上のヘビと比べて強力な毒をもつものが多い

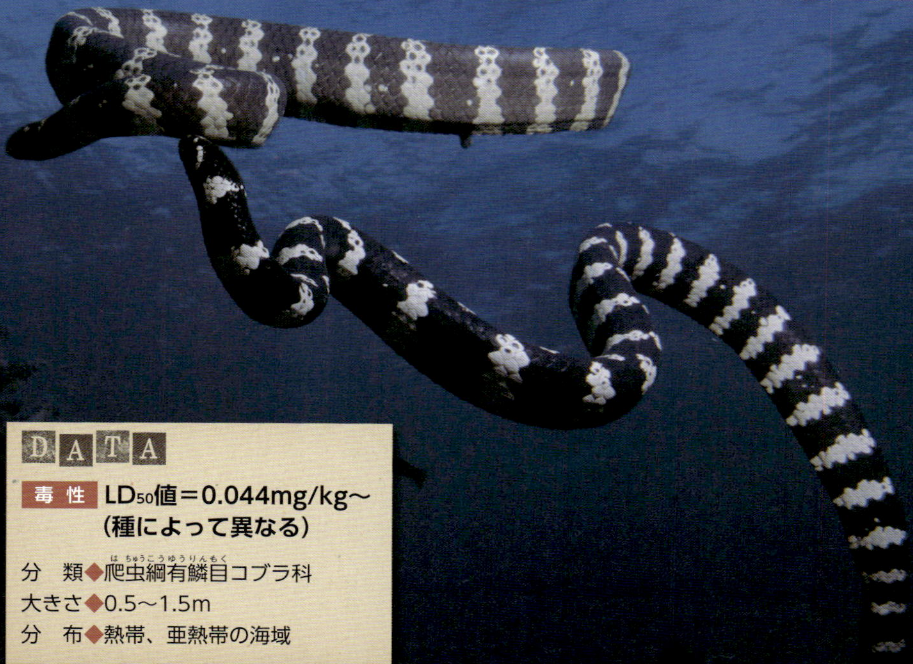

DATA

毒性 LD$_{50}$値＝0.044mg/kg～（種によって異なる）

分　類◆爬虫綱有鱗目コブラ科
大きさ◆0.5～1.5m
分　布◆熱帯、亜熱帯の海域

ふつうヒトデは5本腕だが…

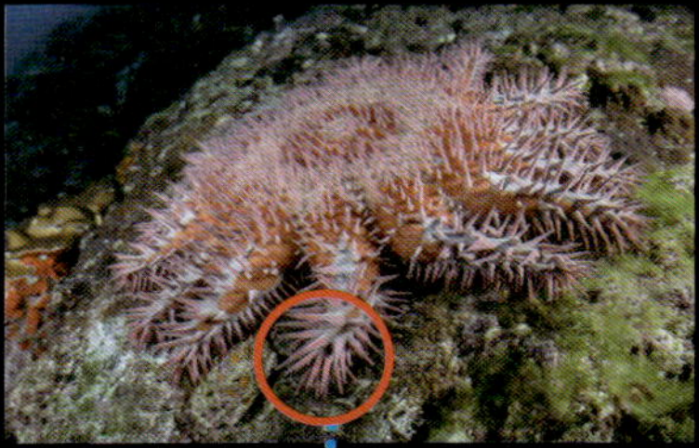

Check!

オニヒトデは腕が15本前後もあり、その背面には毒の棘が無数に生えている

サンゴを食べ尽くす毒ヒトデ

オニヒトデ

たびたび大発生し、サンゴを食べ尽くすことが社会問題となっているオニヒトデ。円形の大型の体から15本前後の腕が伸びる。その腕の背面に長さ2〜3cmの有毒の鋭い棘が無数に生えているが、向こうから攻撃してくることはない。

非常に強い毒をもち、刺されると、腫れ、吐き気やしびれ、麻痺などの症状が出る。毒が全身に広がると、胸をかきむしるように苦しみ、口から泡を吹いて死亡することもある。サンゴの裏側や岩陰などに潜んでいるので、手を入れて刺されてしまう事故が多い。

DATA

毒性 LD_{50}値＝0.14mg/kg

分　類◆ヒトデ綱アカヒトデ目
オニヒトデ科

大きさ◆20〜60cm

分　布◆紀伊半島以南、
西太平洋〜インド洋

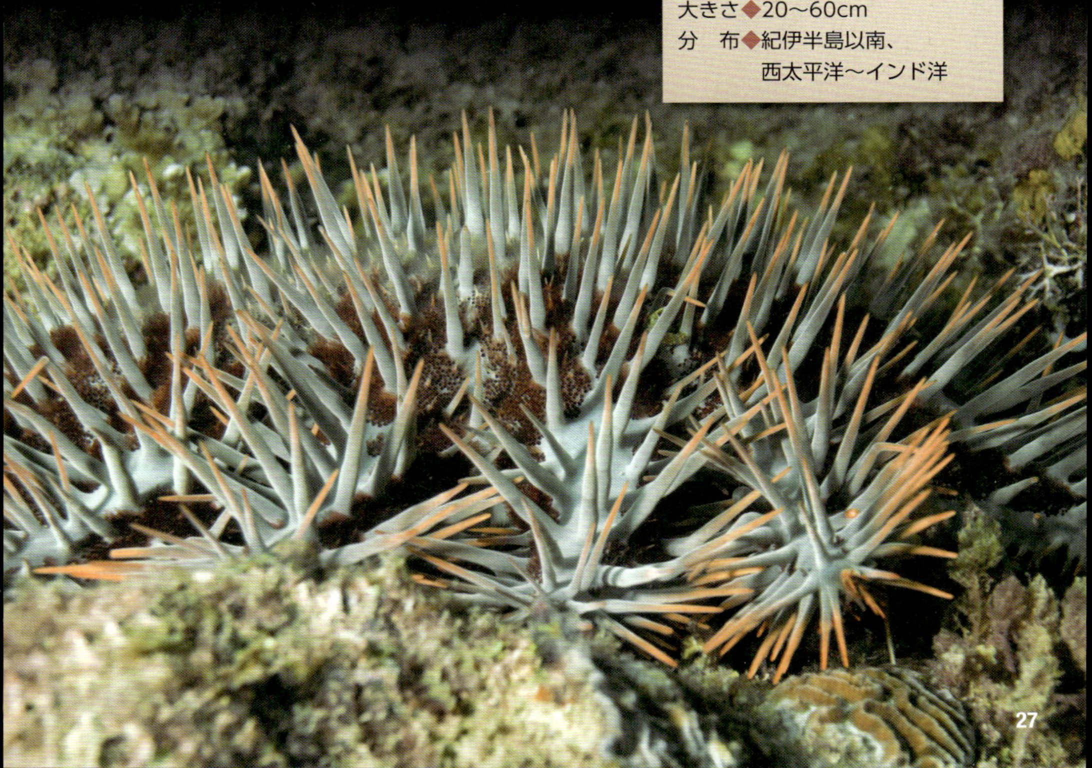

触ってはいけない！最恐の猛毒貝

アンボイナガイ

提供＝新江ノ島水族館

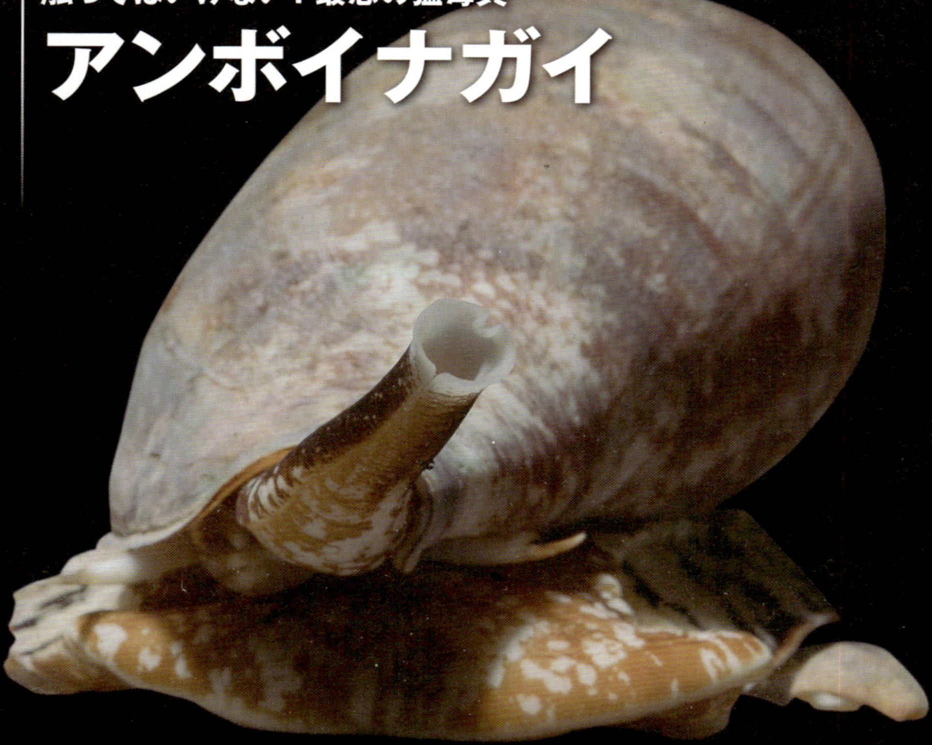

DATA

毒性	LD50値＝0.012mg/kg
分　類	腹足綱新腹足目イモガイ科
大きさ	約12cm
分　布	奄美群島以南、西太平洋〜インド洋

見た目はきれいな巻貝だが、沖縄では「ハブガイ」と呼ばれて恐れられる。猛毒をもち、矢のような形をした「歯舌」という器官をモリのように突き出し、毒を注入して魚などを殺して食べる。歯舌はダイバースーツをもやすやすと突き破る。人間が刺されると致命的なほどの毒量と神経毒で、死亡率は20％ほどだ。

イモガイ科の巻貝は約500種全てが有毒だが、その成分から、モルヒネよりも効果の高い鎮痛薬が開発され、医療に活かされている。

歯舌は口の中から伸びる

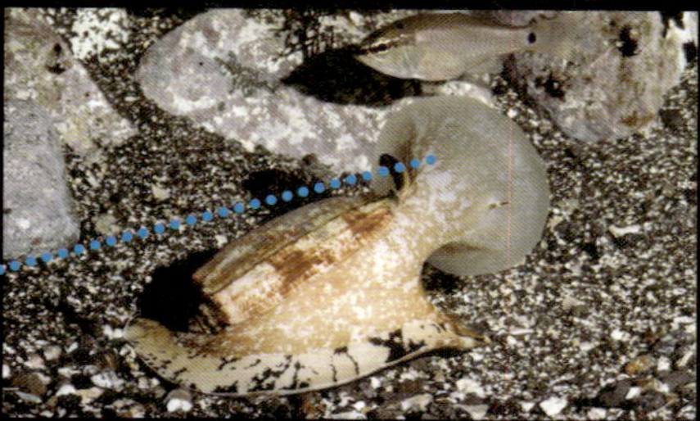

©yasumasa kobayashi/Nature Production/amanaimages

Check!

口にあたる「吻」は大きく広がる。この中から歯舌を伸ばして獲物を突き刺す

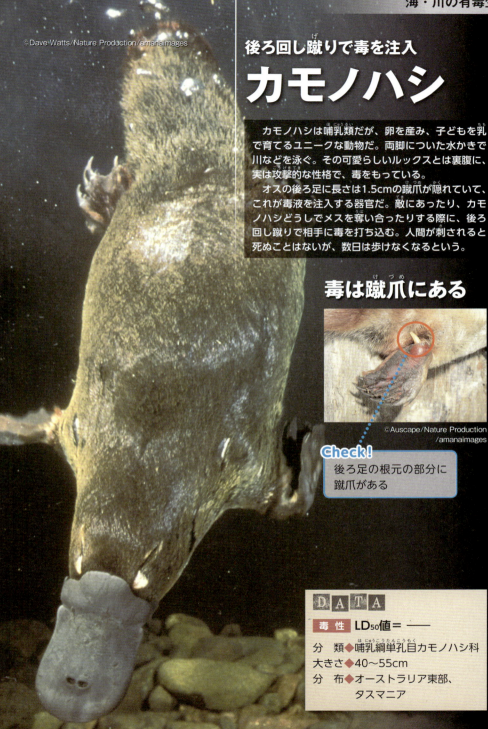

©Dave Watts/Nature Production/amanaimages

後ろ回し蹴りで毒を注入

カモノハシ

カモノハシは哺乳類だが、卵を産み、子どもを乳で育てるユニークな動物だ。両脚についた水かきで川などを泳ぐ。その可愛らしいルックスとは裏腹に、実は攻撃的な性格で、毒をもっている。

オスの後ろ足に長さは1.5cmの蹴爪が隠れていて、これが毒液を注入する器官だ。敵にあったり、カモノハシどうしでメスを奪い合ったりする際に、後ろ回し蹴りで相手に毒を打ち込む。人間が刺されると死ぬことはないが、数日は歩けなくなるという。

毒は蹴爪にある

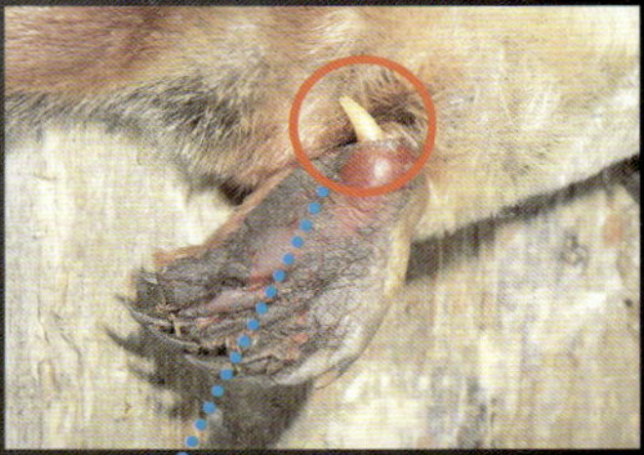

©Auscape/Nature Production /amanaimages

Check!
後ろ足の根元の部分に蹴爪がある

DATA

毒性 LD50値＝ ——

分　類◆哺乳綱単孔目カモノハシ科
大きさ◆40〜55cm
分　布◆オーストラリア東部、タスマニア

有毒 植物・キノコ

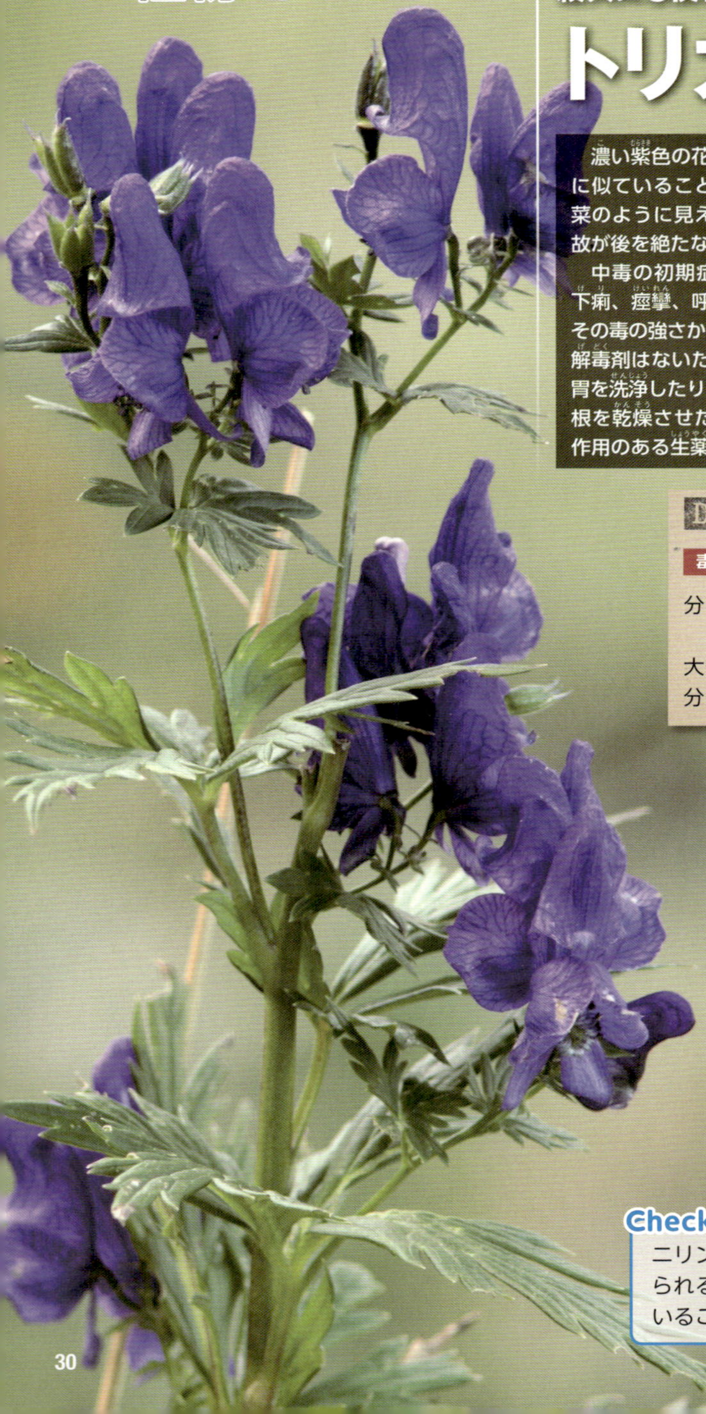

殺人にも使われる有毒植物の代表格
トリカブト

濃い紫色の花の形が、雅楽の衣装の冠（鳥兜）に似ていることが名前の由来。春先の若葉は山菜のように見えることから、誤食による中毒事故が後を絶たない。有毒成分は特に根に多い。

中毒の初期症状は口のしびれ、次いで腹痛、下痢、痙攣、呼吸麻痺に陥り、死ぬこともある。その毒の強さから、歴史的に殺人に使われてきた。解毒剤はないため、食べたものを吐き出したり、胃を洗浄したりするなどの処置をとる。漢方では、根を乾燥させたものは、心臓の働きを促す強心作用のある生薬として適量が利用される。

DATA

毒性 LD_{50}値＝0.3mg/kg

分　類◆双子葉植物キンポウゲ目キンポウゲ科
大きさ◆約1m
分　布◆北半球の温帯、寒帯地域

間違えられやすいニリンソウ

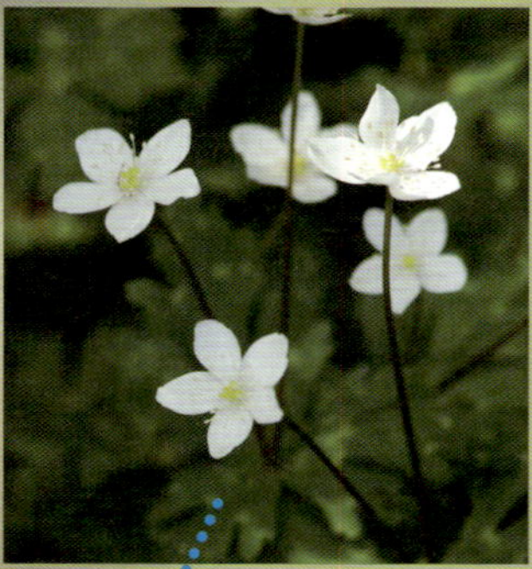

Check！
ニリンソウの若葉は山菜として食べられるが、トリカブトの若葉と似ていることから間違えられやすい

薬としての歴史も長い

チョウセンアサガオ

江戸時代に薬用植物として渡来。全体が有毒で、おもに根をゴボウ、つぼみをオクラ、種をゴマと間違えて食べるなどの食中毒事故が多い。食べると、脱力感、腹痛、幻覚症状、呼吸困難を引き起こす。一方で、胃腸の緊張を緩和する鎮痛剤としても利用されている。

医師の華岡青洲（1760～1835）は、このチョウセンアサガオを主成分に、内服麻酔薬「通仙散」をつくり、世界初の全身麻酔手術を成功させた。現在は観賞用としても人気がある。

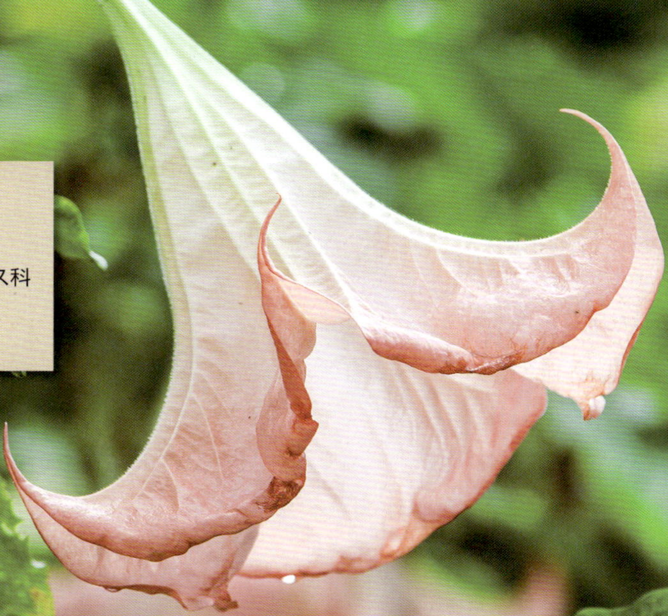

DATA

毒性 LD$_{50}$値＝0.6mg/kg

分　類◆双子葉植物綱ナス目ナス科

大きさ◆約1m

分　布◆アジアの熱帯地域

トランペットに似た美しい花

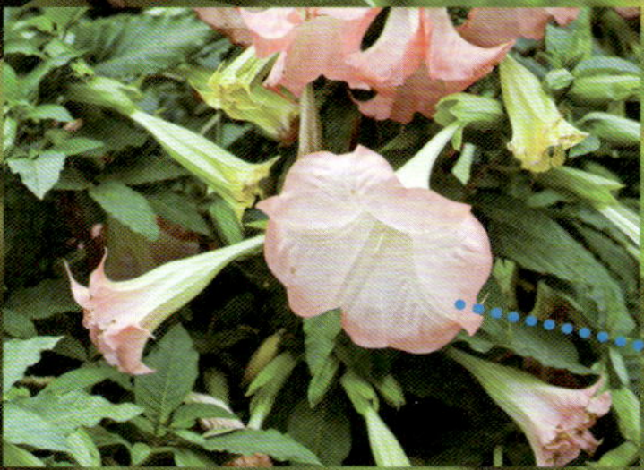

Check!

春から秋にかけて、トランペットのような花が咲く。英語では「エンジェルズトランペット」ともいう赤い花が咲く場所は“死の淵”？

ヒガンバナ

日本では曼珠沙華という別名も一般的。秋の彼岸の頃に赤い花を咲かせる。山野や林のふち、田の畦道、墓地などに群生する。かつて日本で火葬が一般的でなかった頃、埋葬地に毒のあるヒガンバナを植えることで虫や動物に荒らされないようにしたといわれる。

葉や茎、特に地下の鱗茎（球根のようなもの）に毒性の強いアルカロイドが多く含まれる。食べると嘔吐、下痢、中枢神経の麻痺などが起こり、死に至ることも。十分に水にさらして毒抜き処理を行ったものは、利尿作用や痰を取り除く効果のある生薬となる。

DATA

毒性 LD_{50}値＝10,700mg/kg

分　類◆単子葉植物綱クサスギカヅラ目ヒガンバナ科

大きさ◆30～50cm

分　布◆日本、朝鮮半島、中国、インド

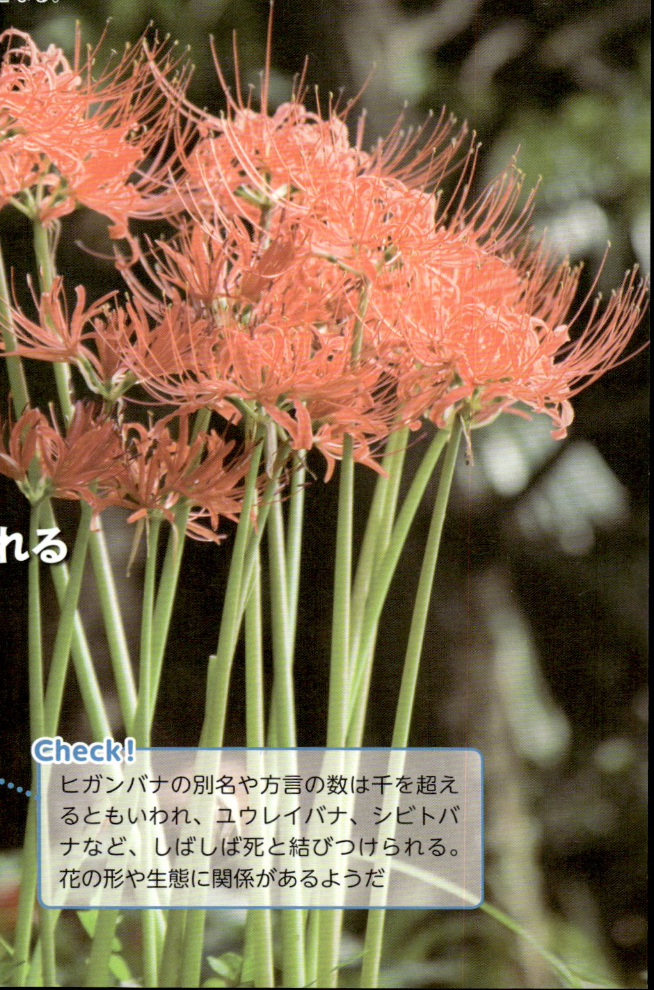

「死」と結びつけられる

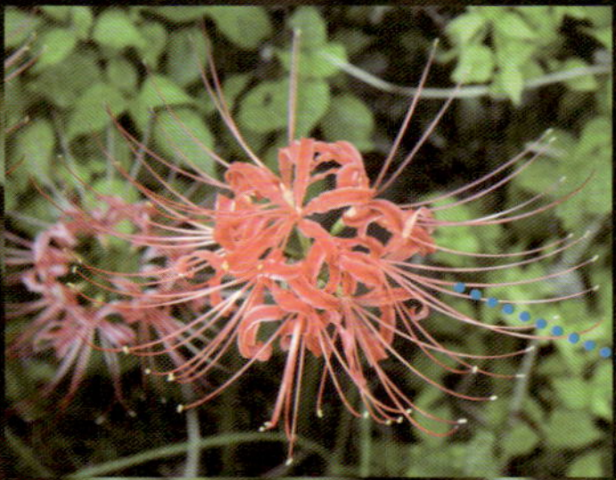

Check!
ヒガンバナの別名や方言の数は千を超えるともいわれ、ユウレイバナ、シビトバナなど、しばしば死と結びつけられる。花の形や生態に関係があるようだ

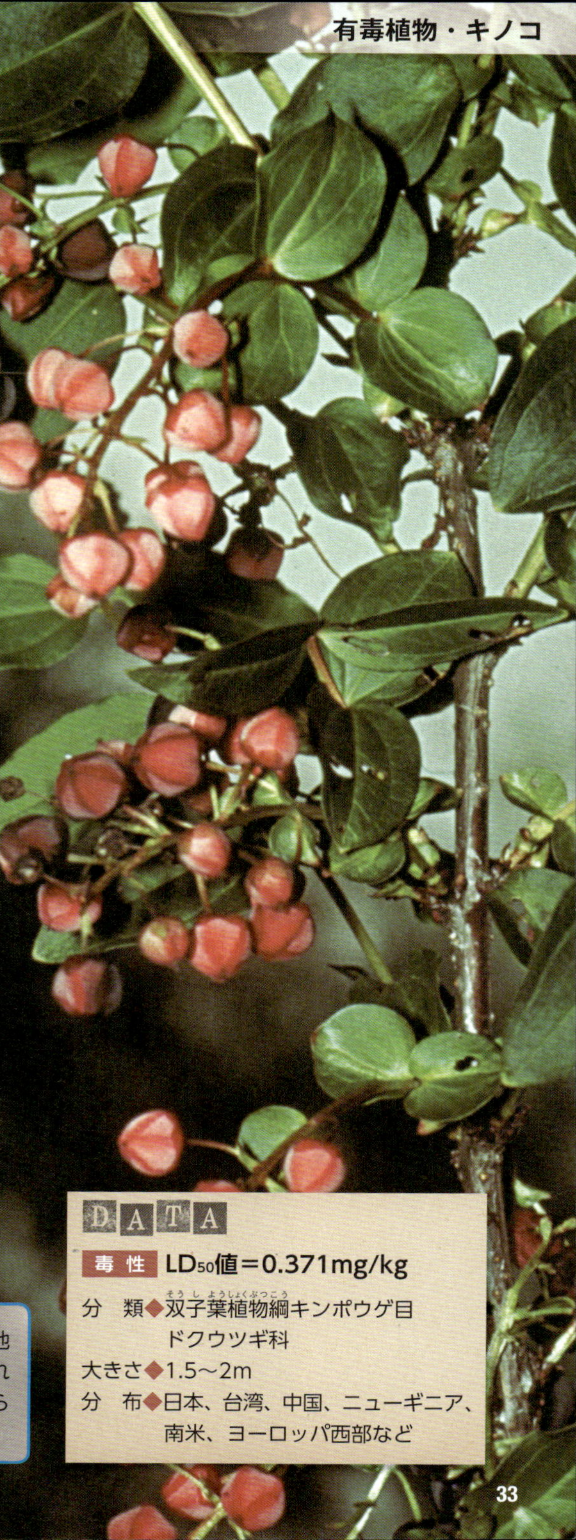

赤くて甘い毒の実をつける

ドクウツギ

山地の川原などに生え、7～8月に赤い実が熟す。トリカブト、ドクゼリとともに日本に自生する三大有毒植物のひとつとされている。

ドクウツギは茎や葉はもちろん、特に実にコリアミルチン、ツチンという強い毒が含まれている。食べると30分ほどで痙攣を起こし、呼吸困難に陥り、最後には泡を吹いて失神して死に至る。日本ではとても身近な植物なので、昔から、毒のある果実だとは知らずに口にしてしまう事故が後を絶たない。

子どもの誤食に注意

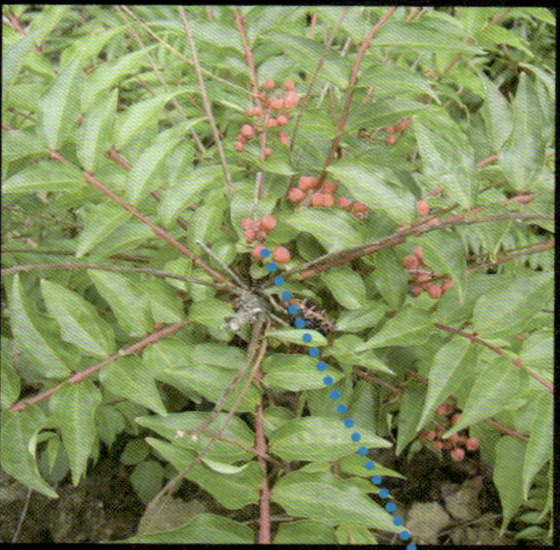

Du-Sa-Ni-Ma

Check!

ドクウツギは全長1.5mほどで他の草花に混じって生え、実もきれいで、しかも甘い。子どもが知らずに食べてしまうことがある

DATA

毒性 LD_{50}値＝0.371mg/kg

分　類◆双子葉植物綱キンポウゲ目ドクウツギ科

大きさ◆1.5～2m

分　布◆日本、台湾、中国、ニューギニア、南米、ヨーロッパ西部など

食べても触れても危険！

カエンタケ

夏から秋にかけての広葉樹林に生える猛毒をもつキノコ。火炎のような真っ赤な様相で地面から突き出て生える。

このキノコの毒はトリコテセン類といわれるもので、類似する化合物がベトナム戦争の際に化学兵器として使われたほどの猛毒だ。たった3g食べるだけで人間では致死量といわれる。食後すぐに胃腸や神経系の症候が出て、2〜3日のうちに死亡する。それほど危険にもかかわらず、食用のベニナギナタタケと似ていることもあり、触れたり食べたりしてしまう事故が起こる。

DATA

毒 性 LD50値＝0.5mg/kg

分　類◆カノコカビ綱ニキザキン目 ニキザキン科

大きさ◆3〜15cm

分　布◆日本、中国、ジャワ島など

触れるだけでも危ない

Check!

カエンタケは表面にも毒を分泌しているので、触れるだけで皮膚がただれてしまう

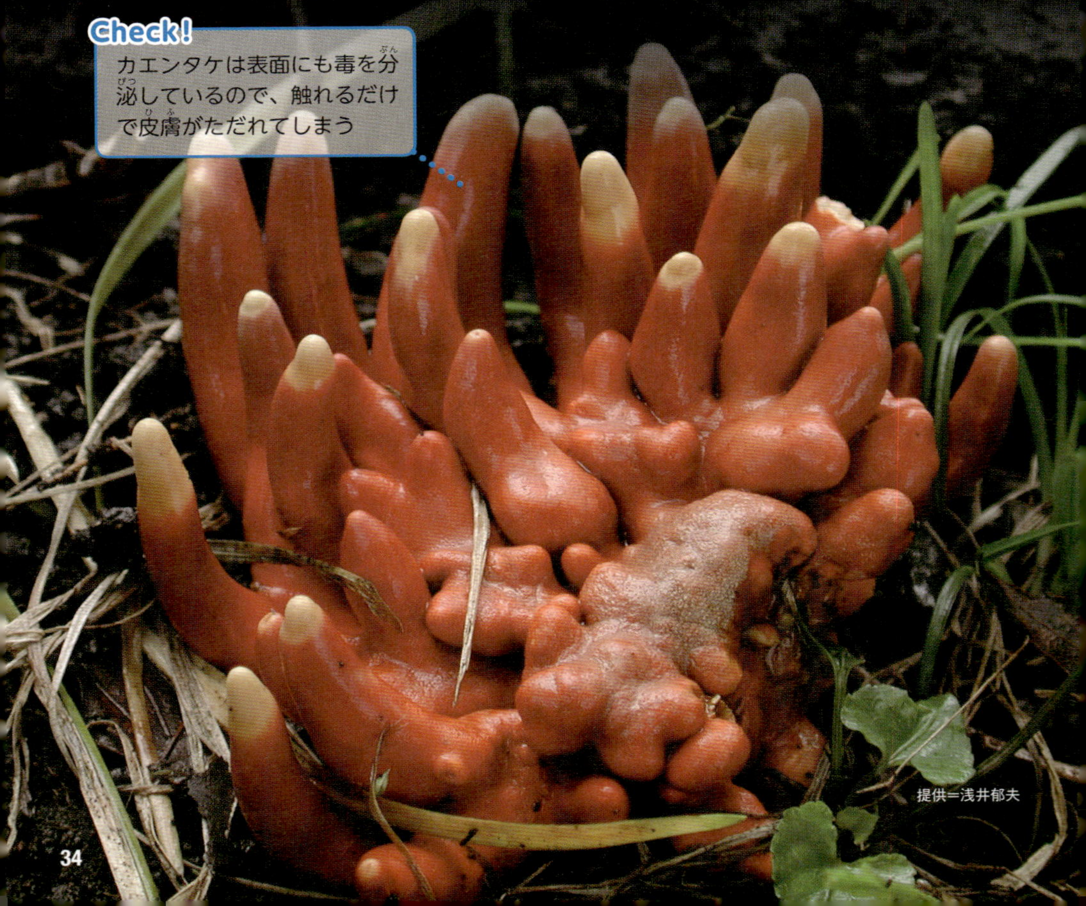

提供＝浅井郁夫

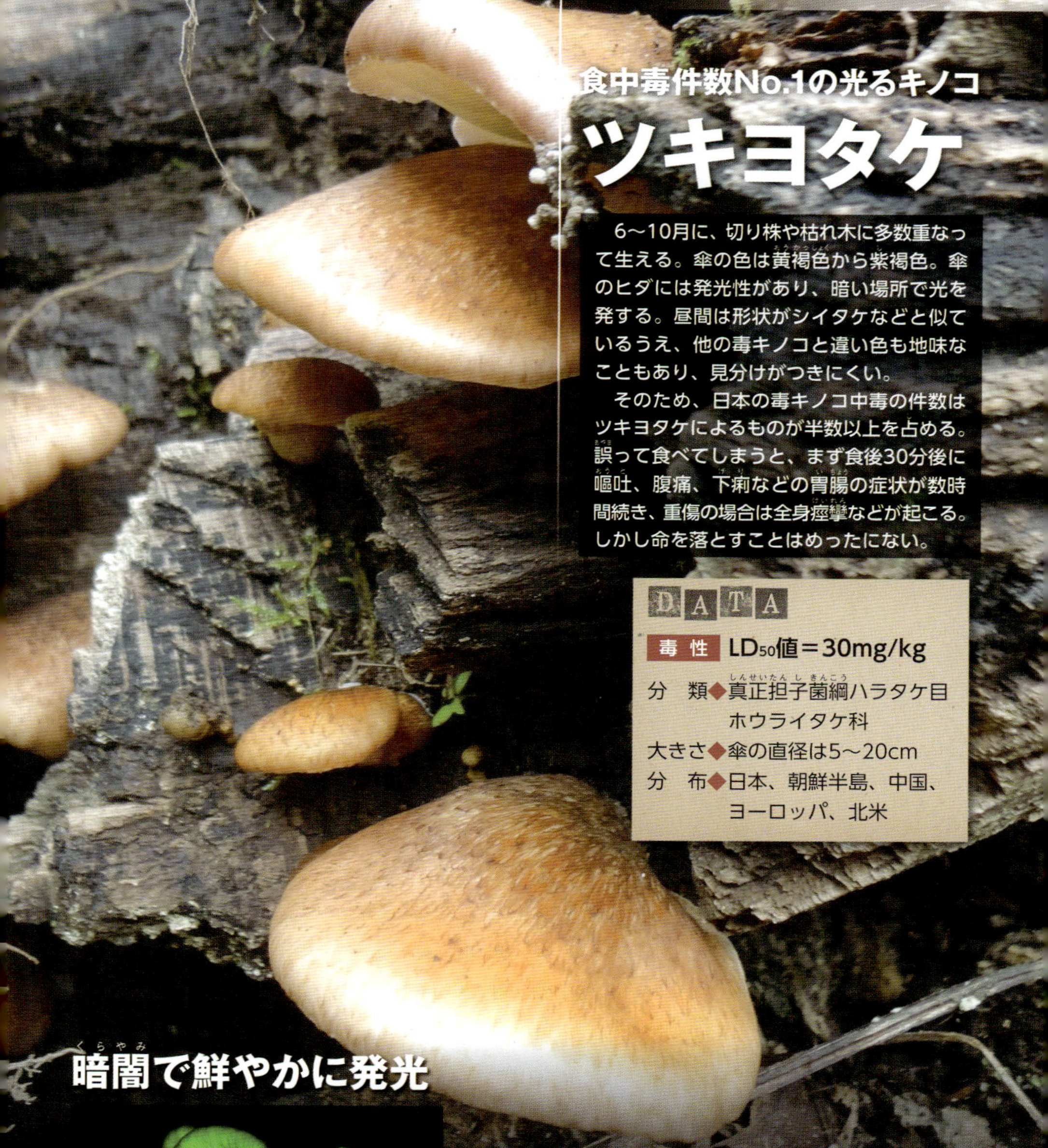

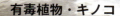

食中毒件数No.1の光るキノコ

ツキヨタケ

6〜10月に、切り株や枯れ木に多数重なって生える。傘の色は黄褐色から紫褐色。傘のヒダには発光性があり、暗い場所で光を発する。昼間は形状がシイタケなどと似ているうえ、他の毒キノコと違い色も地味なこともあり、見分けがつきにくい。

そのため、日本の毒キノコ中毒の件数はツキヨタケによるものが半数以上を占める。誤って食べてしまうと、まず食後30分後に嘔吐、腹痛、下痢などの胃腸の症状が数時間続き、重傷の場合は全身痙攣などが起こる。しかし命を落とすことはめったにない。

DATA

毒性 LD_{50}値＝30mg/kg

分　類◆真正担子菌綱ハラタケ目ホウライタケ科

大きさ◆傘の直径は5〜20cm

分　布◆日本、朝鮮半島、中国、ヨーロッパ、北米

暗闇で鮮やかに発光

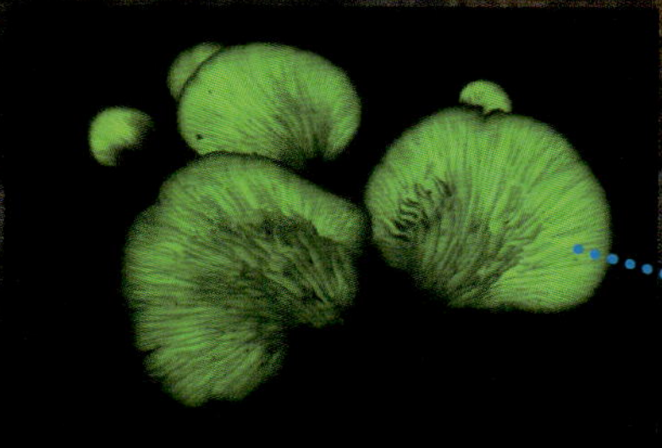

Check!

ランプテロフラビンという物質を含み、夜に光る。しかし成熟した老菌はあまり光らない

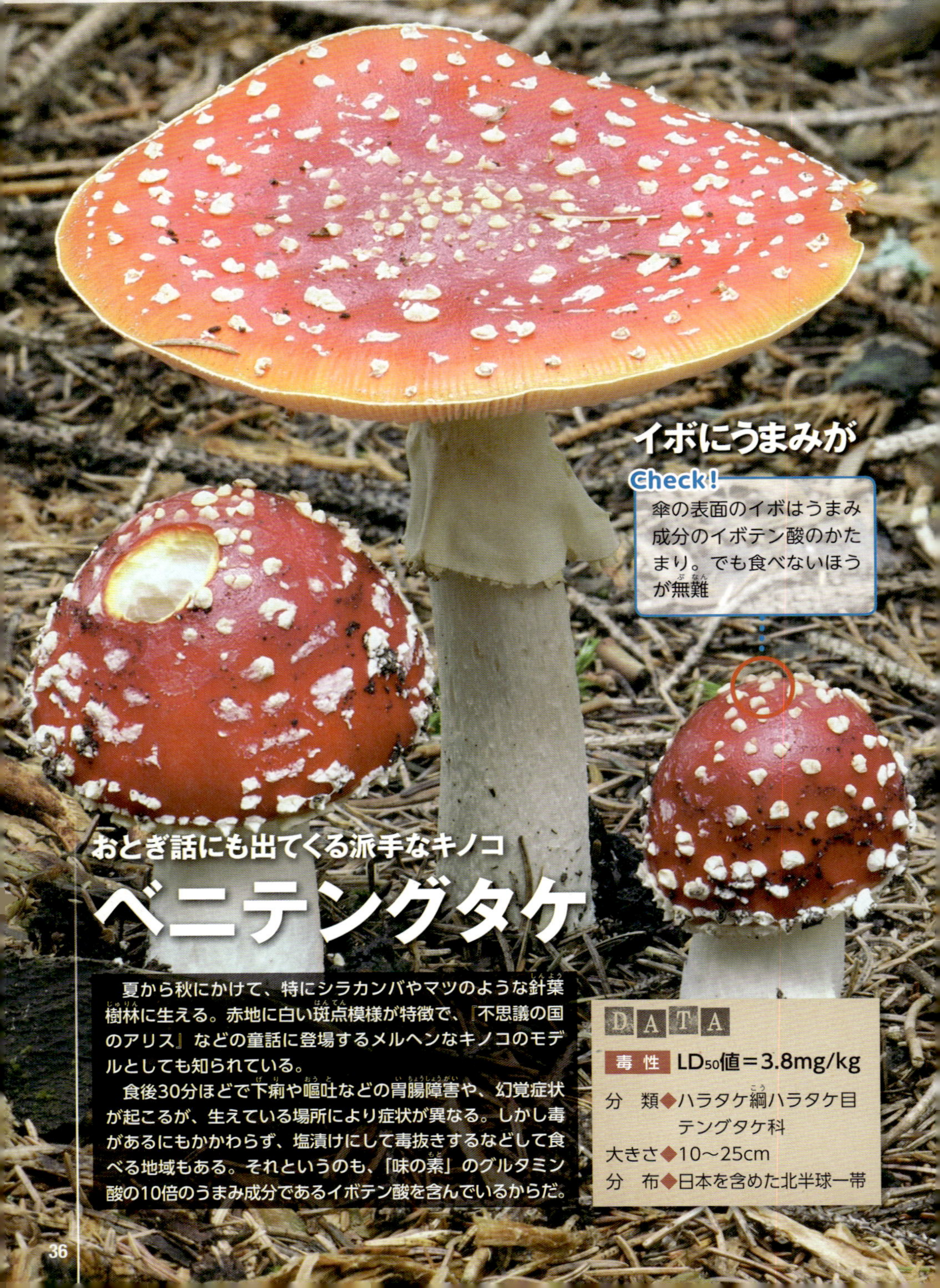

イボにうまみが

Check!
傘の表面のイボはうまみ成分のイボテン酸のかたまり。でも食べないほうが無難

おとぎ話にも出てくる派手なキノコ

ベニテングタケ

夏から秋にかけて、特にシラカンバやマツのような針葉樹林に生える。赤地に白い斑点模様が特徴で、『不思議の国のアリス』などの童話に登場するメルヘンなキノコのモデルとしても知られている。

食後30分ほどで下痢や嘔吐などの胃腸障害や、幻覚症状が起こるが、生えている場所により症状が異なる。しかし毒があるにもかかわらず、塩漬けにして毒抜きするなどして食べる地域もある。それというのも、「味の素」のグルタミン酸の10倍のうまみ成分であるイボテン酸を含んでいるからだ。

DATA

毒性 LD_{50}値＝3.8mg/kg

分　類◆ハラタケ綱ハラタケ目テングタケ科
大きさ◆10～25cm
分　布◆日本を含めた北半球一帯

猛毒キノコ御三家のひとつ「死の天使」

ドクツルタケ

日本で見られるキノコでは最も危険なもののひとつ。猛毒のα-アマニチンを含み、成人でも1、2本食べれば死ぬ危険性がある。タマゴテングダケ、シロタマゴテングタケとともに日本の“猛毒キノコ御三家”に数えられ、欧米ではその白い姿から「死の天使」と恐れられている。

夏から秋にかけて、広葉樹林や針葉樹林の地上に生える。誤ってこれらを食べても、症状はすぐには現れない。10時間ほどすると下痢や痙攣が始まり、しばらく小康状態が続いた後、4〜7日後に肝不全、腎不全などに陥り、重症の場合は1週間ほどで死に至る。

DATA

毒性 LD_{50}値＝0.4mg/kg

分　類◆ハラタケ綱ハラタケ目テングタケ科

大きさ◆柄は14〜25cm、傘の大きさは6〜15cm

分　布◆日本を含めた北半球一帯

“つば”と“つぼ”がある

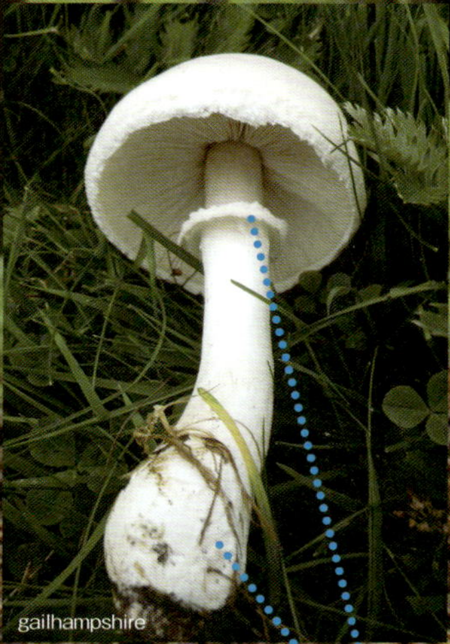

gailhampshire

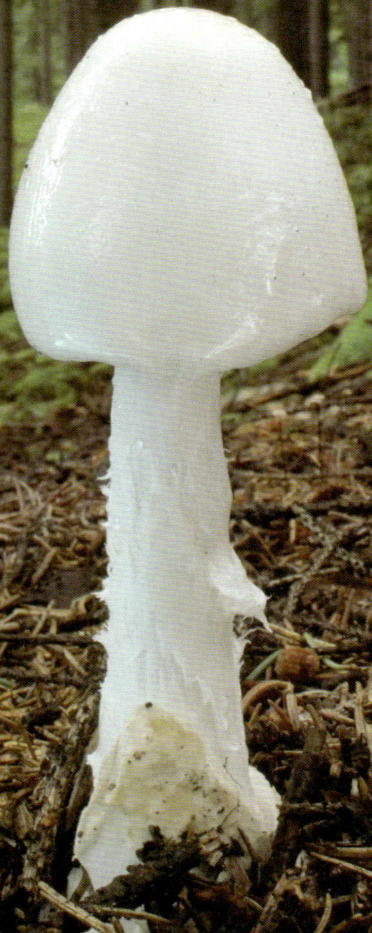

Check!

傘の下に“つば”、根元に“つぼ”、柄にささくれがあるのが特徴。つばとつぼのあるキノコは危険なものが多い

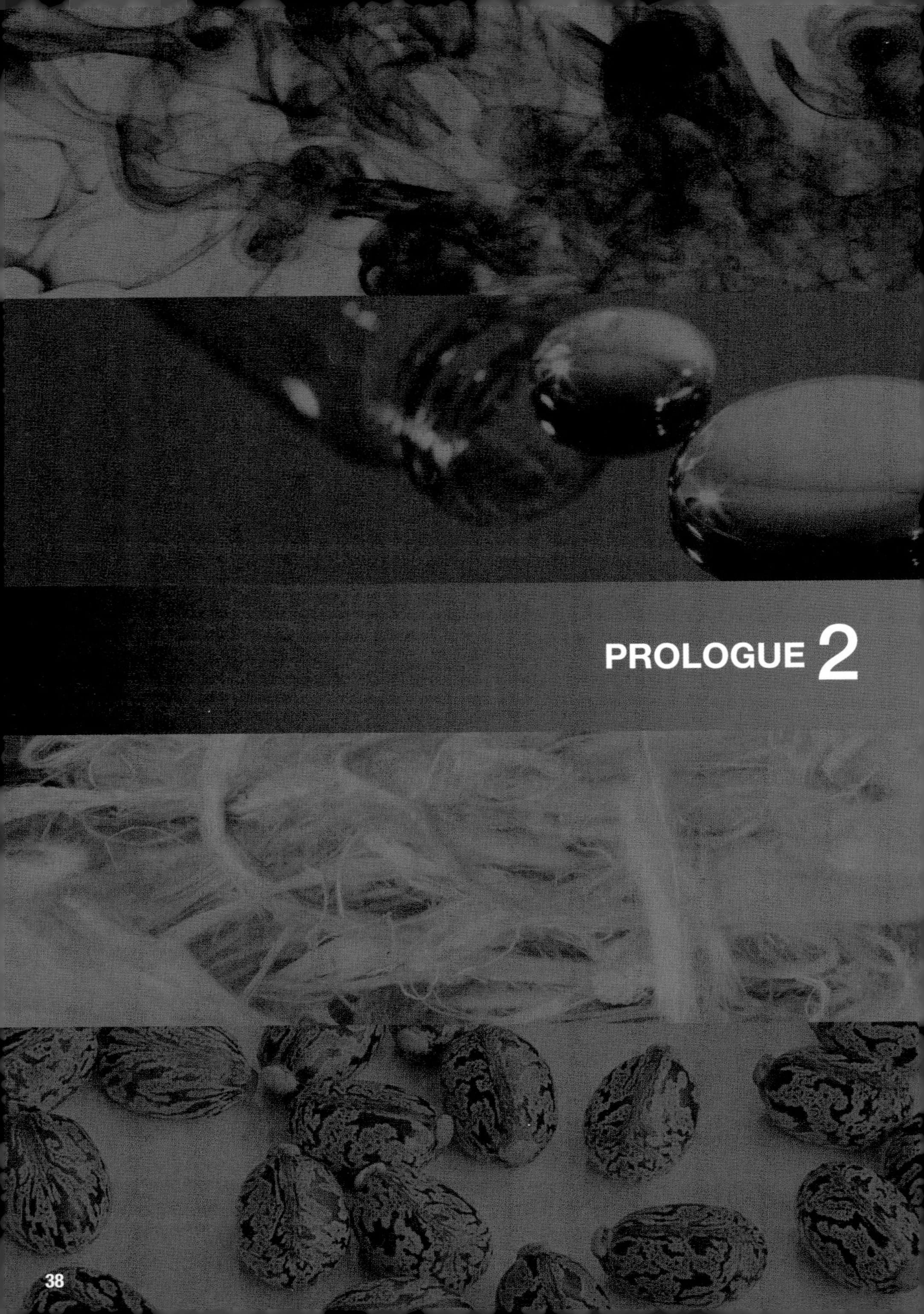

PROLOGUE 2

DATAについて

DATA

毒性

LD50値=0.5mg/kg

化学式

$C_4H_{10}FO_2P$

LD50値は「半数致死量」（50% Lethal dose）の意味。詳しくはp78を参照。ここでは実験動物の種類や投与方法の違いを区別しない。値は文献によっても異なるので、数値はあくまでも目安。

物質の化学式。重金属は元素記号を用いる。詳しくはp60を参照。

世にも危険な毒図鑑

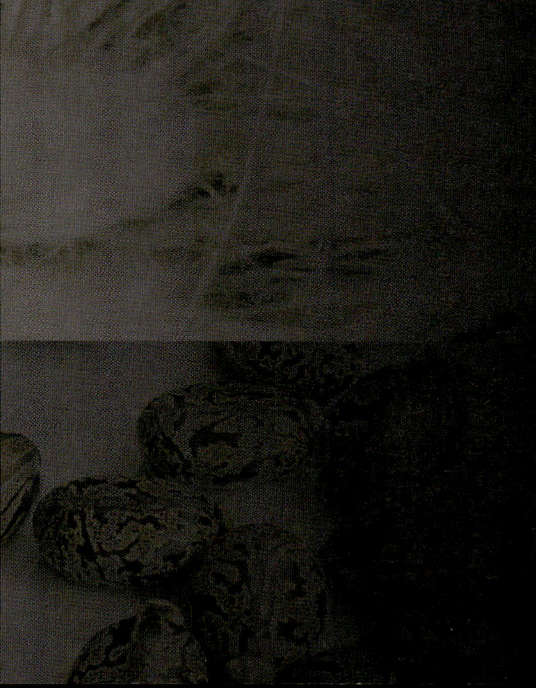

普段、家で見るような身近な物質から、兵器としてつくられた毒ガスまで、全ての物質は人間にとって有毒になり得る。ここでは、合成有機化合物、無機化合物、重金属、天然有機化合物、そして病気の原因となる細菌・ウイルスまで、様々な毒の物質を紹介する。

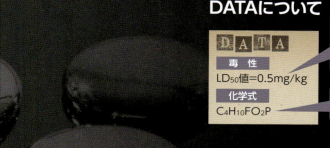

ダイオキシン

Dioxin

DATA

毒性

LD_{50}値=0.0006mg/kg

化学式

$C_{12}H_4CL_4O_2$（PCDDの一種）

遺伝子を傷つける環境ホルモン

ダイオキンとは、ゴミを燃やすと発生するポリ塩化ジベンゾパラジオキシン（PCDD）やポリ塩化ジベンゾフラン（PCDF）などの毒のこと。廃棄物の燃焼によって発生する一方で、農薬や除草剤の原料にも用いられている。

大気中に放出されたダイオキシンは、河川、海に流れ、土壌を汚染する。これによって海産物や農産物に影響を与えることが懸念されている。急性毒性は青酸カリの1万倍と強力。人体のホルモンを撹乱し、発がん性、催奇性（奇形を誘発する性質）をはじめ、様々な悪影響があるとされている。

ダイオキシン類などをはじめ、内分泌撹乱物質（環境ホルモン）の可能性がある化学物質は約70種あるとされる。

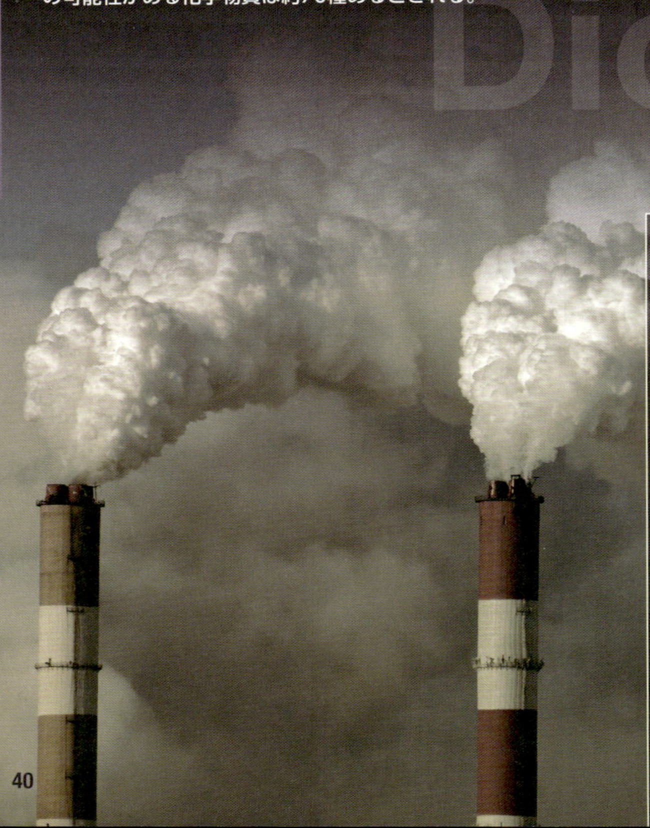

奇形児が産まれることも

ベトナム戦争当時、米軍は食糧補給源を断つなどの目的で作物を枯らすために大量の除草剤を散布した。その影響でベトナムでは障害のある子どもが増えた。ベトナムでの被害者数は300万人ともいわれ、影響はベトナムから帰還した米兵の子どもにも及んだ。

農薬にも含まれていた

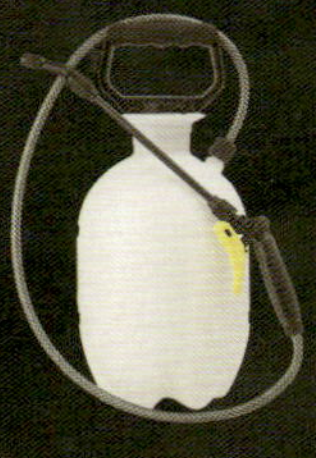

日本でも1970年代まで使用されていた農薬にダイオキシンが含まれていた。今でもその頃に使用された農薬により、川底などに堆積したダイオキシンが検出されている。

DATA

毒性

LD_{50}値=0.5mg/kg

化学式

$C_4H_{10}FO_2P$

サリン

Sarin

ヒトラーも使用をためらった毒ガス

神経を侵す毒ガスのひとつで、第二次大戦時にナチスドイツが兵器として開発した。サリンの名称は開発者4人の名前の一部を合わせたものだ。あまりの無残さから、かのヒトラーも使用をためらったといわれ、実戦で使われることはなかった。しかし、その後、各国が兵器として保有した。

呼吸器や皮膚を通して体内に入ると、神経伝達物質であるアセチルコリンの分解を阻害し、筋を収縮させたままにしてしまう。この神経毒の作用により、痙攣、呼吸困難を引き起こして死に至る。

サリンは農薬にも使われる有機リン剤の一種だ。比較的簡単に製造できると思われており、インターネット上では、製造法を質問したり考えたりするような記述が多い。「テロ」の道具となる恐れは払拭できない。

オウム真理教の兵器

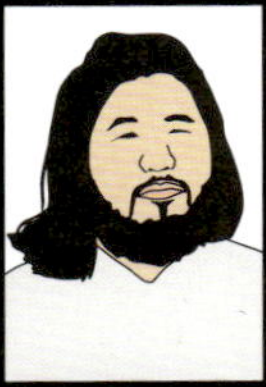

1994・95年のオウム真理教による松本・東京での「サリン事件」は、世界で初めてサリン級の化学兵器が一般市民に無差別に使用されたテロ事件だった。

ロケット弾にも

かつては米軍もサリンを保有していた。ロケット弾に、サリンを充填した化学弾が満載されたものがあったが、使用されることはなかった。

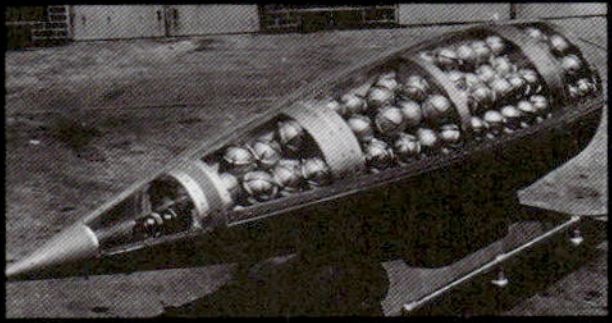

Library of Congress

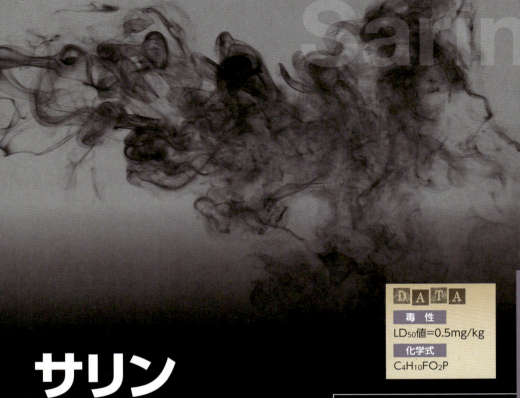

メタンフェタミン（覚醒剤）

Methanphetamine

日本における乱用薬物の代表格

日本において、乱用薬物による検挙件数の圧倒的トップに立つ薬物。覚醒剤とは興奮作用のあるメタンフェタミン、アンフェタミンを指し、日本ではとりわけ前者が用いられる。

メタンフェタミンは漢方薬の「麻黄」に含まれるエフェドリンの研究課程で生まれた。摂取すれば、眠気や疲れを忘れさせ、爽快感に包まれる。しかし、薬が切れると極度の抑うつ状態に見舞われる。これが辛くてまた薬を摂取する。脳への作用による依存性は極めて強く、重症になると意識障害などを引き起こす。

末端価格は1gあたり10万円ほどと高額。そのため、薬を求めてその費用を工面しようと、犯罪に走るケースも多い。人間性を変えてしまうことが最大の毒といえる。

特攻隊も飲まされた

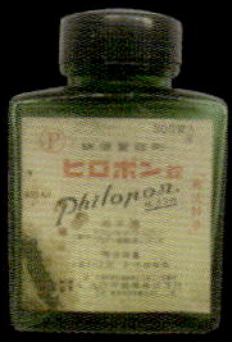

かつてメタンフェタミンは「ヒロポン」という名で一般販売されていた。気分を高揚させることから、戦時中に特攻隊が戦地に飛び立つ前に飲まされた。　提供＝北多摩薬剤師会

そもそもは薬

メタンフェタミンはエフェドリンから化学的に酸素を取り去ったもの。このエフェドリンは、気管支喘息の薬として今もよく使われる。

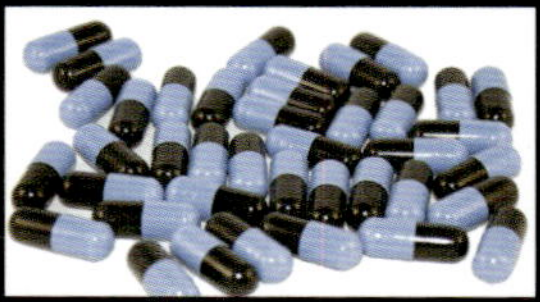

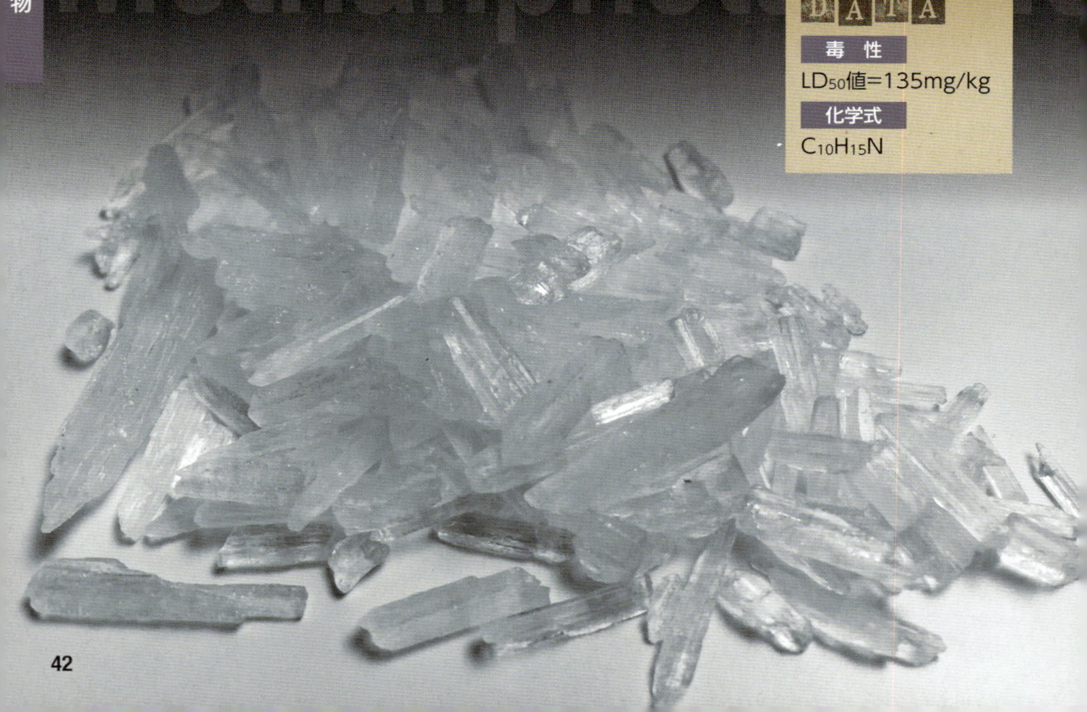

DATA

毒性

LD_{50}値＝135mg/kg

化学式

$C_{10}H_{15}N$

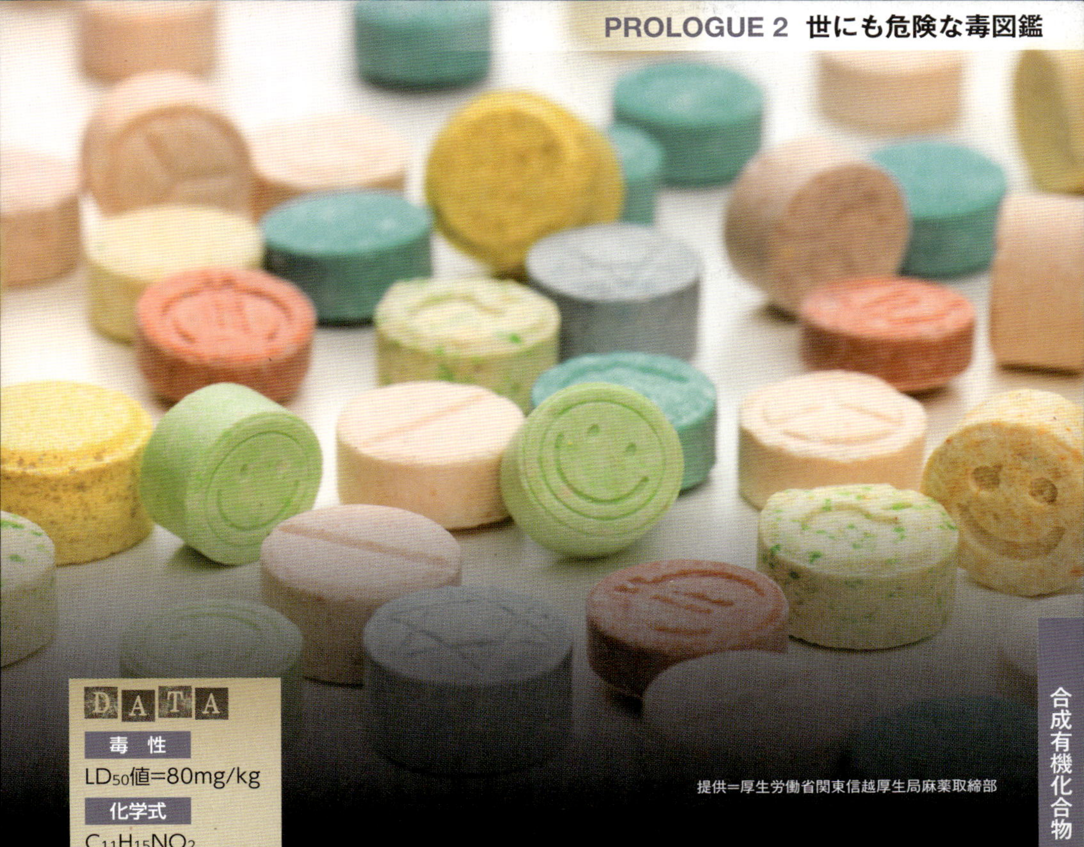

提供＝厚生労働省関東信越厚生局麻薬取締部

DATA

毒性

LD_{50}値=80mg/kg

化学式

$C_{11}H_{15}NO_2$

合成有機化合物

MDMA

有名俳優も使用

MDMAは[redacted]といい、[redacted]の際に使われることが多かった。2009年に逮捕された当時の人気俳優のOも、女性とMDMAを服用して[redacted]に及んだ。しかし直後に女性は急性中毒により痙攣し、泡を吹いて亡くなった。Oは女性の保護責任を果たさなかったことと、麻薬譲渡の罪に問われた。

「パーティ・ドラッグ」

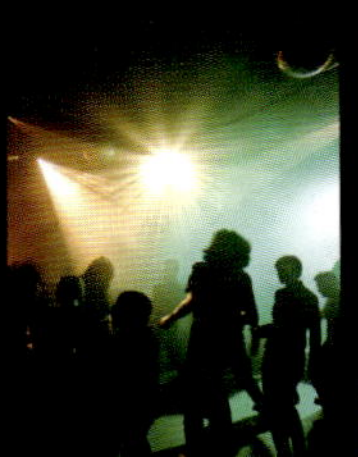

MDMAが広まったのは、音楽ライブやクラブといった「パーティ」の場。以前はそうした場にたいてい売人がいて、比較的手軽に入手できた。

カジュアルさが演出された麻薬

見た目は手軽なサプリメント、でも中身は覚醒剤そのもの。それがMDMAなどの“合成麻薬”だ。依存や幻覚、妄想といった覚醒剤の負のイメージを払拭して、もっとカジュアルに「気持ちいい」感じを楽しむ…そうしたイメージ戦略が薬のデザインに表れている。しかしそれは、覚醒剤によって脳がおかしくなることと変わりはない。

合成麻薬は1980年代から、陶酔感やセックスの快感を高める薬としてヨーロッパの若者の間で広まった。メタンフェタミンやアンフェタミンなど、覚醒剤の化学構造の一部を変えて（デザインして）つくったもので、「デザイナーズ・ドラッグ」とも呼ばれる。

ヘロイン

Heroin

“最悪の麻薬”ももとは医療用

麻酔薬や鎮痛薬として医療になくてはならないモルヒネ。このモルヒネよりも高い効果を期待して、1899年にドイツのバイエル社から発売されたのがヘロインだった。後に、その恐ろしい依存性が判明した。

ヘロインは、あらゆる麻薬の中で快楽性も依存性も最も強く「最悪の麻薬」ともいわれる。摂取すれば、この上ない気持ちよさに包まれる。しかし、依存者はヘロインが切れると、幻覚や妄想だけでなく激しい痛みといった退薬症候（禁断症状）に見舞われる。大量摂取すれば呼吸困難、昏睡を経て死に至る。精神にも肉体にも強烈に作用するのがヘロインの恐ろしさだ。

モルヒネにも依存症

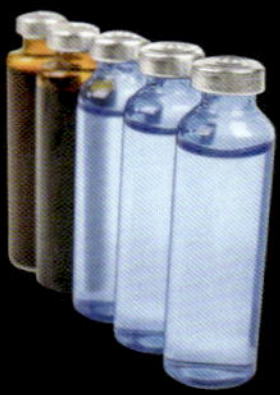

ヘロインは、麻酔などに使われるモルヒネを化学的に変化させたもの。モルヒネにも依存性があり、医療用でなければ麻薬として規制される。

全てはケシから

ヘロイン、モルヒネの成分のもとをたどれば、植物のケシに行きつく。ケシの果実の乳液を固めたものがアヘンで、これもまた「アヘン戦争」の原因ともなった麻薬だ。

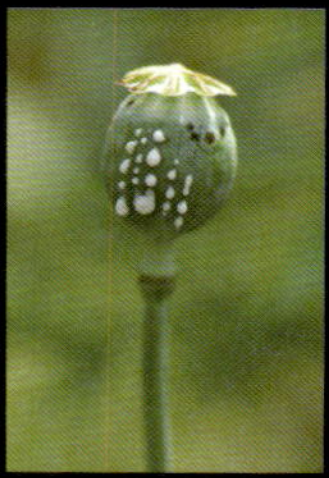

DATA

毒性

LD_{50}値=30〜60mg/kg

化学式

$C_{17}H_{19}NO_3$

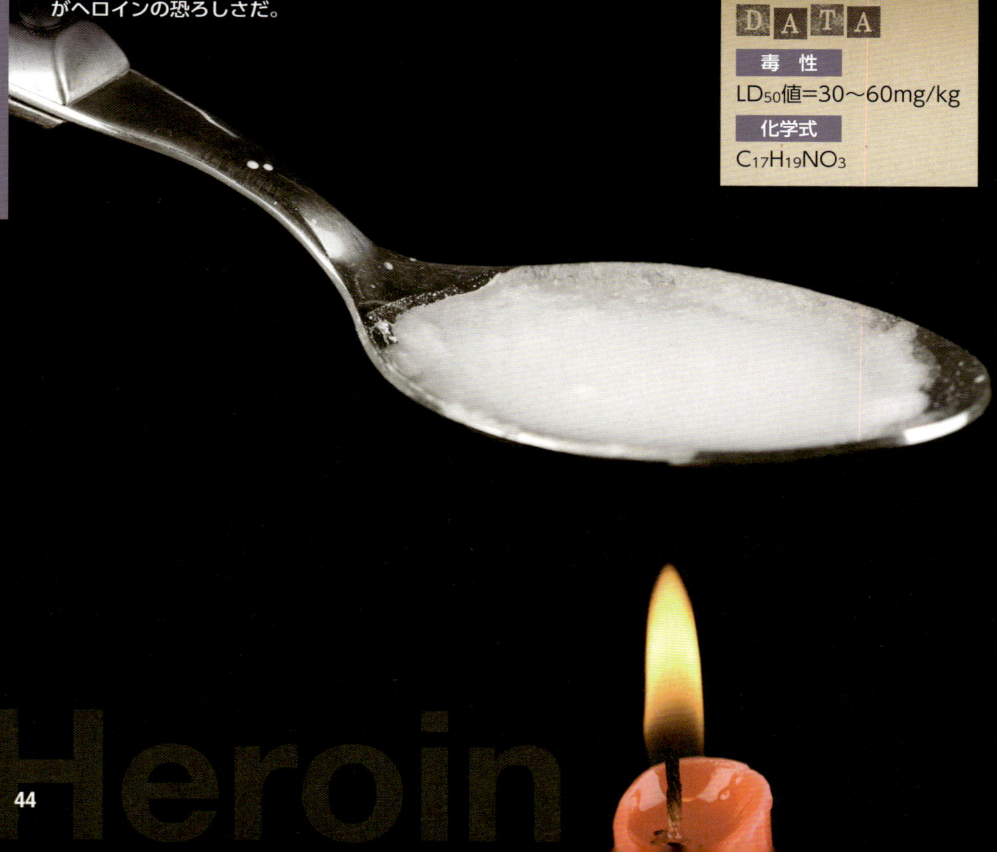

青酸カリ

Potassium Cyanide

DATA

毒性
LD50値=5〜10mg/kg

化学式
KCN

短時間で死に至らしめる暗殺手段

水に溶けやすい結晶。正式名称はシアン化カリウムという。金属の精錬やメッキなど、工業において広く使われ、比較的手に入りやすい。しかも、わずかな量でも短時間で死に至らしめるため、小説や映画などで毒殺や暗殺の手段としても有名だ。

体内に入ると細胞中の酸素を運ぶ酵素を壊し、呼吸麻痺を起こす。条件によってアーモンドに似たにおいの青酸ガスが発生するので、この中毒も多い。解毒剤は青酸と結合する亜硝酸ナトリウムなど。

自然界には、青酸化合物のアミグダリンなどを含む植物も多い。ウメ、アンズ、モモなどだ。アミグダリンは一時、がん細胞の増殖を抑制するとの説が出されたが、現在は否定されている。

無機化合物

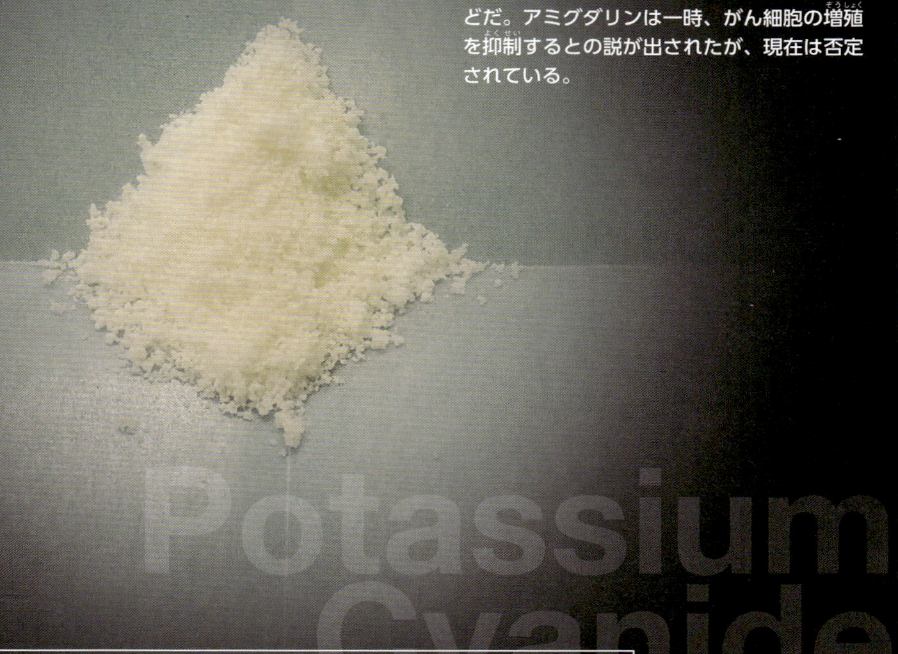

提供=東京都福祉保健局

胃酸と結合して毒ガスに

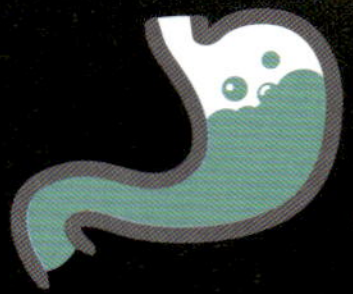

体内に入ると、胃酸と結合して青酸ガスが発生する。これが血液中のヘモグロビンと結びついて酸素を運ぶ機能を阻害するため、数分で死に至る。

青酸カリでも死なない

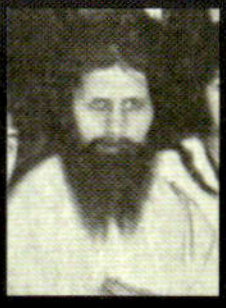

帝政末期のロシアの怪僧ラスプーチンは、食事にシアン化物を盛られても平然と食べ、周囲を恐れさせた。胃酸が少ない体質だったためとの説がある。

硫化水素

Hydrogen Sulfide

温泉の"硫黄臭さ"は危険なガス

温泉地や火山地帯で噴き出す火山ガスの成分のひとつで、空気より重く、窪地などに溜まる。温泉などでする、卵が腐ったような"硫黄臭さ"の正体はこの物質だ。

高濃度で肺に入ると細胞呼吸ができなくなり、神経系の障害を引き起こして、命に関わる。家庭にある材料でも簡単に発生させることができるため、硫化水素を使用した自殺、事故も多い。

2014年9月27日、長野・岐阜県境に位置する御嶽山が噴火。29日に周辺の大気を分析したところ、山頂付近の火口では1日1,000t前後の硫化水素が発生しているとされた。このため、なかなか近づけず遭難者の捜索が難航した。

DATA

毒性

LD_{50}値＝ ——

化学式

H_2S

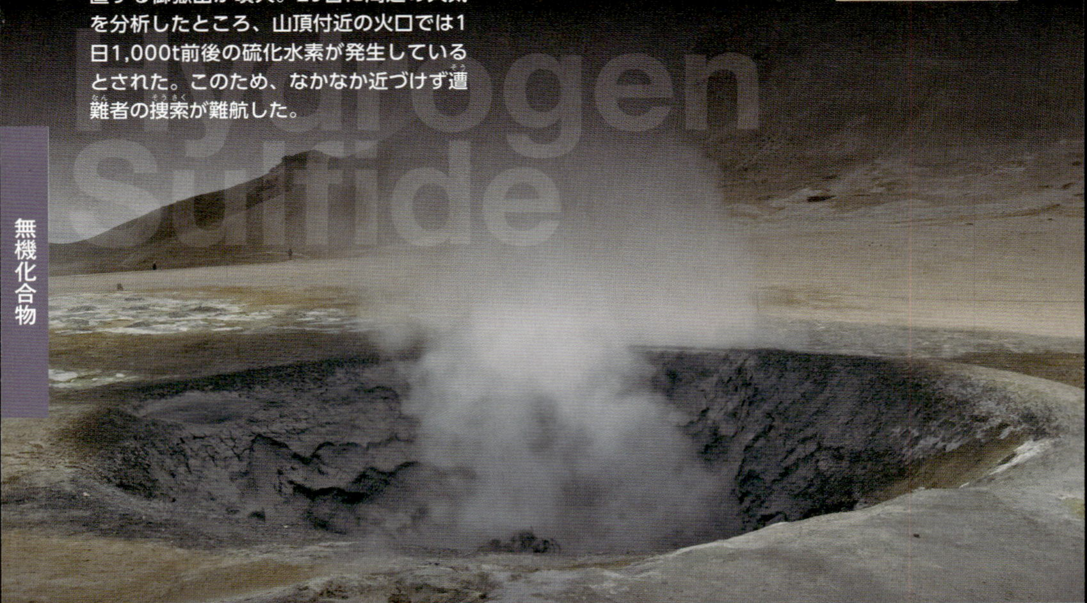

無機化合物

温泉の成分

温泉周辺は硫化水素を含む火山ガスが発生しやすい。一方で、硫化水素を含む温泉は、様々な病気に効くことが知られる。秋田県の玉川温泉はその代表格。

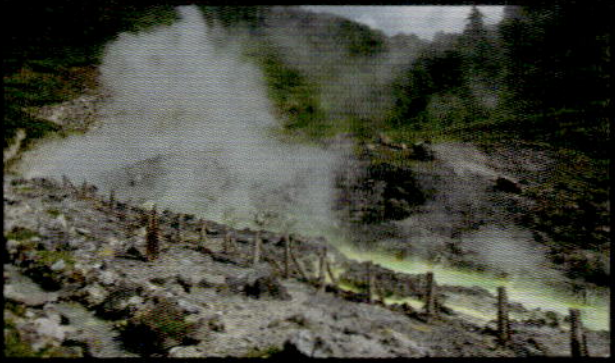

入浴剤でガス発生

硫化水素は人工的に発生させることができる。近年、家庭用入浴剤に塩酸を含むトイレ洗剤を加えて意図的にガスを発生させる事件が増えている。

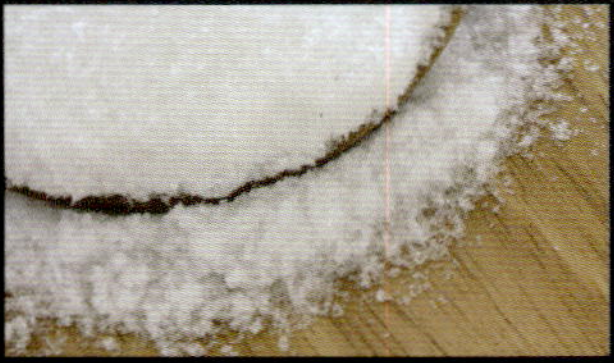

建物の壁や屋根に

アスベストの約9割は建築資材として使われた。中でも、建物の壁や屋根に高圧でアスベストを吹き付けて定着させた耐火材、耐熱材が多い。

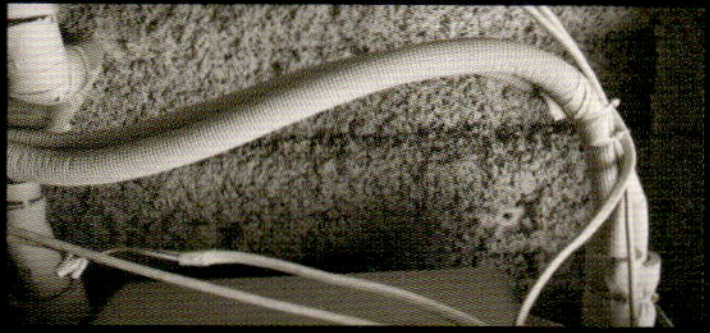

阪神・淡路大震災でも被害

地震で倒壊した建物に使われていたアスベストの粉塵を多くの一般市民が吸引した。その影響でがんなどを患って亡くなった人もおり、1995年の震災から20年を経た今、社会問題となりつつある。

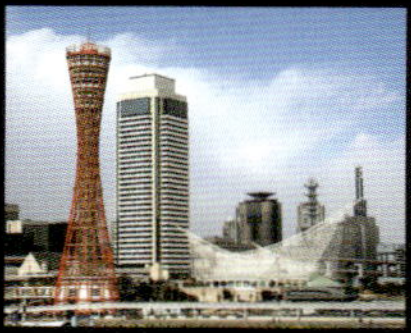

アスベスト

Asbestos

DATA

毒　性

LD_{50}値=300mg/kg※
(クリソタイル)

化学式

$Mg_3Si_2O_5(OH)_4$
(クリソタイル)

※ラットへの腹腔内投与での最小致死量

アスベストは石綿(いしわた、せきめん)とも呼ばれ、天然の鉱物の繊維のこと。蛇紋石系のクリソタイル(白石綿)や角閃石系のクロシドライト(青石綿)、アモサイト(茶石綿)の3種類が主だが、いずれも現在日本では使用が禁止されている。耐熱性、耐薬品性、絶縁性などに優れることから、かつては建築資材をはじめ、電気製品、工業製品の材料に広く使用された。

アスベストの線維の太さは髪の毛の約5,000分の1といわれ、極めて軽いために粉塵として舞い上がる。それを吸入すると体内に蓄積され、20年から40年もの潜伏期間を経て、肺がんや中皮腫などを引き起こすことが知られている。現在、アスベストが使用された建物の解体工事には、飛散防止のための厳格な基準が設けられている。

無機化合物

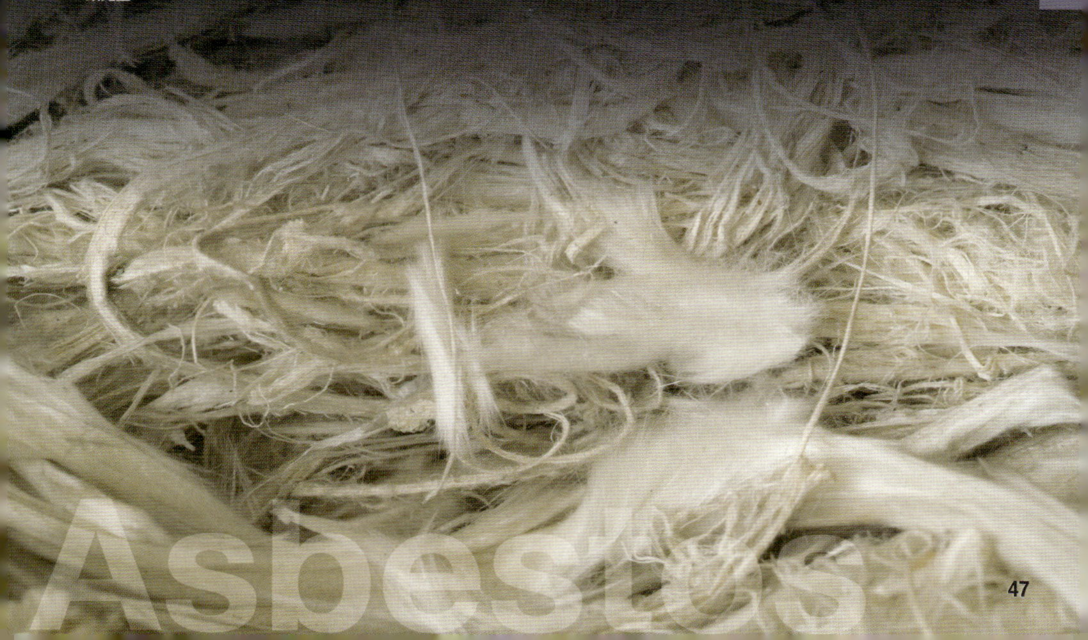

DATA

毒性

LD_{50}値=15.0mg/kg

元素記号

As

ヒ素

Arsenic

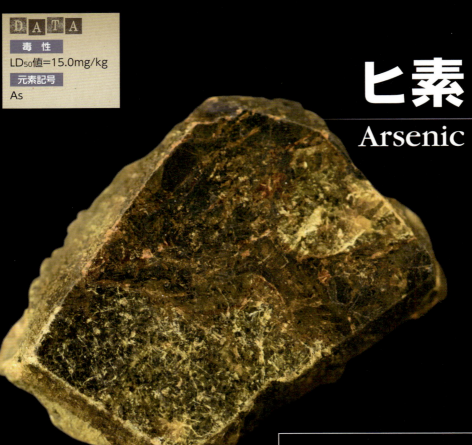

人間に求められる猛毒

和歌山毒物カレー事件（→p208）をはじめ、殺人事件によく登場するヒ素。その中でも無機化合物の亜ヒ酸は強力な毒性をもち、昔から暗殺に使われていた。亜ヒ酸が体内に蓄積すると神経障害が引き起こされ、一定濃度まで溜まるとたちまち命を落とす。

猛毒として恐れられるヒ素だが、海藻や魚介など自然界に広く存在している。人体の微量必須元素でもあり、体重が50kgの人には約50mgのヒ素が体内にある。また、ヒ素は工業用薬品や農薬に加え、多様な疾患の医薬品としても活用されている。毒と薬が表裏一体であることを示す、代表的な存在といえるだろう。

「暗殺毒」の定番

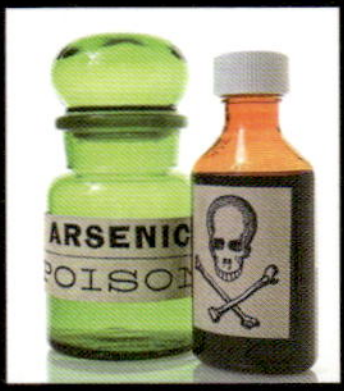

中世から近世におけるヨーロッパの宮廷では、亜ヒ酸が暗殺に多く使用された。その理由は無味無臭で水に溶けやすいためで、食べ物や飲み物に混ぜられていた。

肝臓で解毒

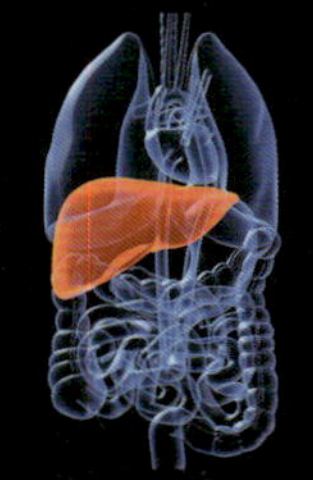

私たち人間は、日常生活の中で食べ物に含まれる微量のヒ素を摂取している。それでも健康を損なわないのは、肝臓でヒ素化合物を解毒しているためだ。

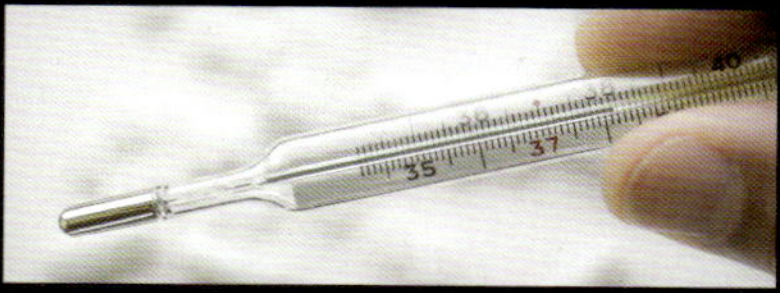

身近な水銀、体温計

最近は電子式が主流だが、ひと昔前の体温計には水銀が使われていた。この水銀は胃腸から吸収されないため、誤飲しても中毒にならないといわれる。

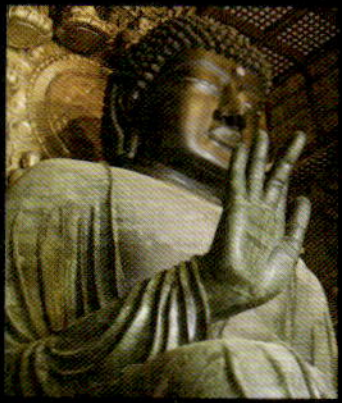

奈良の大仏で水銀中毒

奈良の大仏の建立時、金と水銀の合金を大仏に塗り、大量の水銀が蒸発した。これにより、都に水銀中毒者が続出したという説がある。

歴史的な公害事件の原因に

常温のときに液体で存在する唯一の金属であり、化学反応によって性質や色が変化する。水銀が体内に吸収されると、下痢や嘔吐などの中毒症状が現れる他、神経が侵されて脳障害や腎不全となることもある。また、水銀が気化した水銀蒸気が肺に入ると、呼吸困難や痙攣が引き起こされる。さらに危険なのはメチル水銀などの有機水銀で、これが歴史的な公害事件である水俣病（→p182）の原因となった。

その一方で、有機水銀の毒は高い殺菌作用をもつため、医薬品としても使われた。消毒薬のマーキュロクロム（赤チン）は、赤い色素に水銀を結合させたものだ。現在、有機水銀剤は使用禁止となっている。

DATA

毒性

LD_{50}値=26mg/kg
（酢酸フェニル水銀）

元素記号

Hg

重金属

水銀

Mercury

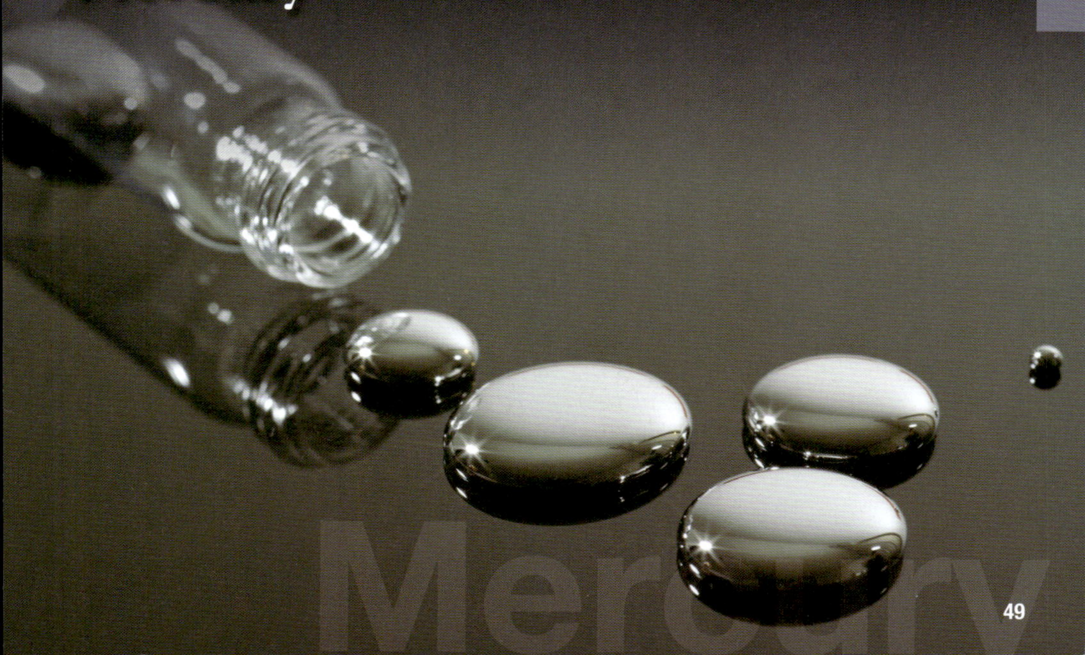

鉛

Lead

ローマ帝国を滅ぼした？身近な“毒”

古代から生活に密着した代表的な重金属。比重が高いうえ、柔らかく加工しやすい。かつては器の素材やインクに、現在でも蓄電池、はんだ、プラスチック添加物などに広く使用される。

人体にとっても、鉄やマンガンなどとともに微量必須元素のひとつである一方で、体内に蓄積されると神経系、血液系に作用し、麻痺や脳障害を引き起こす。

鉛が人体に入り込む機会は多い。古代ローマでも上水道設備の配水管に使われていた鉛が生活水に溶け出し、人々に日常的に摂取されていた。酒器や容器も鉛製で、幅広い階級に蔓延した鉛中毒による精神障害が帝国の滅亡を導いたのではないかといわれる。生活の随所に使われた鉛による害は今なお大きな問題となっている。

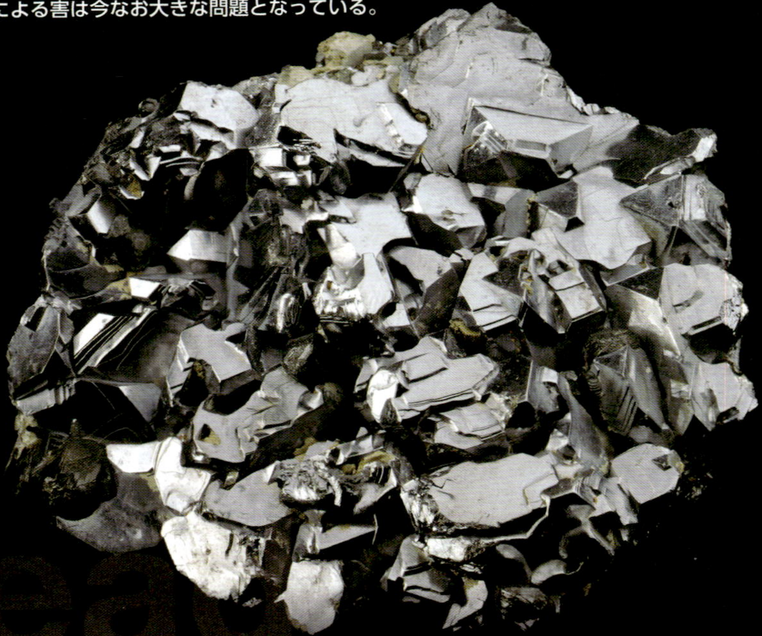

重金属

DATA

毒性

LD_{50}値=1.2mg/kg
(テトラエチル鉛)

元素記号

Pb

かつては自動車用ガソリンの主流

1970年代半ばまで、自動車燃料はエンジンの燃焼効率を上げられる有鉛ガソリンが一般的だった。排ガスを通じて降り注いだ鉛による中毒、食物への汚染が問題となり、現在は禁止されている。

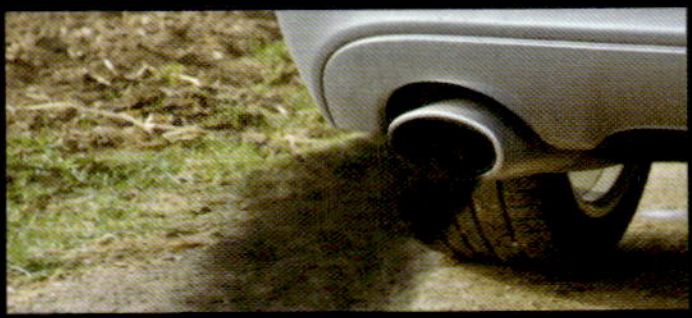

ベートーベンの聴力を奪った？

ベートーベンの遺髪からは、通常の100倍近い濃度の鉛が検出されている。鉛製の器で大量のワインを飲んでいたことによる鉛中毒が、気性を激しくし、難聴を引き起こしていたとする説がある。

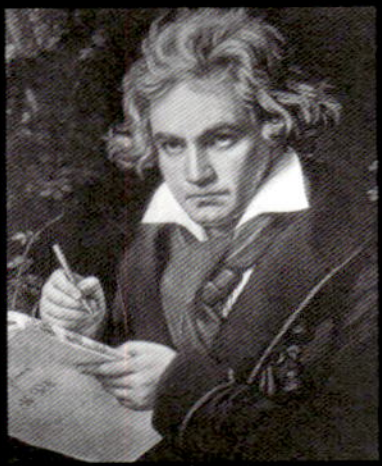

カドミウム

Cadmium

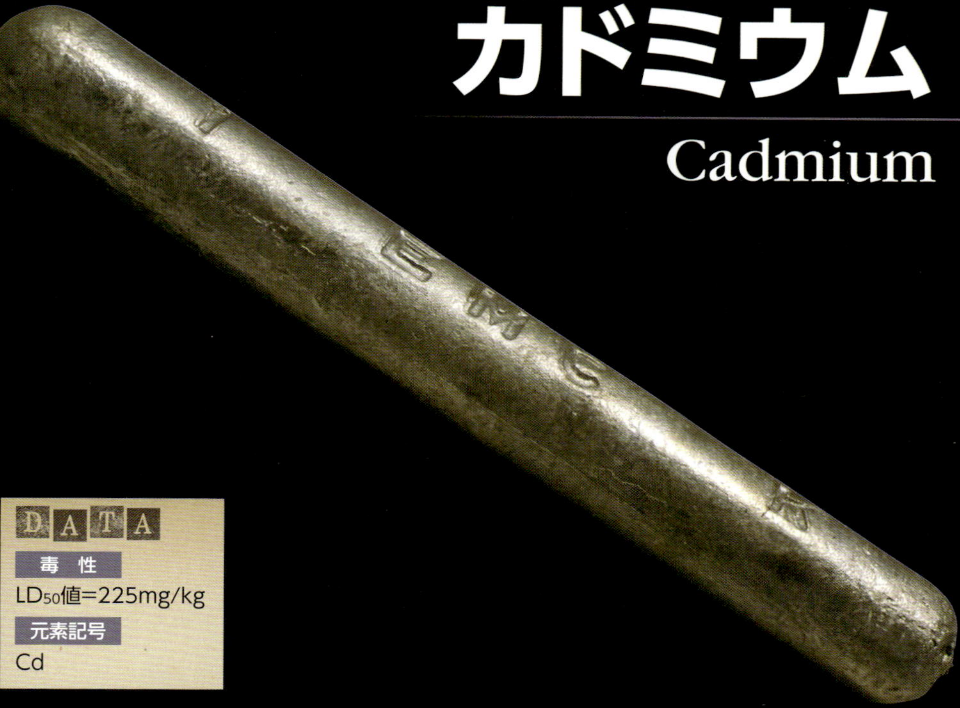

提供＝富山県立イタイイタイ病資料館

DATA

毒性

LD50値=225mg/kg

元素記号

Cd

骨に異常をきたし、公害に

亜鉛、銅などの鉱床に高濃度に共存し、これらの採掘・製錬時の副産物として得られる金属。人体に必要な亜鉛と化学的性質が似ているため、体内に摂取されやすく、蓄積すると腎臓障害や骨軟化症を引き起こす。20世紀中期に岐阜・富山両県の神通川流域で発生した公害「イタイイタイ病」（→P181）は、上流の神岡鉱山で流出したカドミウムが原因。公害の意識が薄かった時代に放棄されたカドミウムが土壌に蓄積されており、世界中で農産物のカドミウム汚染に対する規制が設けられている。

一方で、電池の陰極（マイナス極）、メッキの材料、顔料・塗料にも応用される。私たちの暮らしになくてはならない鉱物である。

「カドミウムイエロー」

硫黄とカドミウムの化合物である硫化カドミウムは、「カドミウムイエロー」などの黄色の絵具・塗料の主成分。鮮やかで耐熱性や耐光性にも優れ、プラスチックの塗料などに広く使われる。

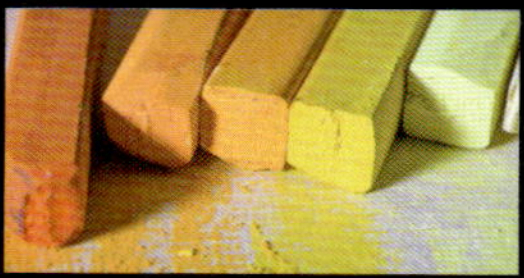

蓄電池といえば…

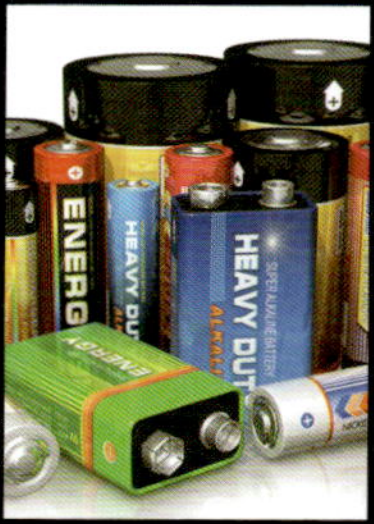

蓄電池のひとつ「ニカド電池」は、ニッケル-カドミウム（Ni-Cd）電池のこと。かつては小型電子機器の充電池の主流だったが、カドミウムの有害性から、ニッケル水素（Ni-Mh）電池にとって代わられた。

最強レベルの“海の猛毒”

サンゴの仲間であるイワスナギンチャクの一種がもつ猛毒で、強さはフグ毒の60倍。天然毒の中でも最強レベルのひとつとされる。摂取すれば、心臓や肺の血管が収縮して赤血球が破壊される。この毒の存在は、ハワイの先住民の間で密かに言い伝えられてきたという。

とはいえ、イワスナギンチャクはサンゴ礁などに付着して棲息し、攻撃してくるわけでもない。この毒はもともと、海中の微生物がつくり出しているものと見られている。これをイワスナギンチャクが食べ、さらにイワスナギンチャクを食べる魚に毒が蓄積されるという食物連鎖で伝わる。その魚を人間が食べて命を落とすのだ。

ハワイでは槍の毒に

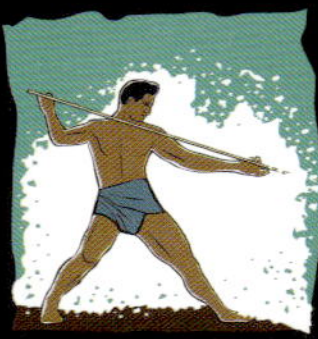

ハワイの先住民は古くからイワスナギンチャクの毒を毒槍に使ったといわれる。20世紀には一時、各国で毒素兵器としても研究された。

日本でも食中毒

パリトキシンを保有することがある魚は、アオブダイやソウシハギなど温かい海域の魚。日本でもアオブダイによる食中毒がこれまで10例以上報告されている。

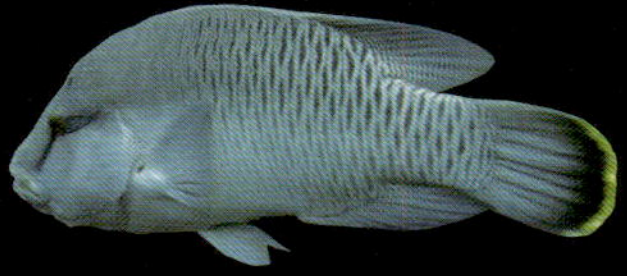

パリトキシン

Palytoxin

DATA

毒性

LD_{50}値=0.00025mg/kg

化学式

$C_{129}H_{223}N_3O_{54}$

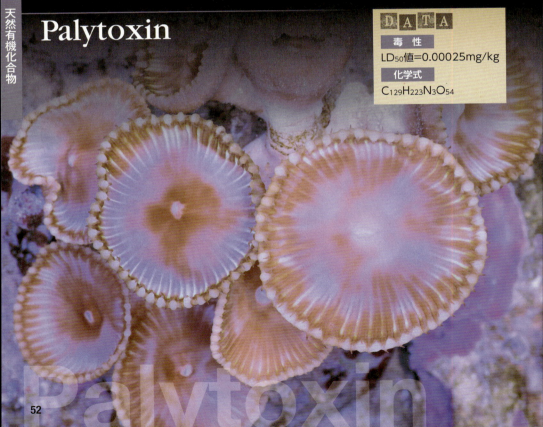

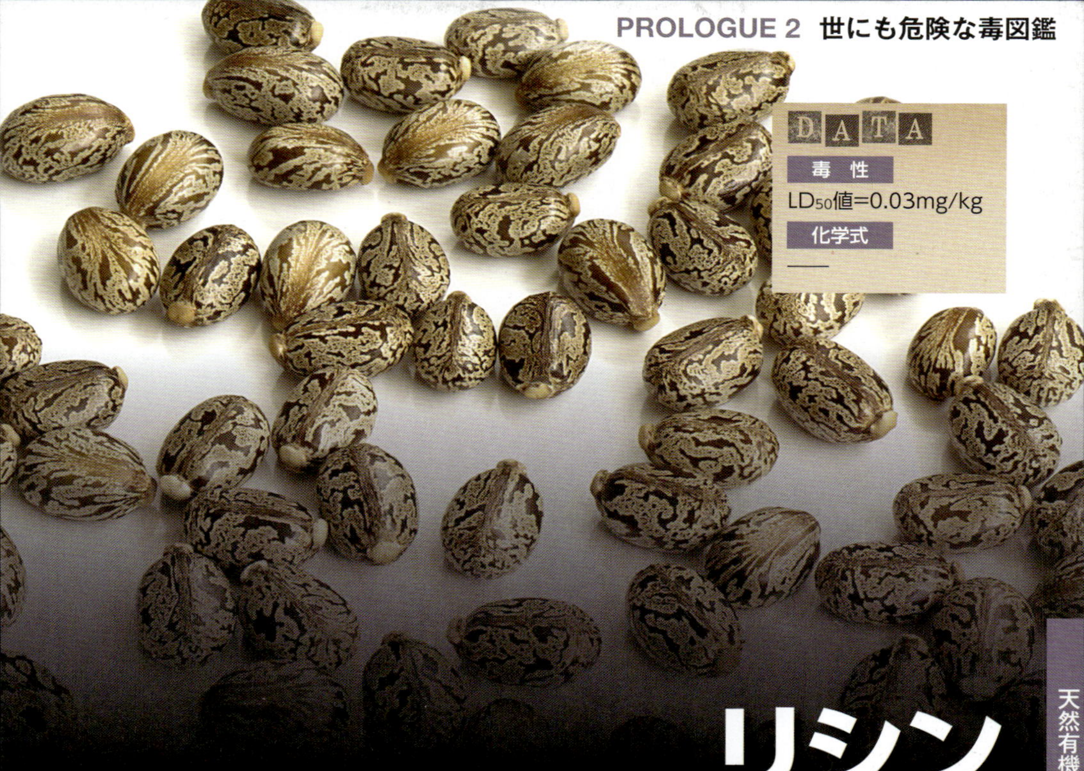

DATA

毒性

LD_{50}値=0.03mg/kg

化学式

―

天然有機化合物

リシン

Ricin

種子からとれる化学兵器

リシンは、熱帯原産のトウダイグサ科の植物トウゴマ（ヒマ）の種子に含まれる毒だ。

トウゴマの種子は1cmほどの大きさで、これを圧搾してヒマシ油がとれる。ヒマシ油は石鹸や潤滑油、香水、ポマードなどの原料となる。

そのヒマシ油を精製した際の“残りかす”（種子の皮）にわずかに付着しているのがリシンだ。タンパク質の合成を阻害するこの毒は、フグ毒の100倍の強さで、種子を数個食べれば死に至る恐れがあるという。国によっては化学兵器として扱われ、特別な管理下に置かれている。

2013年、アメリカのオバマ大統領などにリシンが混入された封書が送られる事件が起こった。この時はホワイトハウス近くの郵便施設で発見されて未遂に終わり、容疑者は逮捕された。

日本の生け花にも

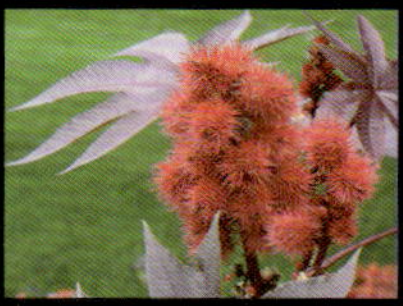

トウゴマは日本でも栽培されている。大きくなると樹高3mに達し、美しい白い花をつける。枝や花が生け花などにも使用される。

旧ソ連が暗殺に使用

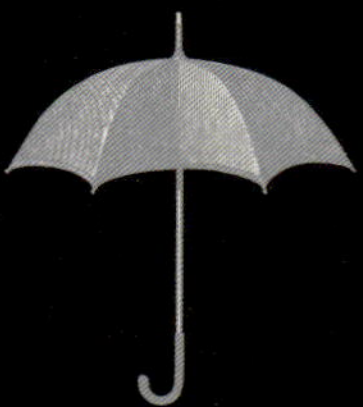

1979年のイギリスで、旧ソ連のブルガリアから亡命した作家が、ソ連の暗殺者に傘で刺された。この傘の先端にはリシンが仕込まれており、作家は中毒症状で死亡した。

ストリキニーネ

Strychnine

DATA

毒性

LD_{50}値=0.96mg/kg

化学式

$C_{21}H_{22}N_2O_2$

東南アジアの矢毒

東南アジア原産のマチンの種子に含まれる猛毒で、現地では古くから矢毒として使われてきた。経口摂取よりも皮下注射などの方が致死量の値が低くなるので、相手の体に向けて放つ矢毒として使うと、より効き目が高いと言える。

ストリキニーネの毒は脊髄に対して強力な興奮作用があり、激しい痙攣が起こる。マウスに投与すると、痙攣の後に体がピンと長く伸びて硬直し、その後、呼吸困難で死に至る。

人工合成もできる毒として知られる。無色無臭の結晶である硝酸ストリキニーネが、おもにネズミなどを殺す薬剤として使われる。

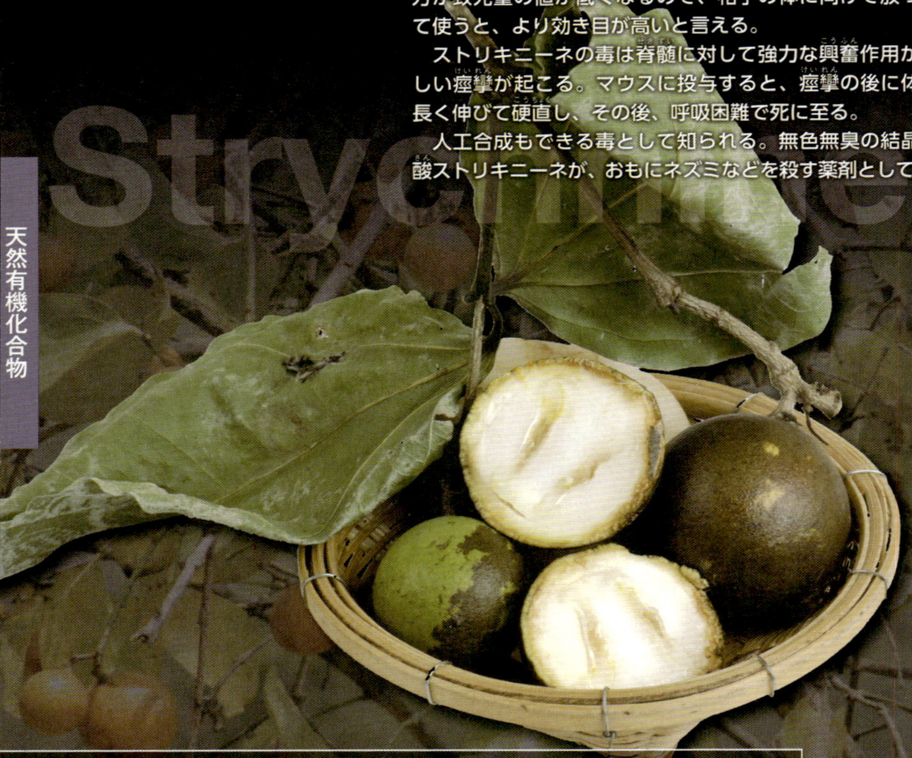

Lalithamba

苦い苦い胃腸薬

漢方ではマチンの種は胃腸薬としても使用され、このエキスを抽出したホミカエキス散という粉薬もある。苦味による刺激で唾液や胃液の分泌を促進する。

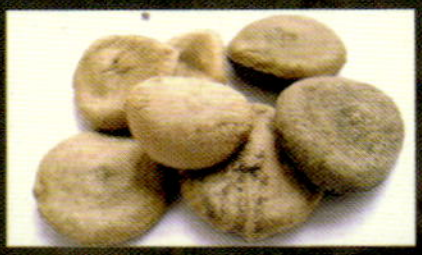

日本で起きた連続殺人に

1993年に埼玉県熊谷市で起きた「埼玉愛犬家殺人事件」。ペットショップ主人が、客にイヌの殺処分用のストリキニーネを服用させて4人が毒殺された。

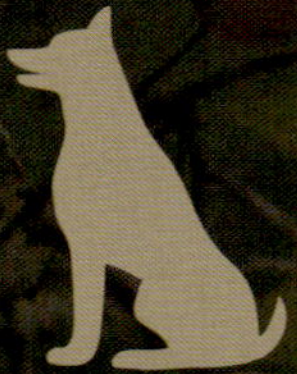

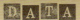

ペニシリン

近代医学の礎となったカビ毒

Penicillin

DATA

毒 性

LD50値=6578mg/kg

化学式

$C_{16}H_{20}N_2O_3S$

イギリスの細菌学者フレミングが偶然発見した物質。ブドウ球菌を培養中のシャーレにたまたまカビの胞子が付着したところ、そのカビの周りだけブドウ球菌が増殖しなかった。カビが細菌を溶かす毒性物質を産生していることがわかり、そのカビがアオカビの一種ペニシリウムであったことからペニシリンの名がついた。

このペニシリンを端緒とする「抗生物質」は、微生物の毒が、微生物だけを攻撃するという性質を利用したもので、感染症治療に大きく貢献した。しかし、新種の抗生物質ができると、やがてそれに耐性をもつ病原菌が現れる。人類と細菌の戦いは、薬と毒との戦いであり、毒と毒との戦いでもある。

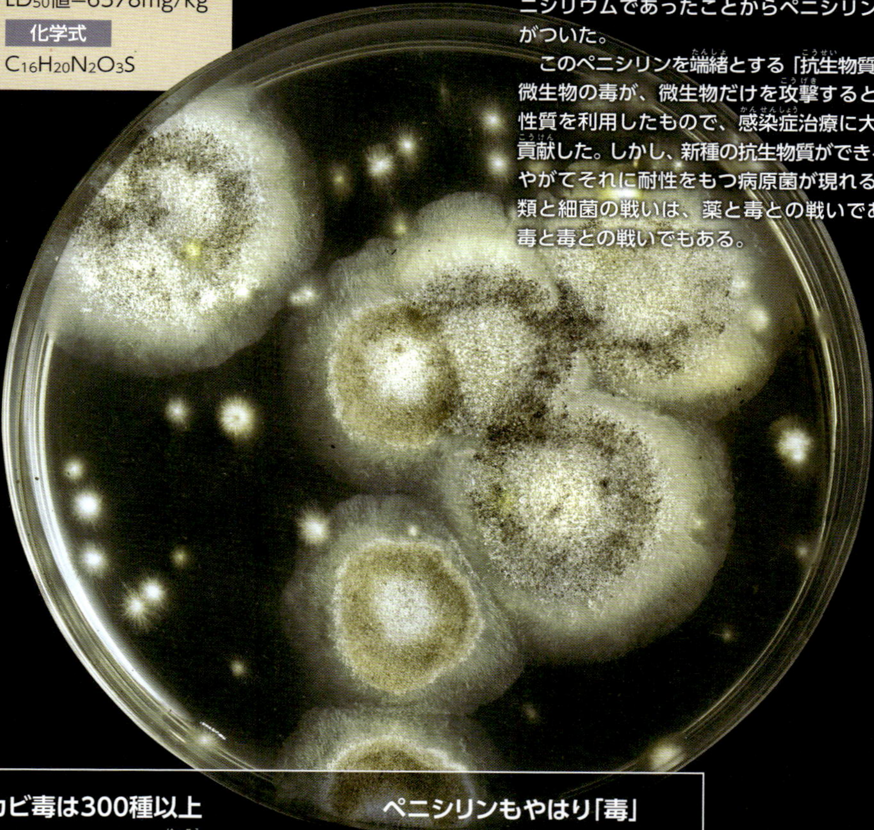

カビ毒は300種以上

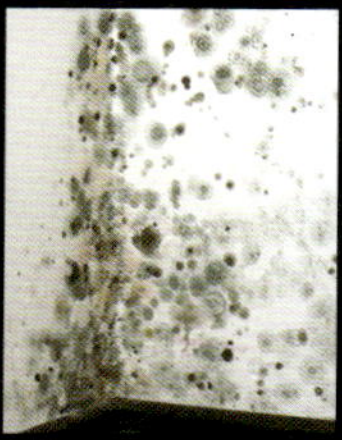

発酵食品などで人間と関わりの深いカビ。一方で、食品や住宅など身の回りに現れるカビには危険なものも多い。カビの毒を総称してマイコトキシンといい、300種類以上が確認されている。

ペニシリンもやはり「毒」

ペニシリンはれっきとした毒であり、過剰摂取は危険だ。アオカビを多く含むブルーチーズを一度に10kg食べれば死に至るといわれる。

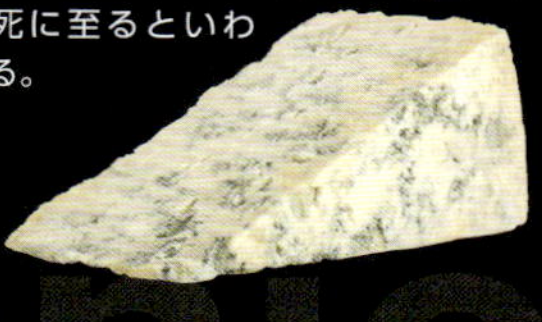

Penicillin

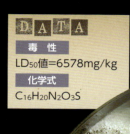

コカイン

Cocaine

DATA

毒性

LD_{50}値=150mg/kg

化学式

$C_{17}H_{21}NO_4$

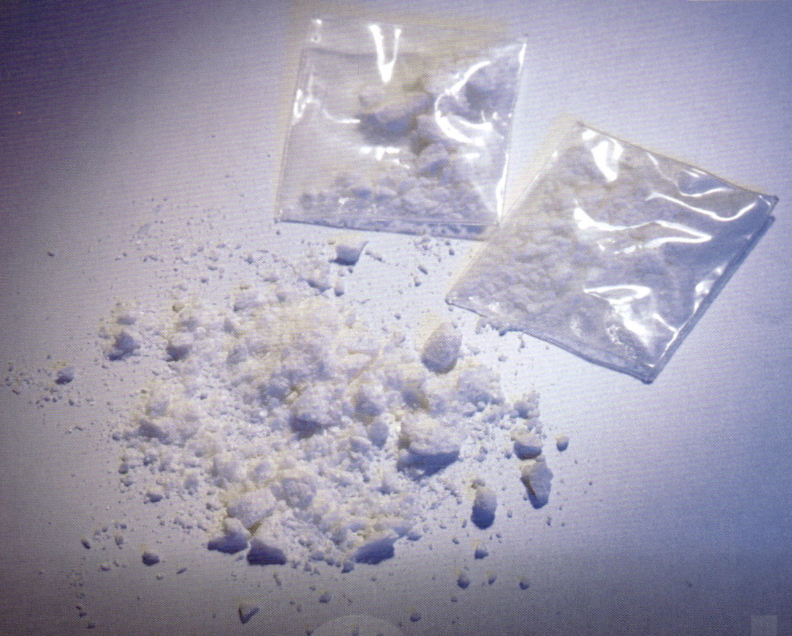

提供＝厚生労働省関東信越厚生局麻薬取締部

コカの葉は高山病に効く

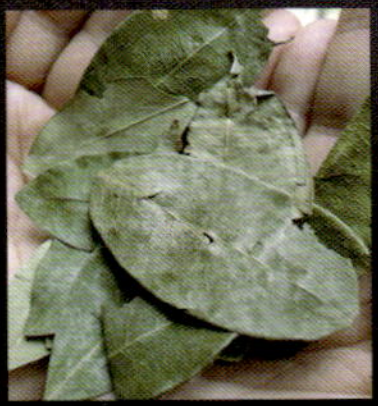

コカの葉は高山病などに効果があることから、南米の高地に住む人々の間では日常的に服用されている。コカの葉自体に依存性はない。

コカ・コーラにも

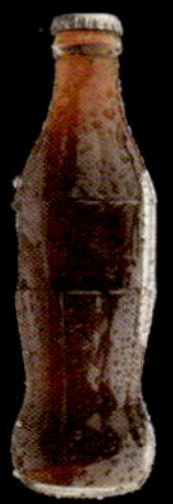

コカ・コーラが発明された当初はコカインが入っていた。アメリカでコカインが規制され、コーラからも取り除かれたのは1903年のこと。

ホームズも使用した麻薬

南米原産のコカノキの葉に含まれる成分を抽出したもの。一般的に白い粉末状で、鼻で吸い込むか、水に溶かしたものを静脈注射して摂取する。

体内に取り込まれると、中枢神経を興奮させ、脳内の快感に関する神経にも作用する。一時的にスッキリとした爽快感に包まれるが、3時間もすれば、反対にイライラした抑うつ状態に陥る。そしてまたクスリに手を出す。依存性が極めて強い薬物だ。

重度の依存症になると、幻覚や幻聴、重度の被害妄想などの精神障害に見舞われる。19世紀にコカインが生まれた当時は、こうした依存症の恐ろしさが十分に理解されないまま多くの人が服用していた。当時のイギリスの探偵小説の主人公シャーロック・ホームズも、コカイン使用者の設定だ。

ニコチン

Nicotine

実は青酸カリ並みの毒

タバコはナス科に属する植物。その主成分がニコチンだ。

ニコチンは中枢・末梢神経を興奮させたり、麻痺させたりして、心を落ち着かせる効果がある。しかし、毒性は青酸カリ並みに強く、仮に幼児がタバコを2本食べれば死亡してしまうほど。また、脳内の快感に関わる神経を刺激するために、依存症を引き起こしやすい。

よく、タバコの発がん性がいわれるが、これはおもに、紙巻タバコなどに含まれるタールによるもの。ニコチン自体には発がん性はないものの、ニコチンが体内で代謝されると、発がん性のある物質に変わる。

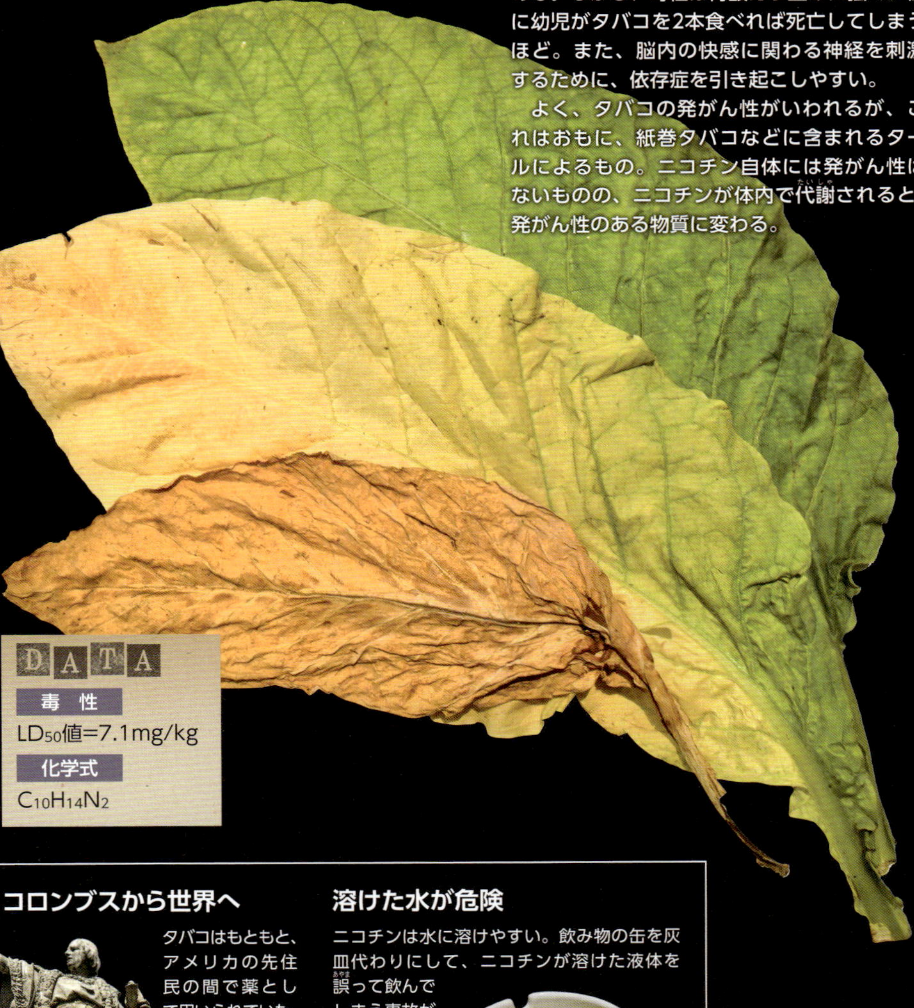

天然有機化合物

DATA

毒性

LD_{50}値=7.1mg/kg

化学式

$C_{10}H_{14}N_2$

コロンブスから世界へ

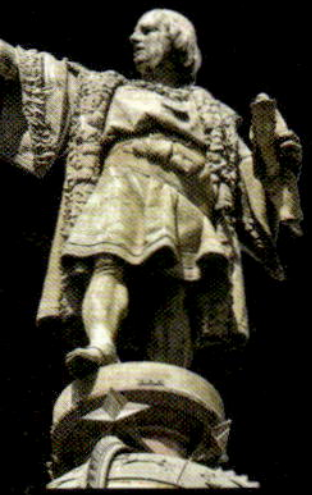

タバコはもともと、アメリカの先住民の間で薬として用いられていた。これがコロンブスによってヨーロッパに持ち帰られ、世界中に広がっていった。

溶けた水が危険

ニコチンは水に溶けやすい。飲み物の缶を灰皿代わりにして、ニコチンが溶けた液体を誤って飲んでしまう事故が多い。これはタバコを食べることにほぼ等しく、大変危険だ。

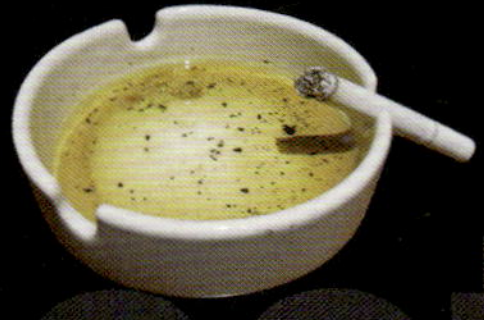

ボツリヌストキシン

Botulinum Toxin

DATA

毒性

LD_{50}値
=0.0000011mg/kg

化学式

$C_{6760}H_{10447}N_{1743}O_{2010}S_{32}$

地上最強の毒素

ハムやソーセージなどの加工食品の中で繁殖するボツリヌス菌から産生される毒素。地上最強の毒素として名高い。

非常に強い神経毒で、はじめは食中毒特有の吐き気や下痢の症状が出るが、やがて手足の筋肉が麻痺して呼吸困難に陥る。致死率は細菌による食中毒の中でも最も高い。

CDC / Courtesy of Larry Stauffer, Oregon State Public Health Laboratory

ベロトキシン

Verotoxin

O-157の毒素

O-157などが産生する毒素。O-157は家畜の腸管にいる細菌で、それらの糞便に汚染された食品や水を摂取することで体内に入り込む。赤血球や腎臓の尿細管細胞を破壊して、溶血性尿毒症症候群を引き起こす。重症の場合、合併症を起こして死に至ることもある。感染力が非常に強く、被感染者の隔離など二次感染の予防が不可欠となる。

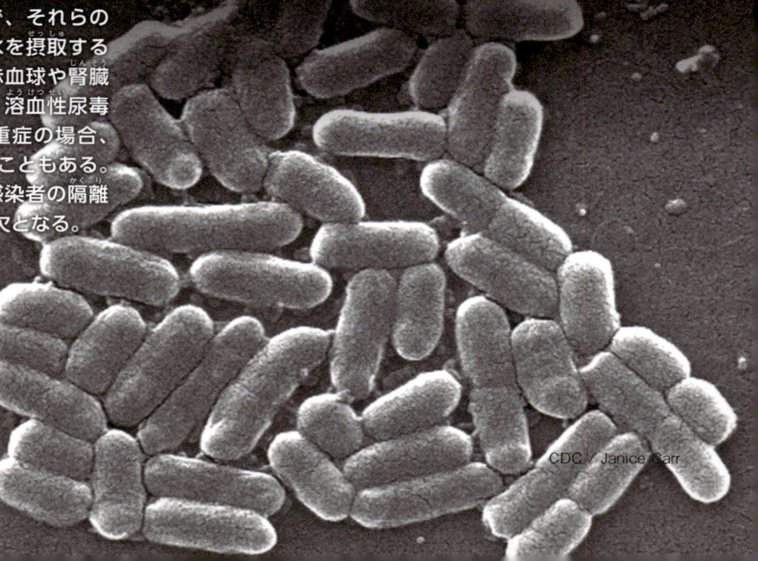

DATA

毒性

LD_{50}値=0.001mg/kg

化学式

——

CDC / Janice Carr

体液を著しく奪うコレラ

コレラ菌が産生し、コレラを発症させる毒素。コレラ菌は口から入って感染する細菌で、潜伏期間は1〜3日。突然発症して嘔吐し、米のとぎ汁のような下痢が1日に10Lも出る。かつては、これにより体が水分を吸収できなくなり、脱水症状になって死ぬことが多かったが、現在は点滴による補液が可能なので、死亡率も大幅に下がった。

コレラトキシン

Cholera Toxin

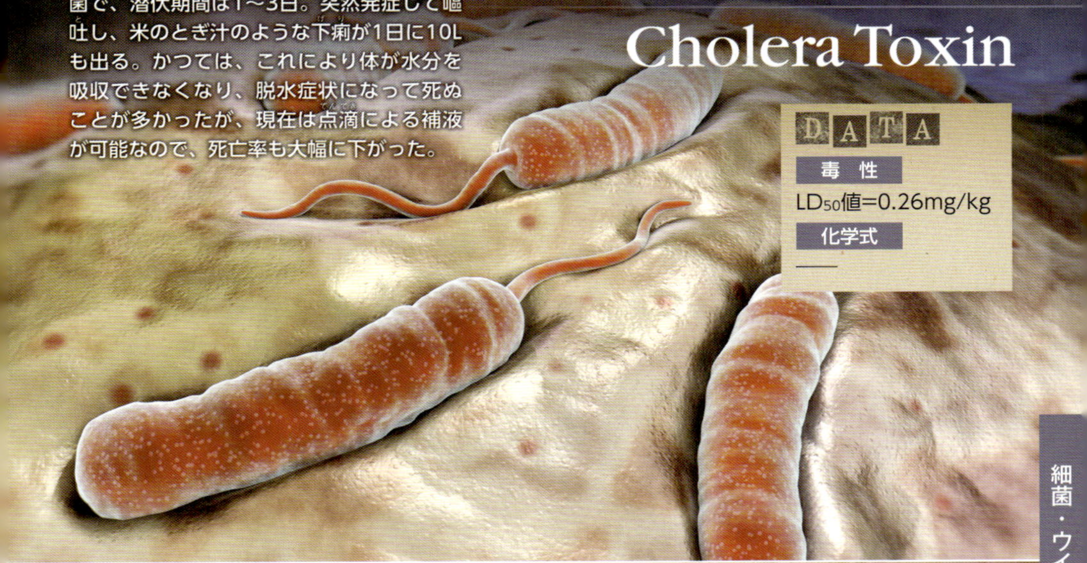

DATA

毒性

LD50値=0.26mg/kg

化学式

——

致死率の高い伝染病

エボラウイルスによる感染症はエボラ出血熱と呼ばれ、2014年にはギニアをはじめとする西アフリカで大流行した。ウイルスに感染すると、突然の発熱、頭痛、倦怠感に見舞われ、続いて嘔吐、出血などの症状が現れる。現時点では、エボラ出血熱に対するワクチンはないため、症状に応じた対症療法が取られている。

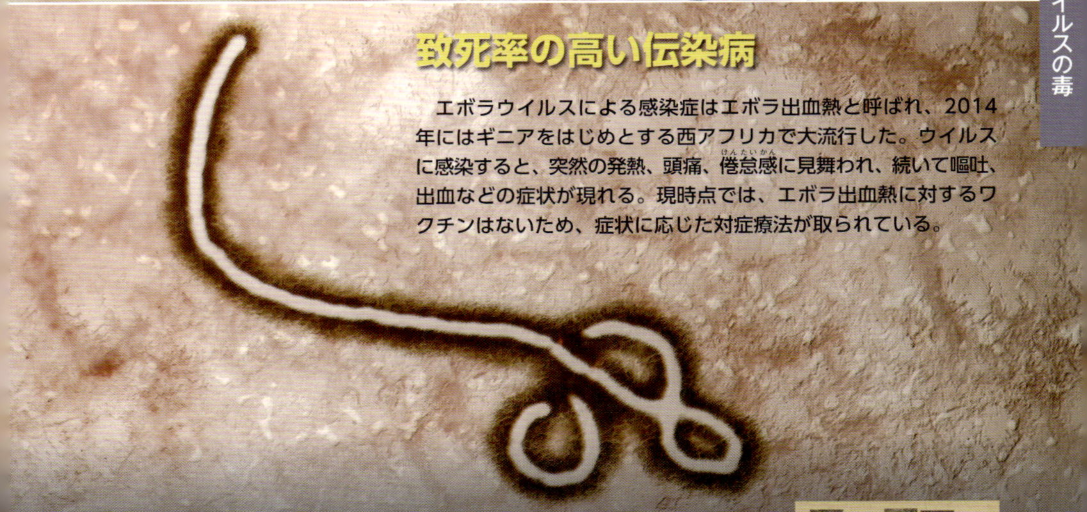

エボラウイルス

Ebola Virus

DATA

毒性

LD50値= ——

化学式

——

毒と薬を理解するための 化学式の読み方

毒や薬は、いくつもの物質が複雑に結合してできたもの。名前や言葉だけでは実態がわからないこともある。だが、化学式を知れば、その物質の実態が一目でわかる。

原子の結合を表す「分子式」「構造式」

あらゆる物質は、110種類あまりの原子が様々な組み合わせで結合して形成されている。原子の種類をアルファベットで示したものを「元素記号」といい、物質はこれらを組み合わせた化学式によって表すことができる。化学式は、表したい物質の形態や用途によって種々の形式が使用される。

複数の原子が集まって結合し、分子と呼ばれる小さい単位をつくる。ひとつの分子中に含まれる元素の種類と数を表す式を「分子式」という。そして、分子中の原子がどのように結合しているのかを表すのが「構造式」だ。原子と原子は、互いに手を出し合って結びついている。構造式では、この結びつきを短い線（価標）で表す。その手の本数は、炭素は4本、水素は1本というように原子ごとに決まっている。

◆分子式の表し方

数を表す

メタン＝

CH_4

炭素（C）が1つ　水素（H）が4つ

分子式は物質を構成するそれぞれの元素の数を表す。ひとつの場合は数字を省略。

例えばメタンは、ひとつの炭素（C）から伸びた4本の手に、4つの水素（H）による計4本の手が結びついてできている。また、原子どうしが2本以上の手で結合することもある。このような場合には、構造式に二重線もしくは三重線で結合を記す。

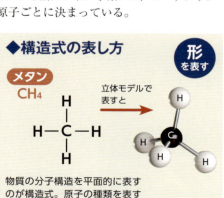

◆構造式の表し方

形を表す

メタン
CH_4

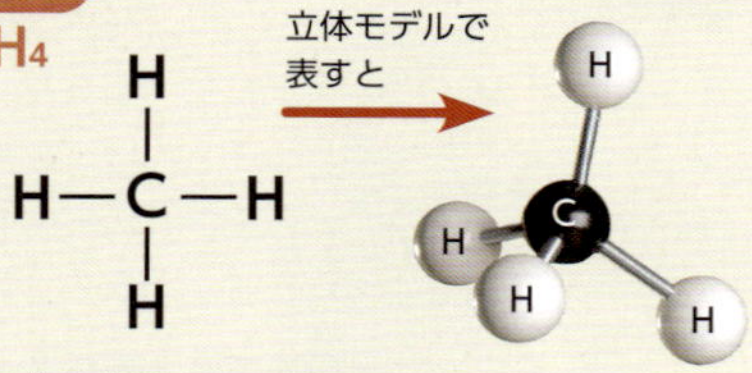

物質の分子構造を平面的に表すのが構造式。原子の種類を表す元素記号と、それらの結びつきを示す線（価標）で表される。

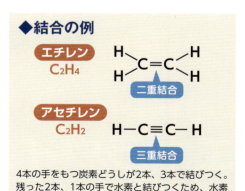

◆結合の例

エチレン
C_2H_4

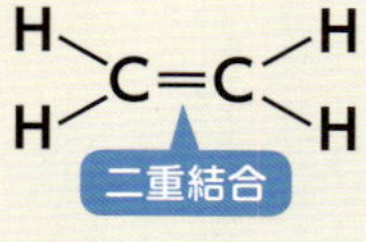

アセチレン
C_2H_2

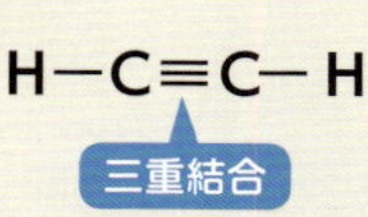

4本の手をもつ炭素どうしが2本、3本で結びつく。残った2本、1本の手で水素と結びつくため、水素の数が減る。

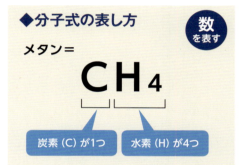

構造式の簡略化

構造式は物質の特性が一目でわかる。その一方で、分子が大きくなり、構成する原子の数が多くなると、構造式は複雑でわかりにくくなってくる。そこで、書き方を省略・簡略化した式がよく用いられる。

原子の集まりを「基(き)※」というブロックに分け、組み合わせて表したものを「示性(しせい)式」という。例えば、メタノールは「ヒドロキシ基（-OH）」と「メチル基（$-CH_3$）」の２つから成り立ち、「CH_3OH」と表される。示性式は分子式よりも詳しく、構造式よりも省略して、分子の構造を示す式といえる。構造式の一部を基で記す場合もある。

毒物の多くは有機物が結合した有機化合物で、ほとんどの場合、炭素（C）、水素（H）、酸素（O）、窒素（N）の4種類で構成される。中でも炭素と水素は基本骨格として頻繁(ひんぱん)に現れるため、有機化合物の構造式ではこの2つを省略して表すことも多い。大きい分子では下の図のように、炭素については「C」を書かずに結合を表す線のみが記され、水素については完全に省略される。

◆示性式の表し方

メタノール　分子式=CH_4O

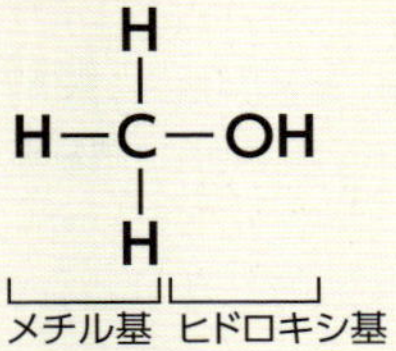

示性式　CH_3-OH

メチル基　ヒドロキシ基

このハイフンは省略することもある

分子式が、構成する原子の数のみを表すのに対し、示性式は、構造の実態を簡略に示す。

※一般に、化合反応時にひとまとまりになって行動する原子の集団を指す。

◆構造式の簡略化の例

ヘキサン　分子式=C_6H_{14}

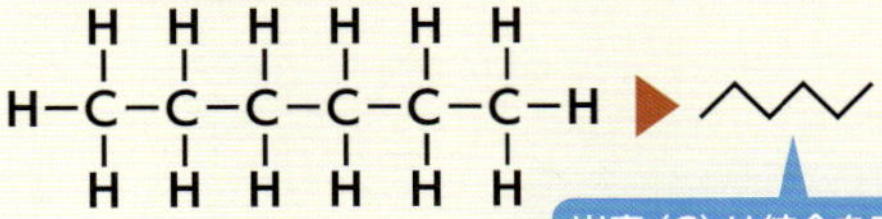

炭素（C）は結合を表す線のみ。水素（H）は完全に省略

酢酸エチル　分子式=$C_4H_8O_2$

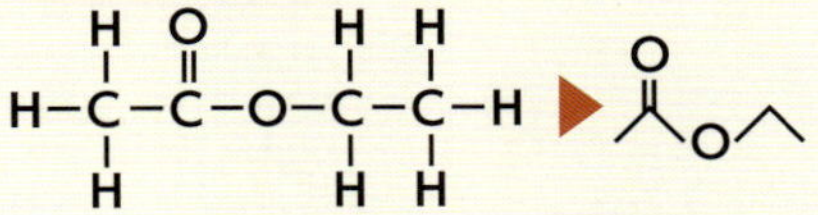

分子が大きくなると、構造式も複雑で大きくなる。そこで、分子の一部を「基」にまとめたり、炭素や水素を省略したりすることで、構造式を簡略化する。

ベンゼン　分子式=C_6H_6

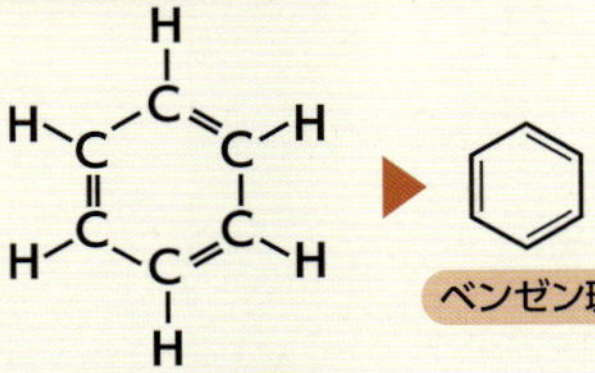

ベンゼン環

6角形の環状構造をもつものを「環」という。

フェノール　分子式=C_6H_6O

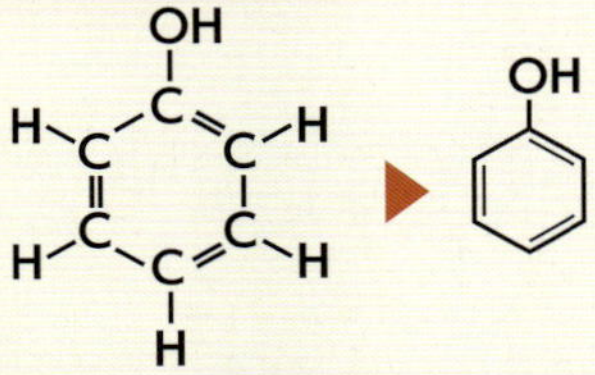

ベンゼン環の水素（H）のひとつをヒドロキシ基（-OH）に置き換えたもの。

立体的な配置の違いを表す場合

構造式はふつう、平面図で表されるが、立体的な配置の違いを表現しなければならないこともある。例えば、右の図の上側に示した2つの物質は、同じ構造式で書くことができるが、鏡写しになっていて、どの向きに回転させても重ね合わせることができない。つまり異なる構造をとっている別の物質といえる。このような関係を「光学（鏡像）異性体」といい、互いに異なる性質をもっていることもある。

これらを書き分けるために用いられるのが、くさび形の記号である。実線のくさび形（►）は紙面より手前側にあることを、破線のくさび形（⦙⦙⦙▸）は奥側にあることを示している。

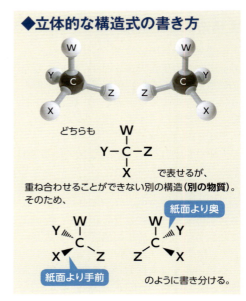

◆立体的な構造式の書き方

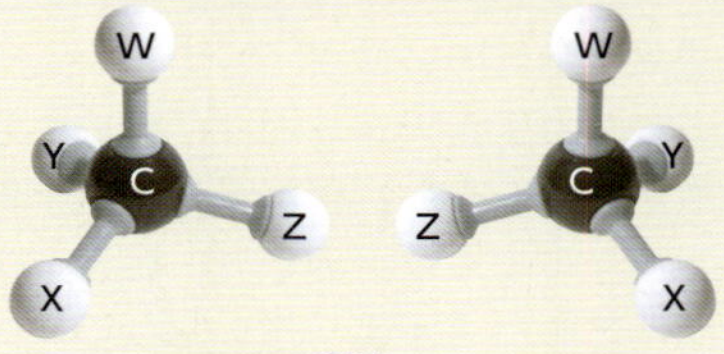

どちらも

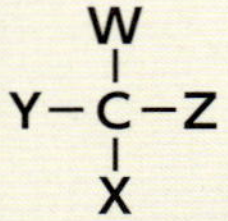

で表せるが、重ね合わせることができない別の構造（**別の物質**）。そのため、

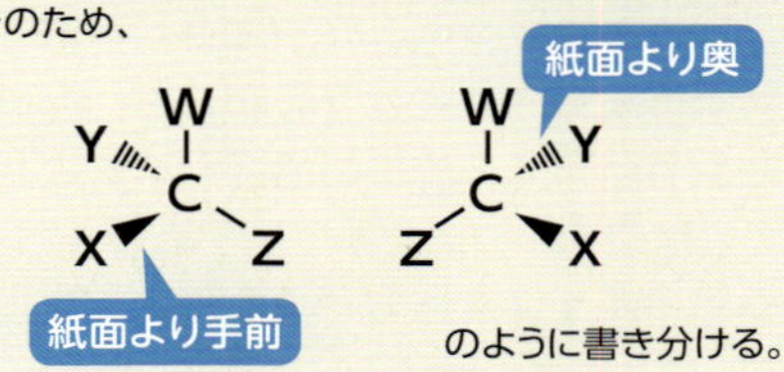

のように書き分ける。

◆光学（鏡像）異性体の例

乳酸 分子式＝$C_3H_6O_3$

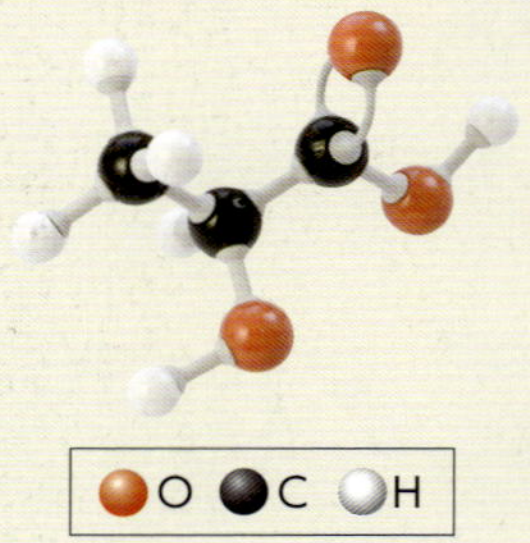

平面

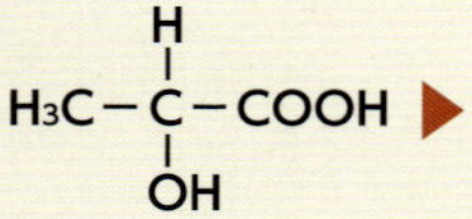

立体

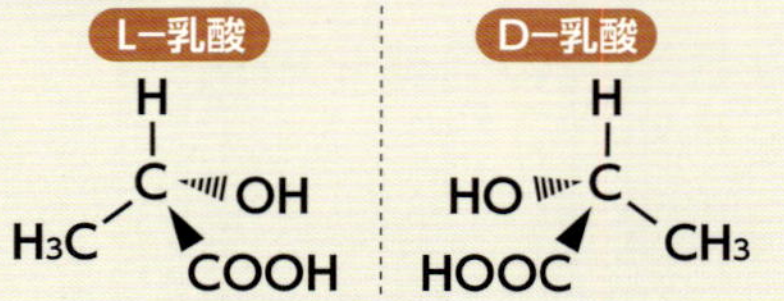

乳酸は「L−乳酸」と「D−乳酸」という光学異性体が存在する。これは分子式や平面の構造式では違いを書き分けられないので、構造式で立体の配置がわかるように書き分ける。

サリドマイド 分子式＝$C_{13}H_{10}N_2O_4$

（→p214）

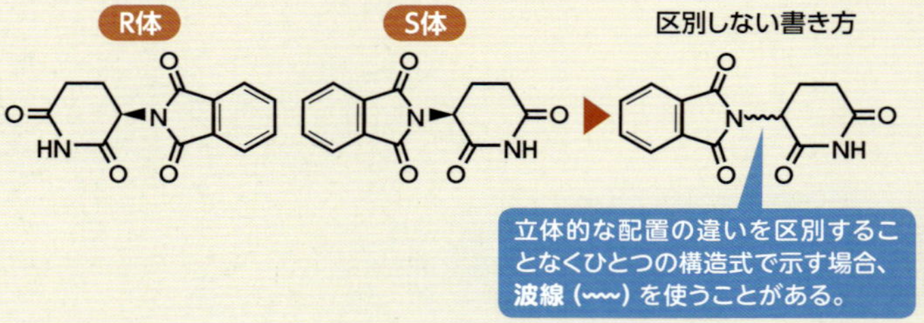

サリドマイドという薬は、薬の効果があるR体と、奇形を誘発する毒の性質をもつS体という光学異性体が存在する。R体だけを服用しても、体内でS体が生成されてしまう。光学異性体どうしは、物理的、化学的性質は同じだが、生体内での働きが異なることが多い。

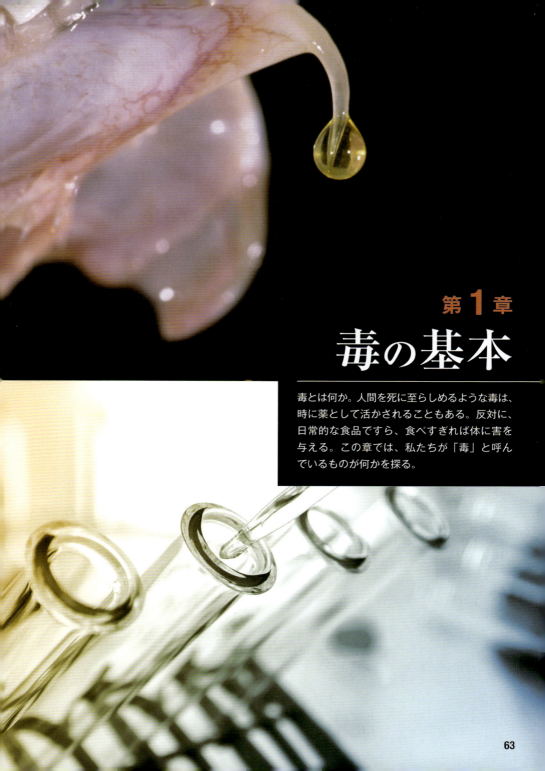

第1章

毒の基本

毒とは何か。人間を死に至らしめるような毒は、時に薬として活かされることもある。反対に、日常的な食品ですら、食べすぎれば体に害を与える。この章では、私たちが「毒」と呼んでいるものが何かを探る。

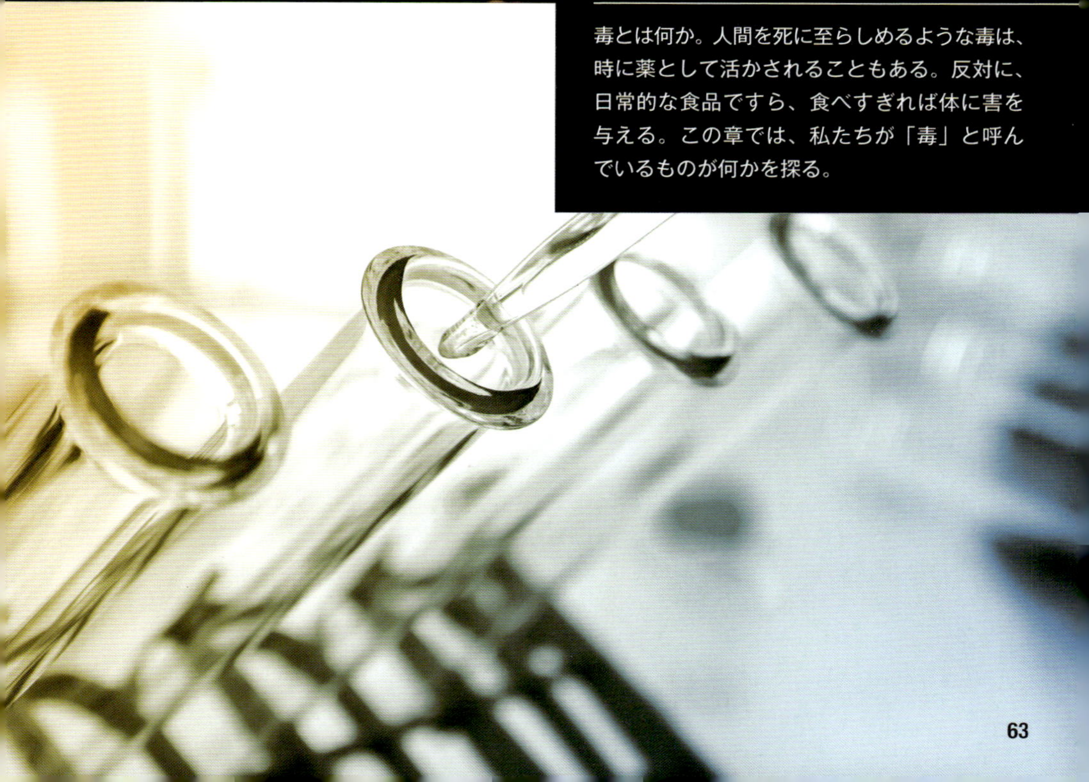

1章 毒とは何か

◆生物への作用で決まる毒と薬

ある物質が生物に与える作用が、好ましいものである場合、薬と呼ばれ、好ましくない場合に、毒と呼ばれる。同じ物質でも、用法や用量によって毒にも薬にもなり得る。

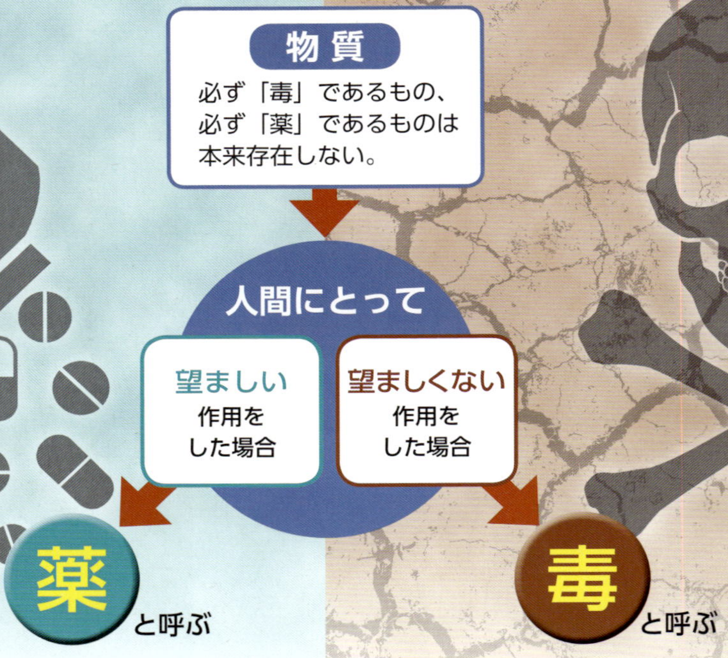

「毒」は人間の都合で決まる

毒は命を脅かすもの、薬は命を助けるもの……こうしたイメージは、人間の都合によってつくり出されたものだ。

生き物の体に何らかの作用を及ぼす物質を「生物活性物質」という。この作用が、人間にとって望ましい場合にはこれを「薬」と呼び、望ましくない場合には「毒」と呼んでいる。普遍的に毒であるもの、薬であるものはなく、使い方によってどちらにもなり得る。つまり、同じ物質でも使用量や使用方法によって、毒にも薬にもなるのだ。

また、人間にとっては薬となるものが、他の生物にとっては毒になることもある。例えば、抗生物質（→p114）は、病原菌やウイルスを殺したり機能を抑えたりする作用がある。そのため、感染症を治療する「薬」として用いられているが、病原菌やウイルスから見ればこれは「毒」である。農薬も、農作物を守る薬であると同時に、害虫や雑草を駆除する毒でもあるのだ。

このように、毒と薬は不可分な関係にある。毒を考えることは同時に、薬を考えることであり、薬について知るためにはまず、毒を知ることが必要であると言える。

毒は身近な存在

私たちの身近にあるものも、量や使い方次第で毒になったり薬になったりする。

例えば、コーヒーやお茶に含まれるカフェインは、医薬品としても利用されていて、適切に処方すれば眠気、倦怠感、頭痛に効果がある。しかし、過剰に摂取した場合には強い毒性を発揮し、死に至る危険性をはらんでいる。

また、サプリメントというと「体にいい」イメージがあるが、これらも過剰摂取は体に悪影響を及ぼすことがある。

一方で、恐ろしい中毒症状で知られる麻薬の中には、人の役に立つものもある。その代表がモルヒネ（→p138）だろう。激しい痛みをやわらげる薬として、医療に欠かせないものとなっている。

さらには「あらゆる物質は、多かれ少なかれ何かしらの毒性をもっている」という言い方もできる。つまり、日常的な食品ですら、使用量や使用方法次第で毒にも薬にもなる。例えば、私たちが生きていくために必要不可欠な水や食塩。これらも、一度に多く摂りすぎれば水中毒や食塩中毒を引き起こし、最悪の場合死に至る。

一方で、普段、私たちが薬以外のものとして扱っているものが、医薬品として利用されることもある。家庭においては、ショウガは食材として料理に用いられ、ミカンの皮はゴミとして捨てられるが、いずれも漢方では生姜や陳皮という名の生薬だ。

◆身の周りにある毒

私たちの身の周りには、毒にも薬にもなるものがたくさんある。「あらゆるものは、量や使い方によって、毒になったり薬になったりする」という考え方もできる。

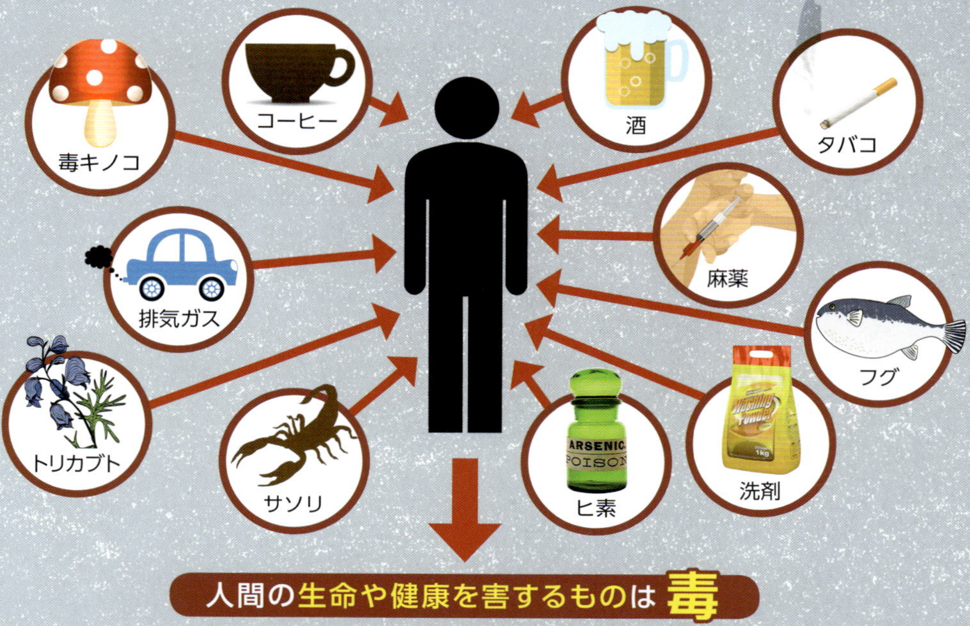

1章 毒と薬は表裏一体

◆毒と薬の両面をもつトリカブト

トリカブトは、猛毒の草として知られているが、根を乾燥させたものは「附子」と呼ばれ、漢方薬の材料としても用いられてきた。

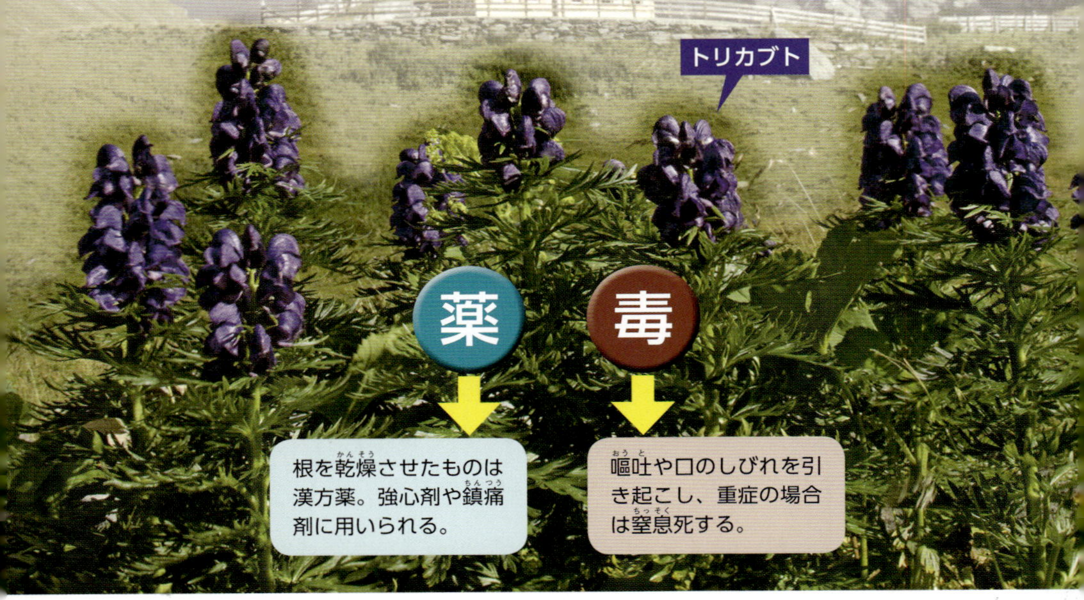
トリカブト
薬
毒
根を乾燥させたものは漢方薬。強心剤や鎮痛剤に用いられる。
嘔吐や口のしびれを引き起こし、重症の場合は窒息死する。

毒も薬も同じもの

「毒は体に悪いもの」「薬は体に良いもの」というイメージから、毒と薬は、対立する別々の存在であるように思われるかもしれない。しかし、実際には毒と薬は表裏一体で、使い方によってどちらにでもなり得る。猛毒として知られるものも、量を加減することで薬になることがあるし、逆に、現在薬として使用されているものも量や使い方を誤れば毒になる。

例えば、トリカブトは古来より猛毒の草として知られ、暗殺や狩りの矢毒などに使用されてきた。その一方で、根を乾燥させたものは「附子」と呼ばれ、漢方薬では心臓の働きを促す強心剤や、鎮痛剤としても用いられてきた。減毒処理をし、適切に使用すれば薬になるが、用量用法を誤れば嘔吐やしびれが生じ、窒息して死亡することもある。

また、薬として使用されるものの多くは、目的に沿った「主作用」に加え、「副作用」という目的以外の作用を持つ。この中には、好ましくない作用が含まれることもあり、薬の中の「毒」の作用とも言えるだろう。

主作用に対して副作用が少なく、適量を使えば人間の役に立つものは、薬として用いられる。一方で、副作用が主作用を上回ることもあるし、逆にその副作用を主作用とすることもある。要は、使い方なのだ。

◆毒にも薬にもなるもの

薬として使用されている物質も、使用量や使用方法を誤ると、重篤な副作用を示す「毒」になることがある。医師や薬剤師の指導のもと、適切に使用することが肝心だ。

物質名	薬	毒	含有あるいは関連する動植物
ボツリヌストキシン	筋弛緩や鎮痛の作用。	下痢や嘔吐、頭痛などを起こし、自律神経障害や四肢の麻痺に至る。	ボツリヌス菌
オセルタミビル（タミフル）	ウイルスの拡散と増殖を抑制し、インフルエンザに有効。	下痢や嘔吐の他、特に未成年者が異常行動を引き起こすとの指摘も（これには議論がある）。	トウシキミ
モルヒネ	痛みを大きく緩和させる。	身体的、精神的依存、耐性の他、嘔吐、便秘、眠気など。	ケシ（アヘン）
アセチルサリチル酸（アスピリン）	腫れや痛みの緩和、解熱。	腎臓や肝臓の働きを悪化させ、胃潰瘍の原因に。特に発疹や喘息の発作も引き起こす。	ヤナギ
ビンブラスチン	細胞分裂に際して働く微小管の形成を阻害し、がん細胞の分裂を妨げる。	神経障害、手足のしびれや感覚低下、排尿障害、便秘など。	ニチニチソウ
アトロピン	副交感神経を抑え、瞳孔を開く。弱視治療にも用いられる。	口の渇き、吐き気、頭痛など。	ベラドンナ
リシン	ヘルペスウイルスの発生率を抑える効果が認められる。	毒性が強く、タンパク質合成を停止させて死に至らしめる。	トウゴマ
ストリキニーネ	苦味によって唾液や胃液の分泌を促進させる胃腸薬として使われる。	中枢神経に作用し、痙攣から呼吸困難で死に至ることも。	マチン
アコニチン	漢方では強心剤や鎮痛剤として適量が用いられる。	激しい神経麻痺作用があり、世界各地で狩猟用の矢毒に用いられた。	トリカブト

毒とともに暮らす私たち

◆家の中の毒が潜む場所

私たちが暮らす家の中には、使い方を誤れば毒になり得るものが数多く存在する。人は毒を活かし、毒とともに生活しているのだ。

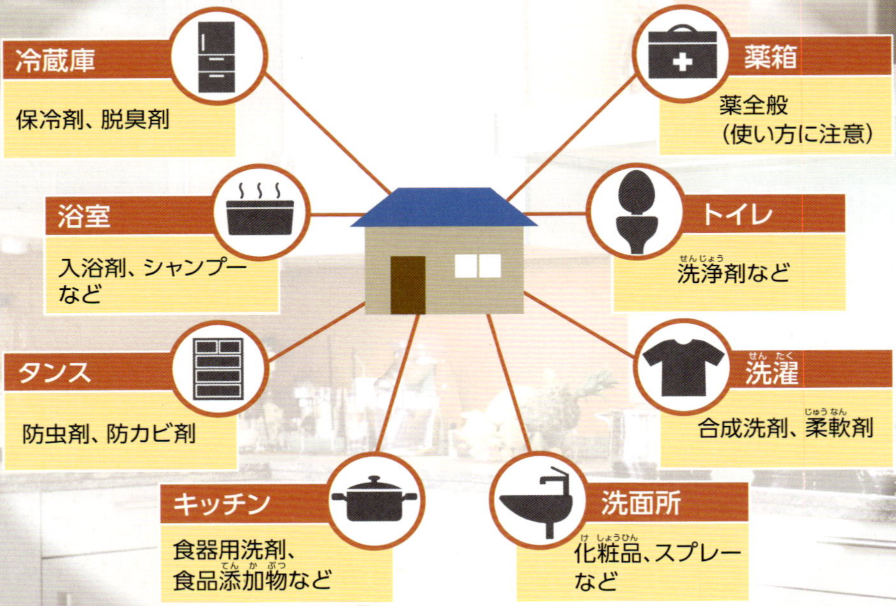

身近なものでも意外と危険

私たちは日頃、数々の日用品を便利に活用しながら生活している。しかし、これらの中には、使用方法を間違えると、私たちの体に害を与えるものがある。

例えば、洗剤やシャンプーなどに含まれる界面活性剤には、タンパク質を変性（構造変化）させて壊してしまう作用がある。そのため、誤飲によって消化管の粘膜を傷つけ、嘔吐や下痢などの症状を引き起こす。特に、柔軟仕上げ剤やリンス類の界面活性剤は、この性質が強く、注意が必要だ。

食品の近くにも、誤飲や誤食によって危害をもたらすものがある。例えば、のりやせんべいの乾燥剤として、袋の中に入っている生石灰は、水を加えると化学反応によって発熱し、強いアルカリ性を示すようになる。このため、口に入れると唾液の水分によって反応し、口の中にやけどや潰瘍を起こす危険性がある。他に、保冷剤に用いられるエチレングリコールも毒性をもつが、甘味があり、アイスキャンデーと間違えて誤食されやすい。

病気やけがを治すための医薬品も、使い方や量を誤れば中毒を引き起こす。医師・薬剤師の指導や、添付の注意書きに従って正しく服用することが肝要だ。

家庭から工場まで、毒を排出

今度は家の外側を見渡してみよう。ウッドデッキや木製フェンスに使用される塗料、防腐剤の中には、毒性をもつものがある。シロアリ駆除剤や、庭の手入れに使用される殺虫剤、除草剤などの家庭用農薬は、昆虫や雑草から見れば毒であるし、使い方を誤れば私たち自身にも危害を及ぼし得る。

また、スイセンやスズラン、アマリリスなどの植物は、しばしば観賞用として栽培されるが、毒性が強い。これらを子どもが誤って口に入れたり、スイセンをニラと誤って食用したりして、食中毒を引き起こした事例もある。

さらに、環境全体を見渡すと、私たちは様々なかたちで毒を排出している。工場から出るガスや排水に含まれる化学物質は、そのまま環境中に垂れ流されれば、空気や水、土壌を汚染する。また、農地や水田、ゴルフ場などで使用される農薬の中には、使い方を誤れば環境に大きな負荷を与えるものや、かつて深刻な被害をもたらしたものもある。

このような、人の社会・経済活動によって発生した被害は公害と呼ばれて問題視されてきた。近年では、法律によって厳しく規制され、ずいぶんと改善されつつある。

◆環境に潜む毒

家の周りや環境中にも、様々な毒が存在している。これらは、私たちの健康を脅かすだけでなく、環境にも多大な負荷を与える可能性がある。

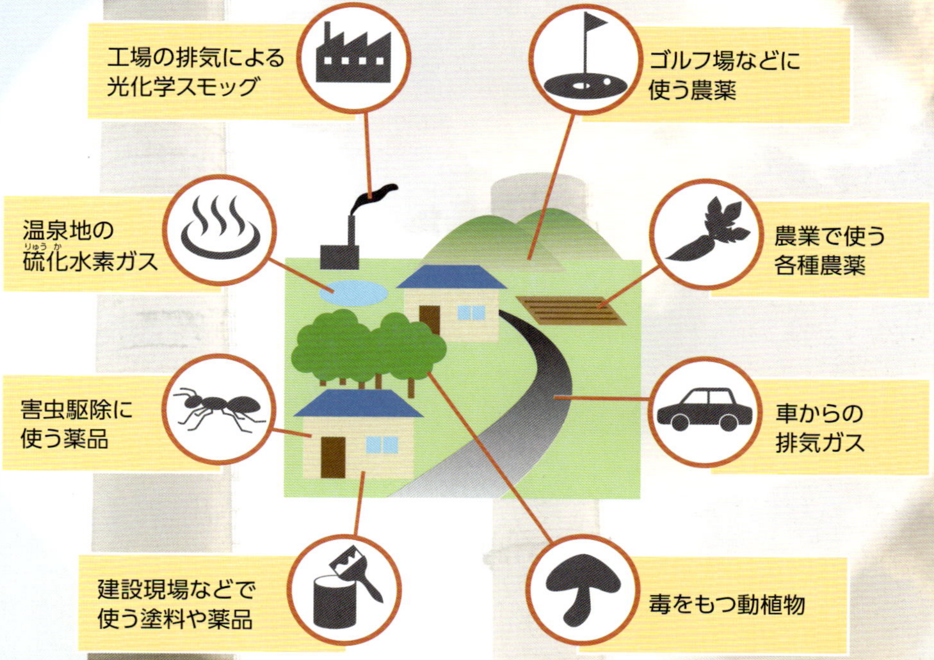
工場の排気による
光化学スモッグ
ゴルフ場などに
使う農薬
温泉地の
硫化水素ガス
農業で使う
各種農薬
害虫駆除に
使う薬品
車からの
排気ガス
建設現場などで
使う塗料や薬品
毒をもつ動植物

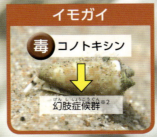

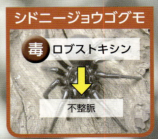

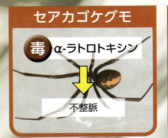

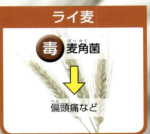

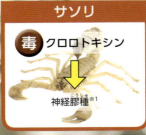

1章 毒を薬として活かす

あの薬も毒からできた

毒は、使い方次第で薬にもなる。そのため、人類はかつて毒として知られていたものを薬へと応用してきた。

例えば、南米で狩りに用いられてきた「クラーレ」は強力な矢毒で、これを矢に塗りつけて動物を射ると、たちどころに動きを止め、絶命させる。後の研究によって、この矢毒に含まれる成分のうち「C-クラリン」と「C-トキシフェリン」に、筋肉の収縮を抑える作用があることがわかり、その化学構造の一部を変化させた化合物（誘導体）が筋弛緩剤として医療の現場で用いられるようになる。おもに、全身麻酔による手術の際などに使用され、余計な筋肉の硬直や痙攣を防ぎ、よりスムーズに手術が行えるようになった。

また、イモガイという貝にはコノキトシンと呼ばれる毒素が含まれているが、これには強力な鎮痛作用がある。その効果はモルヒネの1千倍とも1万倍ともいわれ、モルヒネでも効果の薄いような激しい痛みに対しても効果を上げている。イモガイはなんと、約200種類もの毒物を含み、しかもイモガイの仲間は500種類近く存在するため、毒物の宝庫といわれている。ここからまた、新しい薬が発見されるかもしれない。

抗生物質（→p114）もまた、毒による薬のひとつだ。抗生物質は、微生物が他の微生物の機能や増殖を抑えるためにつくり出す毒の一種である。私たちは多数の抗生物

◆新しい治療薬となる可能性のある毒

自然界に存在する毒を、薬として利用しようという試みは現在でも行われている。未だ治療が困難な病気の新たな治療薬として、様々な毒の応用が期待されている。

ヤドクガエル

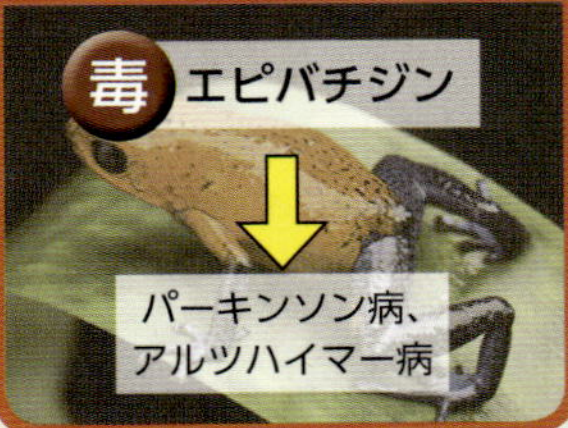
毒 エピバチジン
パーキンソン病、
アルツハイマー病

セアカゴケグモ

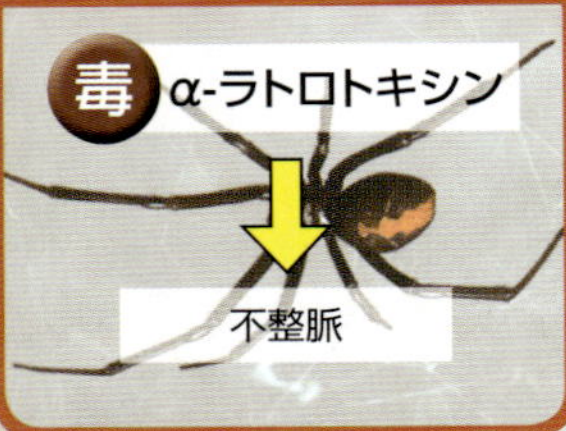
毒 α-ラトロトキシン
不整脈

ライ麦

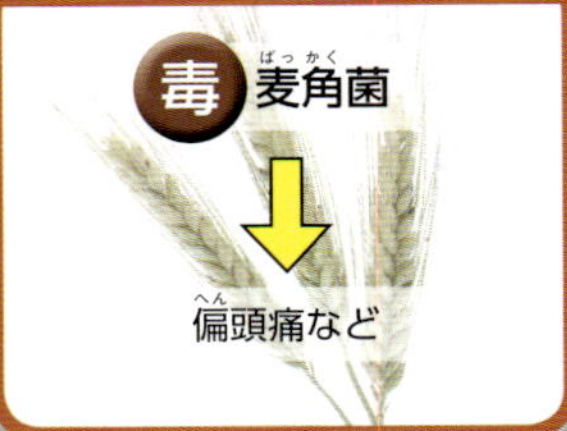
毒 麦角菌
偏頭痛など

サソリ

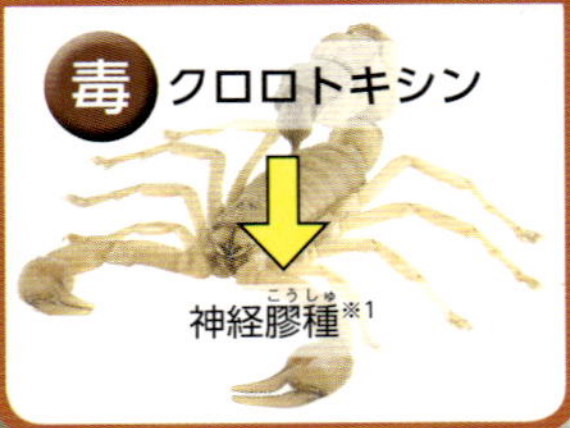
毒 クロロトキシン
神経膠種※1

イモガイ

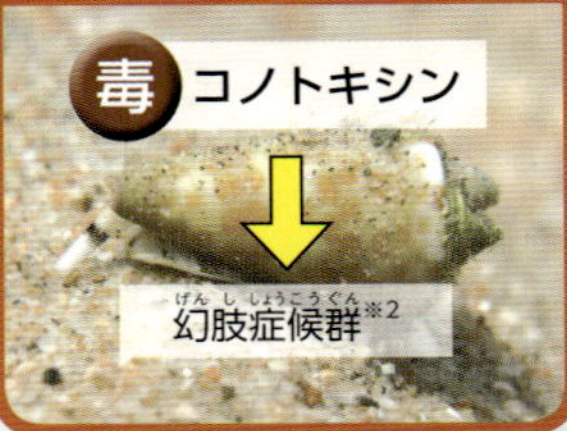
毒 コノトキシン
幻肢症候群※2

シドニージョウゴグモ

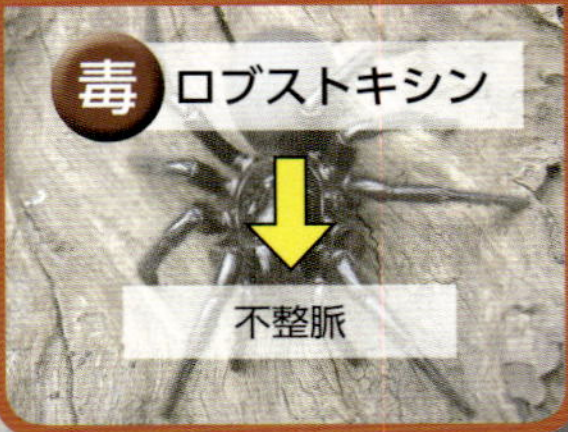
毒 ロブストキシン
不整脈

※1：脳腫瘍の一種　※2：足を切断した患者が、あるはずのない足の痛みを感じるような症状

質の中から、ある種の病原菌にとっては毒性を示すが、人間に対しては毒性の低いものを見つけ出し、薬として活用しているのだ。

毒を体に入れるワクチン

人類の歴史は、感染症との戦いの歴史でもある。ワクチンは、インフルエンザをはじめとする様々な感染症の予防や軽症化に効果があり、人類にとって、もはやなくてはならない強力な武器である。

ワクチンは、毒を体に入れることで毒を制する医薬品と言えるだろう。もともと生き物の体には免疫といって、外部から侵入してきた細菌やウイルスに対抗するしくみがある。その中で重要な働きをしているのが「抗体」だ。抗体は病原体に結びついて、攻撃の目印となる。初めて病原体に感染したときには、抗体の産生が間に合わず、病気を発症してしまうことがある。しかし、その際に、この時感染した病原体の情報が体に記憶されるため、再び同じ病原体が侵入してきた際には、素早く抗体がつくり出され、感染を防いだり症状を軽度に抑えたりするのだ。例えば、一度はしかにかかると、その後ははしかにかかりにくくなるのはこのためだ。

ワクチンはこの現象を利用して、あらかじめ毒性を弱めたりなくしたりした病原体を体に入れることで、その病原体の抗体を体に記憶させ、感染症を予防・軽減する。

◆インフルエンザワクチンのできるまで

ウイルスを増殖させやすい生きた細胞として、大量に入手しやすい鶏卵を使用する。得られたウイルスは、加熱などの不活化処理を行い、感染性を失わせてからワクチンとして用いられる。

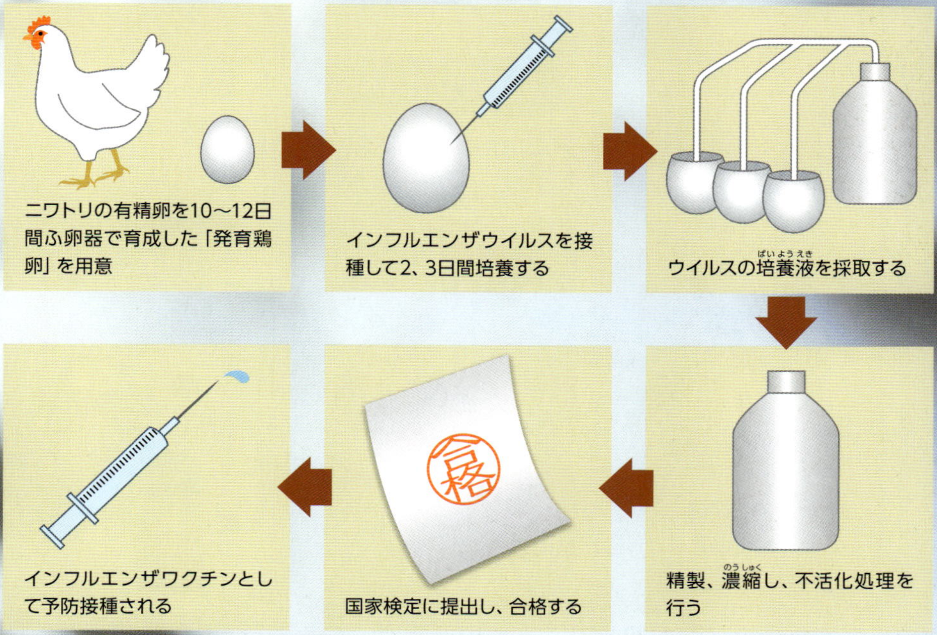
ニワトリの有精卵を10～12日間ふ卵器で育成した「発育鶏卵」を用意
インフルエンザウイルスを接種して2、3日間培養する
ウイルスの培養液を採取する
精製、濃縮し、不活化処理を行う
合格
国家検定に提出し、合格する
インフルエンザワクチンとして予防接種される

毒の分類① 由来

毒の由来による分類

毒は、自然界にもともと存在する「天然毒」と、人間の手が加わってつくり出された「人工毒」とに分けられる。天然毒はさらに、何に由来するかによって、植物毒、動物毒、微生物毒、鉱物毒に分類できる。ただし毒キノコに含まれる毒は、正確には微生物による毒に分類されるが、食中毒の統計では便宜上、植物毒として扱われている。

人工毒の中には、塗料などに使われる有機溶剤のトルエンのように、工業の発展に伴い生み出された工業毒、塩素ガスやサリンのように兵器として使われる毒ガスなどがある。

日本語では、これらは全て「毒」という単語で呼ばれるが、英語ではその由来によって3種類の呼び方が使い分けられている。ポイズン（poison）は、天然毒、人工毒の全てを包括する総称。トキシン（toxin）は、動植物、微生物など生物由来の毒を指す単語で、日本語では「毒素」「生物毒」が近い。ヴェノム（venom）は、動物由来の毒のうち、特に毒ヘビやサソリ、ハチなどの毒腺などの器官をもった生物から分泌される毒液を表す。

◆英語の「毒」は3つに分類される

英語では、毒の総称がポイズン、そのうち生物由来のものをトキシン、さらに動物由来で毒腺から分泌されるものをヴェノムと呼ぶ。

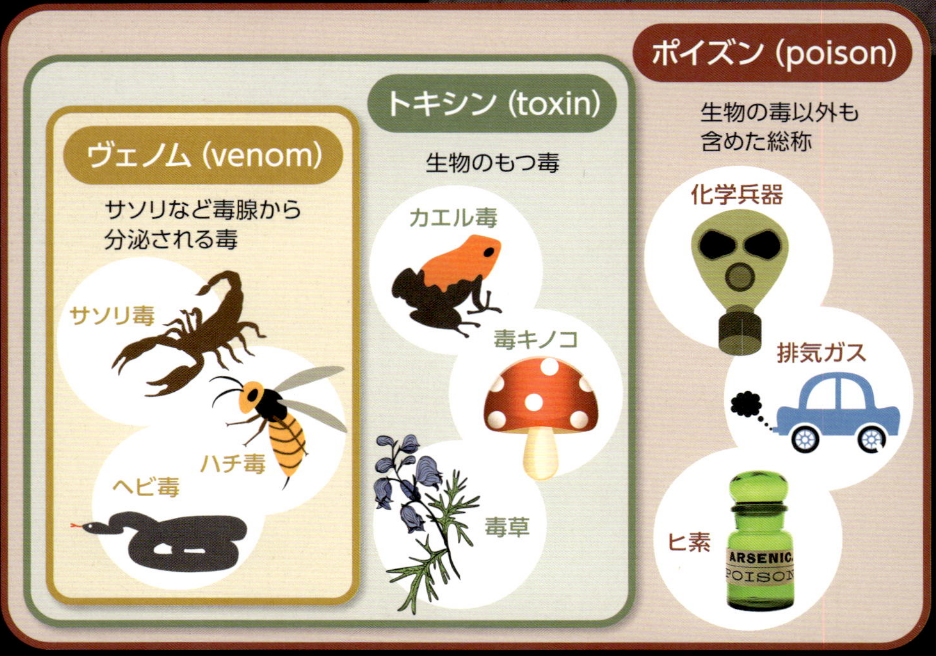

◆天然毒と人工毒

毒は、自然界から生み出された天然毒と、人工的に作られた人工毒に大別される。また、それらが何を出どころとするかによって、さらに詳しく分類することができる。

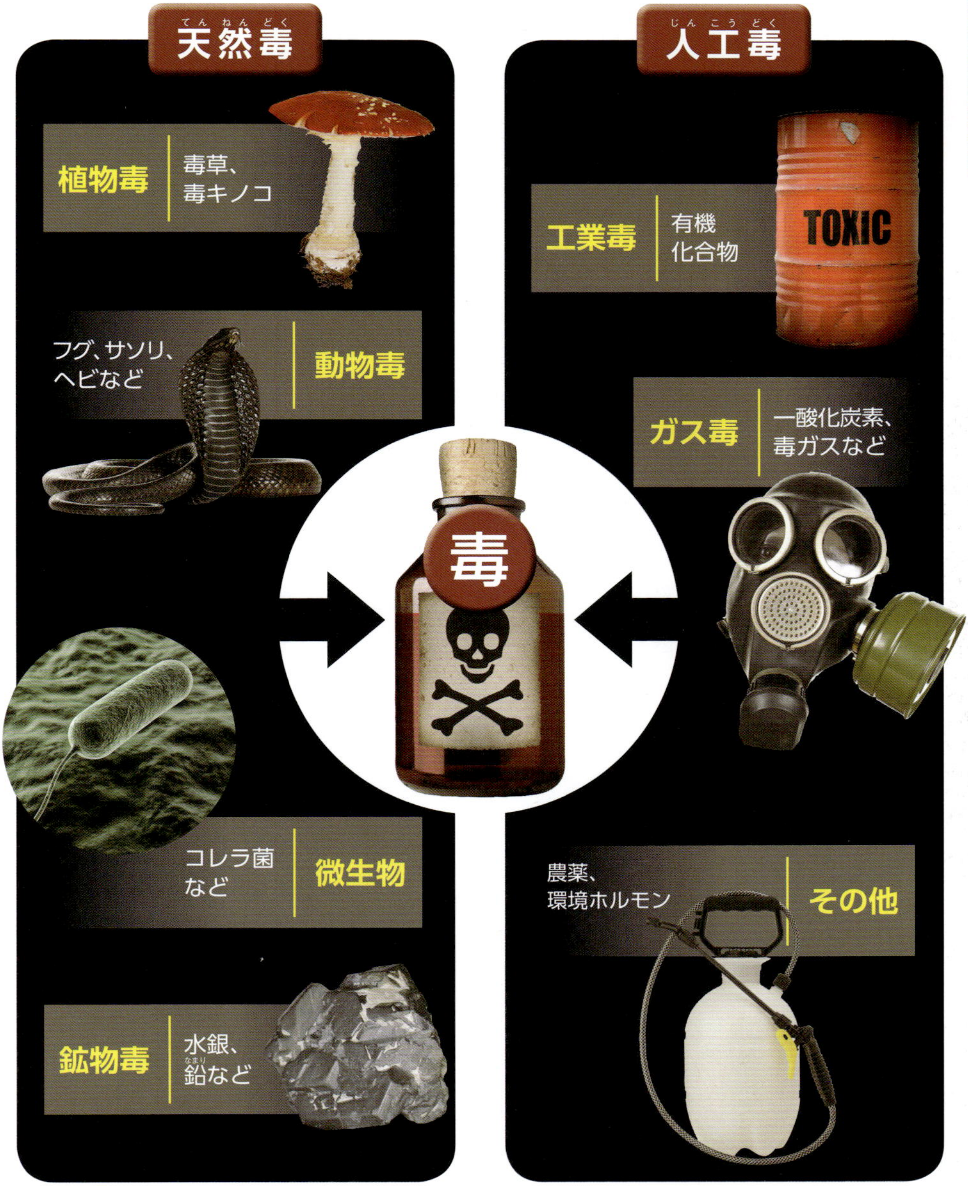

天然毒
植物毒
毒草、毒キノコ
動物毒
フグ、サソリ、ヘビなど
微生物
コレラ菌など
鉱物毒
水銀、鉛など
人工毒
工業毒
有機化合物
TOXIC
ガス毒
一酸化炭素、毒ガスなど
その他
農薬、環境ホルモン
毒

毒の分類② 作用

作用部位や時間による分類も

毒がどのように生体に作用するかによっても、毒を分類することができる。分類方法はいくつもあり、例えば、体を構成するシステムのどこに作用するかに着目すると、神経系にダメージを与えて麻痺や錯乱をもたらす「神経毒」、血液や血管に働きかけて出血や貧血を起こす「血液毒」、細胞膜や細胞内の酵素に作用して細胞の正常な働きを阻害する「細胞毒」の3つに分けられる。毒性が現れる部位が特定の臓器に集中する場合には、心臓毒、肝臓毒、腎臓毒といった呼び方もある。

作用が現れるまでの時間で分けることもある。作用が速やかに現れるものを「急性毒」、長期にわたる摂取で徐々に影響が出るものを「慢性毒」という。さらに、毒と接触してすぐには症状が現れず、接触をやめてから時間が経って発症するものを「遅延毒」と呼ぶ。例えば、アスベストは、吸入してから数十年の潜伏期間を経て、肺がんなどを引き起こす。また、サリドマイド（→p214）という睡眠薬には胎児に奇形を

◆神経毒、血液毒、細胞毒による分類

毒が、体内のどのシステムに作用して毒性を示すのかに着目すると、大きく3つに分類することができる。

	作用	種類
神経毒	神経系にダメージを与え、体内の情報伝達を阻害し、麻痺症状や精神錯乱をもたらす。筋肉を動かす信号が正常に伝わらなくなるため、痙攣や呼吸困難、心不全などを引き起こす。	フグの毒、コブラの毒、サソリの毒、ワライタケの毒、テングタケの毒、タバコなど 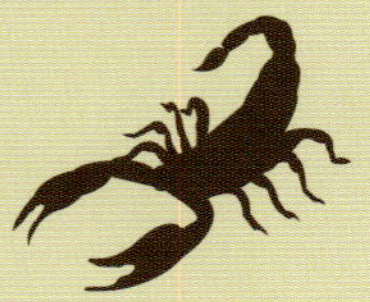
血液毒	赤血球などの血液中の成分を破壊したり、毛細血管の壁を溶かしたりする。皮下出血によって激しい痛みや吐き気、腫れが引き起こされるほか、出血が続けば死に至る危険性もある。	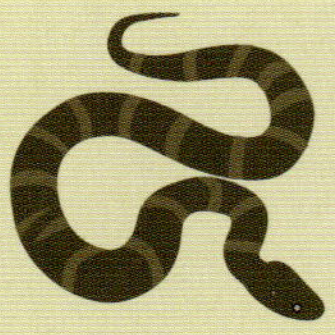 マムシやハブの毒
細胞毒	細胞膜を破壊したり、細胞内の酵素を阻害したりすることで、細胞の正常な働きを妨げる。また、DNAの遺伝情報を狂わせて、がんや奇形の発生を引き起こすものもある。	発がん性物質、サリドマイド、有機水銀など 

引き起こす作用があり、摂取した本人ではなく、その後に生まれてくる子どもに影響を及ぼすため、遅延毒に分類される。

ただし、どの視点によっても、毒を明確に分類することは困難。これは、毒が生体に及ぼす作用が複雑であるため、ひとつの毒物が、複数の分類に属することがあり得るからだ。摂取方法や量によって作用のしかたが異なるものも多い。例えば、ベンゼンを大量に吸い込めば、中枢神経に作用し、急性毒性を示す。一方で、ベンゼンが少量混じった空気を数か月にわたって吸い続ければ、慢性毒性によって骨髄が損傷を受け、白血病を起こしやすくなる。

◆急性毒と慢性毒

毒物が、すぐに作用するのか、長期間少しずつ摂取することによって影響を及ぼすのか、という違いによって分類できる。

急性毒

短期間のうちに体内に入り、すぐさま作用し、毒性を示す場合を指す。サリンのような神経毒や、ジギタリス毒のような心臓毒などがこれに含まれる。

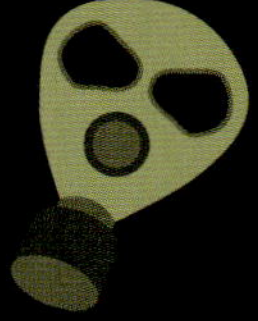

慢性毒

長期間にわたり摂取し続けることで、徐々に体に影響を及ぼし、毒性を示す場合を指す。発がん性物質や肝機能障害を引き起こす薬剤などがこれに該当する。

◆可逆性毒と不可逆性毒

一時的に作用し、もとの健康な状態に戻る場合を可逆性毒という。一方、死亡したり後遺症が残ったりするものを不可逆性毒という。

可逆性毒

状態が戻るもの

不可逆性毒

後遺症が残るもの、
または死亡

◆全身毒と局所毒

毒物と触れた部分だけに毒性が現れるものを局所毒、そこから全身に運ばれて影響を及ぼすものを全身毒という。

全身毒

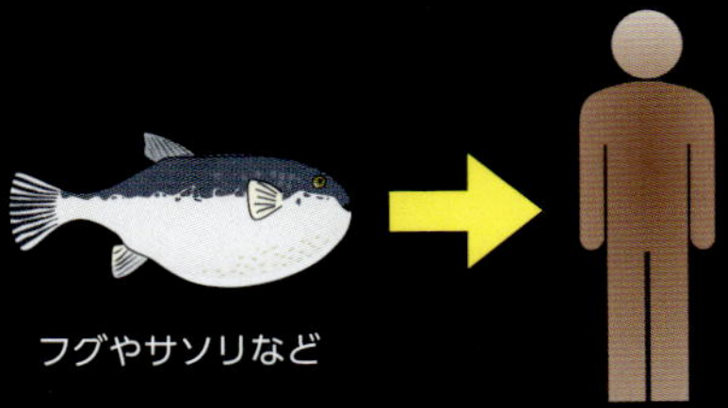

フグやサソリなど

局所毒

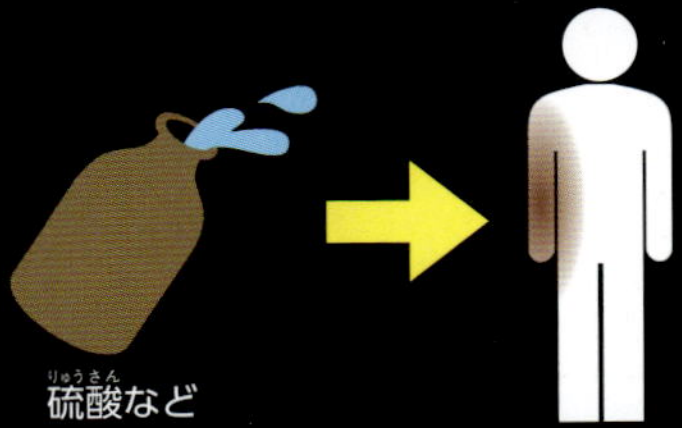

硫酸など

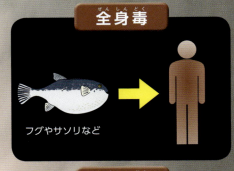

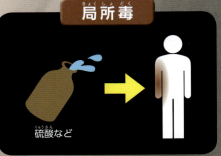

毒の分類③　化学的性質

毒の多くは化合物

毒を化学的性質によって分類する場合、まず有機化合物と無機化合物、重金属に大きく分けられる。化合物とは、2種類以上の元素が結びついてできた物質で、炭素原子による基本骨格をもつものを有機化合物、それ以外のものを無機化合物と呼んでいる。毒は一部の重金属を除いて、ほとんどが化合物である。

有機化合物は窒素を含むものと含まないものとに大別され、窒素を含む有機化合物はさらにアルカロイド、アミノ酸／ペプチド／タンパク質、核酸（DNAやRNAなど）の3つに分けられる。

アルカロイドには、生命活動に何らかの働きかけをする「生物活性」があるものが多く、毒も多い。有毒な有機化合物のほとんどはこれに属する。アルカロイドはもともと、窒素原子を含み塩基性（アルカリ性とほぼ同義）を示す有機化合物の総称だったが、中性や弱酸性のものも一部含まれる。また、現在ではアルカロイドに似た構造を持つ合成化合物も、アルカロイドと呼ばれている。極めて雑多な集まりであるため、分類するのが難しい。現在までに約3万種類が報告されていて、モルヒネやカフェインなどもこれに含まれる。

◆化学的な毒の分類

毒は一部の重金属を除いてほとんどが化合物で、様々な原子が組み合わさって毒性が現れる。天然・有機化合物はさらに窒素の有無で細分化される。

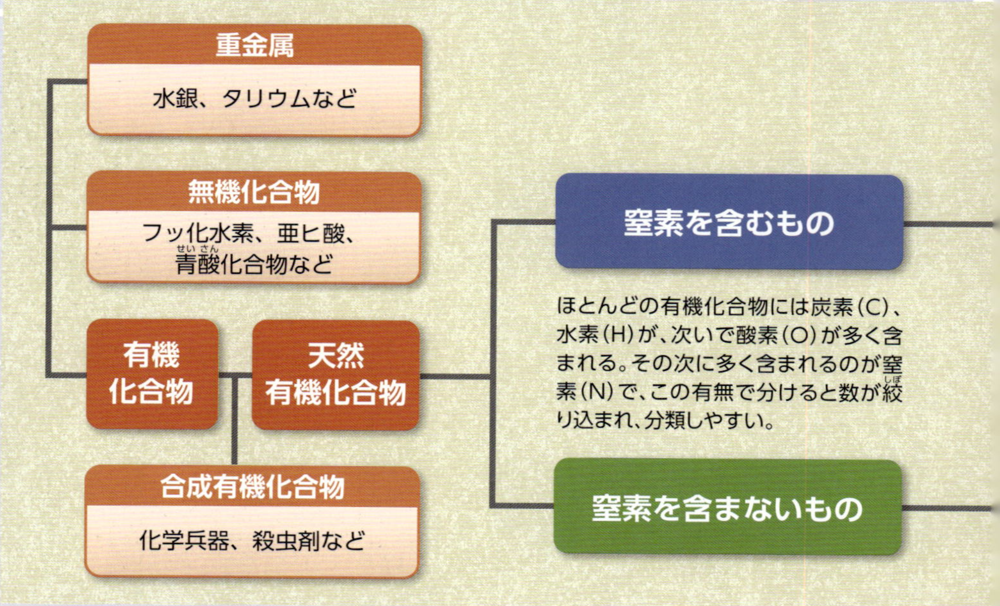

法規による毒の分類

法律によって定められた分類もある。法律上、化学物質は「医薬品」「医薬部外品」「医薬用外化学物質」の3つに分類される。このうち医薬部外品は「人体に対する作用が緩和なもの」と定義されているため、毒には該当しない。

医薬品は毒性の程度によって毒薬、劇薬が規定されている。医薬用外化学物質は、「特定毒物」「毒物」「劇物」「普通物」に分類され、普通物以外の3つは「毒物及び劇物取締法」の規制を受ける。いずれの法律もラベルの表示方法や保管方法、届け出などが定められている。判定基準はおおむねLD_{50}値（→p78）を用いており、経口投与の場合、毒薬・毒物では50mg/kg以下、劇薬・劇物では300mg/kg以下が基準値となる。

この値は投与方法によっても異なる。また、実際の事故例や社会的影響の大小も勘案される。

毒薬の容器には、黒地のラベルに白枠、白抜きの字で薬品名と「毒」を記載する。

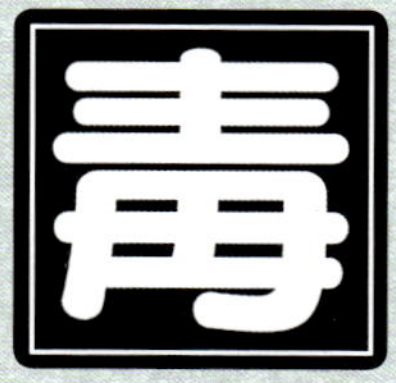

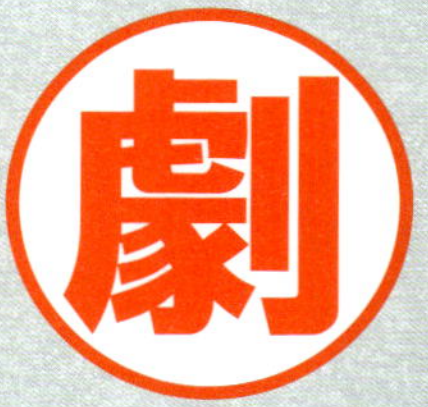

劇薬の容器には、白地のラベルに赤枠、赤字で薬品名と「劇」を記載する。

物質の構造に応じて3つに分かれる

- **アルカロイド**
  トリカブト毒、フグ毒など
- **アミノ酸、タンパク質、ペプチド**
  ヘビ毒、ハチ毒など
- **核酸**
  DNAやRNAなど、動物の遺伝情報の伝達に関わる化合物

配糖体（糖類が結合した有機化合物の一種）、脂質など

アルカロイドとは…？

●窒素を含む有機化合物
もともとは、窒素原子を含み塩基性を示す有機化合物の総称。

●種類は3万以上
雑多で、様々な化学構造を持つため、すっきりと分類するのが難しい。

●意外と身近な化合物
ビタミンB1や、フグ毒のテトロドトキシン、タバコのニコチンなど。

毒の強さを測る

◆LD_{50}とは

毒性の強さを比較するための指標のひとつ。半数致死量の略で「その量を投与すると、実験動物の半数が死んでしまうと予測される値」のこと。

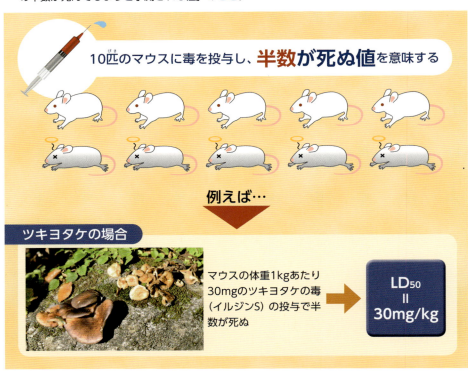

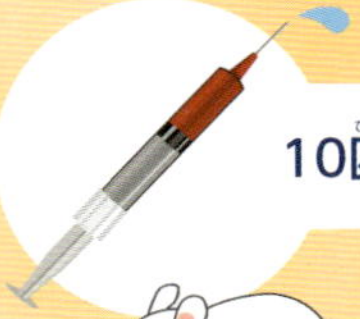

10匹のマウスに毒を投与し、**半数が死ぬ値**を意味する

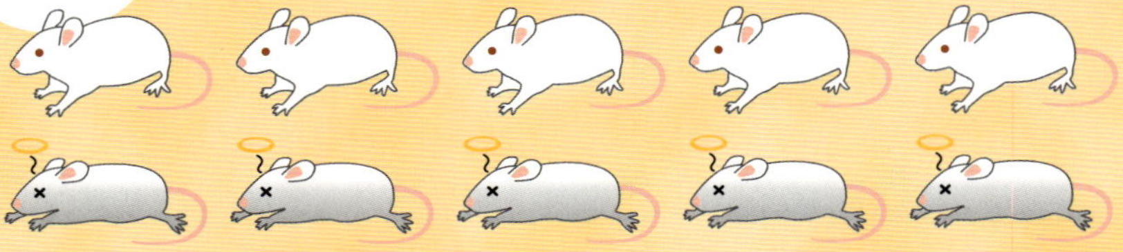

例えば…

ツキヨタケの場合

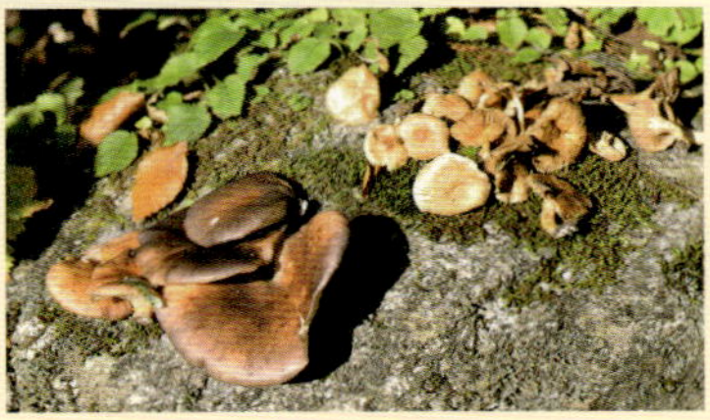

マウスの体重1kgあたり30mgのツキヨタケの毒（イルジンS）の投与で半数が死ぬ

→ LD_{50} = 30mg/kg

これを人間に置き換えると…

ツキヨタケの毒（イルジンS）の場合

LD_{50} = 30mg/kg →

体重60kgの人間なら

30mg × 60kg ＝1,800mg

1,800mgの投与で半数が死ぬと予想される

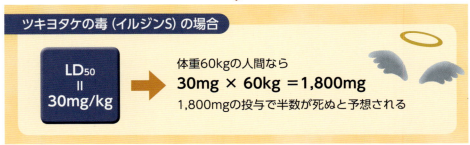

※致死量には誤差があるため数値はあくまでも目安。

半数が死ぬ量で数値化する

物質の危険性の表現で、よく「致死量」という言葉が使われる。"死に至る摂取量"の意味だが、実際には、毒の種類によっても、毒を投与する動物の種類や年齢、健康状態、摂取方法によっても値は異なる。そこで、毒性の強さについて、共通の基準で比較、判断するための指標として用いられるのが「LD_{50}」という値だ。

LD_{50}値は、半数致死量（50% lethal dose）の略で「その量を投与すると、実験動物の半数が死んでしまうと予測される値」を意味する。例えば、100匹のマウスに少しずつ毒を投与していくとする。少量ではどのマウスも死なないが、量を増やしていくと、あるとき1匹目のマウスが死に、徐々に死ぬマウスが増えていく。これは、毒の効きやすさに個体差があるためである。そして、半数にあたる50匹が死んだとき、投与されていた量がLD_{50}値に該当する。

LD_{50}値は「毒の重量（mg）／投与される動物の体重（kg）」で表される。ある物質のマウスにおけるLD_{50}値が50mg／kgである場合、これを10匹のマウスに体重1kgあたり50mg投与すると、5匹が死ぬと予測される。この値が小さいほど、少量で毒性を発揮する、つまり、その物質の毒性が強いということになる。

ただし、あくまでこの数値は、毒性の強さを比較するための目安にすぎない。致死量の基準には実験動物によって得られた数値が使用されるが、動物愛護の立場から、使用動物の数を減らすため、おおよそのLD_{50}を求めるようになっている。また、動物種だけでなく、投与方法によっても効果の出かたが異なるため、LD_{50}値には、使用した動物種と投与方法を書き添えることになっている。さらに、LD_{50}値より摂取量が少なければ安全、という意味ではない点にも留意する必要があるだろう。毒の効きやすさには個体差があり、LD_{50}値よりもずっと少量で死亡する個体も存在する。

なお、LD_{50}値は急性毒性を比較するための尺度であり、長期にわたる摂取によって徐々に毒性が現れる慢性毒には適用できない。

◆投与の方法

投与方法や、実験動物の種類が異なると、毒性の現れ方に違いが生じる。そのため、LD_{50}値を示す際には、毒性を調べた動物種と投与方法を書き添えることになっている。

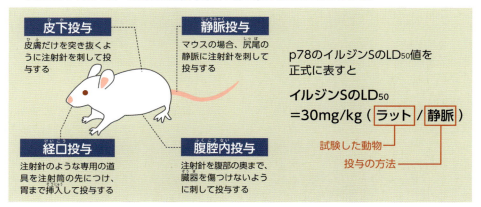

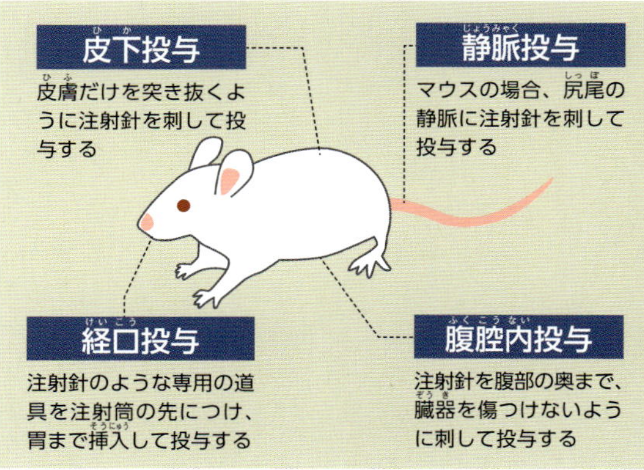

p78のイルジンSのLD_{50}値を正式に表すと

イルジンSのLD_{50}
=30mg/kg（ラット／静脈）

試験した動物
投与の方法

水、塩、砂糖の致死量

水、食塩、砂糖のように、生きていくのに必要なもの、日常的に摂取しているようなものも、度が過ぎれば命を脅かすことがある。

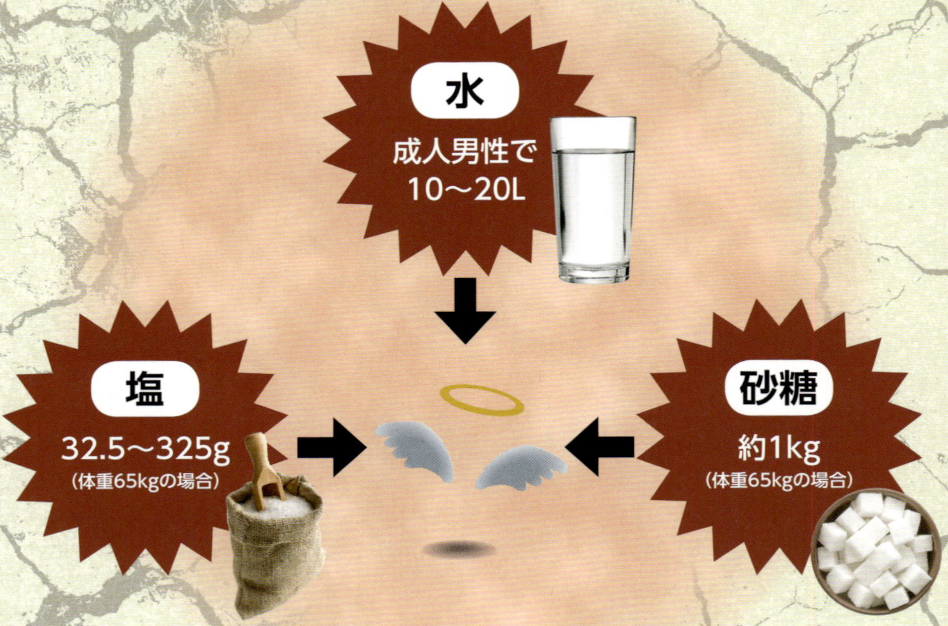
水
成人男性で
10〜20L
塩
32.5〜325g
(体重65kgの場合)
砂糖
約1kg
(体重65kgの場合)

水でも摂りすぎれば毒になる

私たち人間が生きていくうえで、水や食塩は必要不可欠。しかし、過剰な摂取はかえって害になることもある。

2007年、アメリカで水飲みコンテストが開催され、参加した28歳の女性が水中毒によって急死している。この女性は15分ごとに225mLの水を飲み、合計7.6Lを飲み干した。水を短時間のうちに大量に摂取すると、腎臓が水分を排出するスピードが追いつかず、血液中のナトリウム濃度が低下する。これによって低ナトリウム血症を引き起こし、頭痛や嘔吐、呼吸困難などの症状が現れ、最悪の場合、死に至る。水の致死量は成人男性で10〜20Lとされているが、5〜8L程度での死亡例もある。

食塩も、摂りすぎれば体にとって毒になる。日常的に塩分を摂りすぎていると生活習慣病のリスクが増加する。さらに、水と同様、一度に大量に摂取すれば死に至る危険性がある。食塩の致死量は体重1kgあたり0.5〜5.5gで、体重65kgの場合は32.5〜325gだ。つまり、一度に大さじ2杯強の食塩を摂るだけで、命に関わるということである。

世界中で愛飲……でも大量服用は危険なカフェイン

◆飲み物などに含まれるカフェイン量

種類	量	カフェイン量
コーヒー（ドリップ）	150mL	60mg
コーヒー（インスタント）	140mL	60mg
玉露	60mL	160mg
紅茶	360mL	30mg
煎茶	430mL	20mg
ウーロン茶	650mL	20mg
番茶	650mL	10mg
玄米茶	650mL	10mg
麦茶・黒豆茶・杜仲茶など	—	0mg
コーラ（一例）	350mL	45.6mg
ダイエットコーラ（一例）	350mL	45.6mg
栄養ドリンク（医薬部外品の一例）	100mL	50mg
眠気防止薬	1錠	100mg

※文部科学省『五訂増補日本食品標準成分表』などから作成

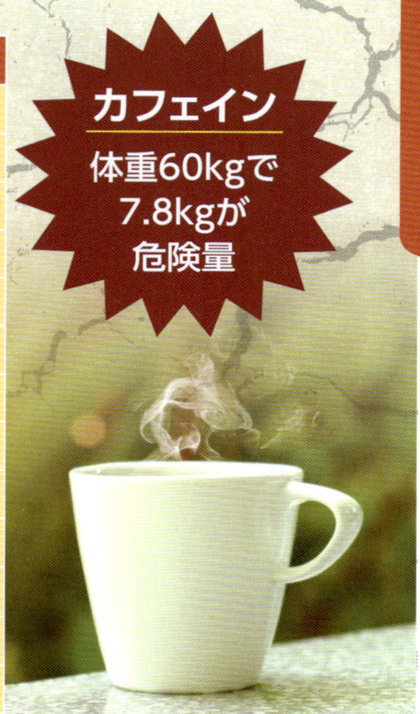

急性中毒で死に至る場合も

喫茶は、世界各地で広く行われている習慣のひとつだ。中でも、紅茶や緑茶などの茶類、コーヒー、ココアの3種類は、特に多くの人たちに愛飲されている。これら3種の嗜好品飲料は、全く異なる植物に由来するものでありながら、共通してカフェインという成分が含まれている。他にも、チョコレートやコーラ、ドリンク剤などにも入っている。

カフェインには、中枢神経を興奮させ、覚醒作用や利尿作用、血管を拡張させる作用などがある。そのため、眠気や倦怠感、頭痛に効果的で、医薬品にも使用されているが、副作用として不眠やめまいなどの症状が出ることもある。

また、カフェインの過剰な摂取は、急性中毒を引き起こす。カフェイン中毒では、神経毒性によって、精神的な症状と身体的な症状の両方が現れる。精神症状としては、感覚過敏、不安、焦燥感、気分高揚などを生じ、一時的に強い不眠症に陥る。肉体的には、胃痛、悪心、嘔吐などの消化器症状と、心拍数の増加や動悸、頻尿などの循環器症状を引き起こす。さらに重症化すると、精神錯乱や妄想、手足の震え、痙攣などを生じ、呼吸器系の機能不全によって、最悪の場合、死に至る。精神的な動揺から自殺行為に及ぶこともある。カフェインは可逆性毒であるため、体内で分解され排出されれば、症状はおさまる。

依存性の強いニコチンの毒性

◆タバコに含まれる様々な毒

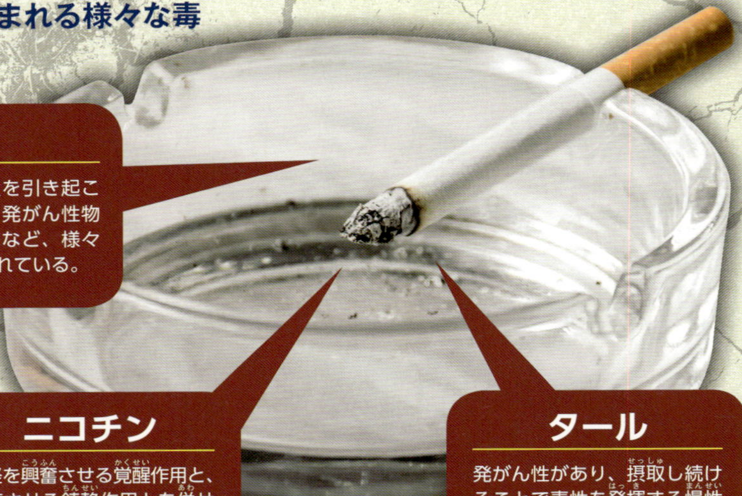

煙

血液中の酸素不足を引き起こす一酸化炭素や、発がん性物質のベンツピレンなど、様々な毒性物質が含まれている。

ニコチン

神経を興奮させる覚醒作用と、麻痺させる鎮静作用とを併せもつ。微量でも非常に強い毒性を示す猛毒であるため、誤食に注意する。

タール

発がん性があり、摂取し続けることで毒性を発揮する慢性毒である。喫煙によって喉や気管の粘膜から吸収される。

絶対に避けたいニコチンの誤飲

タバコは、コロンブスによってヨーロッパに紹介され、はじめは薬として広まった。しかし後年、人体への有害性が主張され、毒として捉えられるようになる。

主成分であるニコチンは、神経伝達物質のアセチルコリンとよく似た分子構造をしているため、アセチルコリンによる正常な神経伝達を阻害する。自律神経や中枢神経を興奮させたり、麻痺させたりするため、覚醒作用や鎮静作用がある。さらに、快感を促す神経を刺激するため、依存性が強く、日本人喫煙者のうち約7割がニコチン依存症であるという調査結果もある。

また、ニコチンは、少量でも非常に強い毒性を示す神経毒である。煙を吸う場合の摂取量はごく微量であるため、過剰に心配する必要はないが、誤ってタバコを食べてしまった場合には、急性ニコチン中毒を起こし死に至る可能性がある。吐き気や嘔吐、下痢などの症状が現れ、顔面蒼白になり、汗やよだれの分泌が多くなる。重症化すると、痙攣を起こし、呼吸困難や心臓麻痺によって短時間で死亡する。

子どもによる誤飲事故の原因では、常にタバコが首位を占めている他、飲みかけのビールやジュースの缶に吸い殻を捨てるのは、大人でも誤飲する恐れがある。ニコチンは水に溶けやすく、水溶液になると体に吸収されやすくなるため、タバコが浸された液体の誤飲は大変危険だ。

正邪両面のアルコール

■ 飲み方を誤ると命にかかわる

お酒を飲むと酔っぱらうのは、エタノール（エチルアルコール）というアルコールの一種が中枢神経を麻痺させ、脳内の神経伝達物質に作用するためである。酔い始めは、β-エンドルフィンという快感物質が脳内に放出されるため、不安感が取り除かれ、高揚感が得られる。これが「ほろ酔い」と呼ばれる状態だ。適度な酒は、血行をよくし、精神をリラックスさせる効果があるのだ。

しかし、飲み方次第では、酒も毒になる。エタノールの量が増すと、理性や判断力の低下が目立つようになり、立ったり歩いたりがうまくできなくなる。さらに飲み過ぎると意識喪失や呼吸麻痺に陥り、死亡することもある。また、中毒性や依存性が強いことも、酒の負の側面と言えるだろう。

エタノールが体内で分解される途中で産生する「アセトアルデヒド」にも毒性がある。本来、アセトアルデヒドは、酵素の働きによって、すぐさま酢酸に変わり、二酸化炭素と水に分解される。しかし、お酒を飲み過ぎて、アセトアルデヒドの分解が間に合わなくなると、顔面が赤くなり、動悸や頭痛などの悪酔いや、二日酔いの原因となる。

◆アルコールが代謝されるしくみ

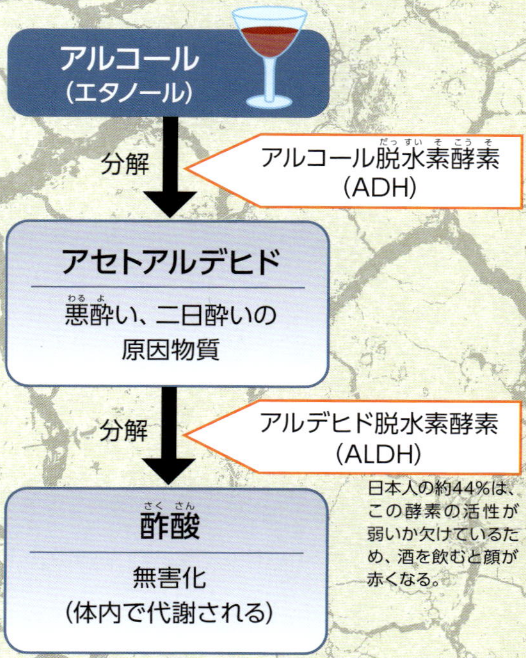

日本人の約44%は、この酵素の活性が弱いか欠けているため、酒を飲むと顔が赤くなる。

アルコールに含まれるエタノールは、体内の酵素によって代謝され、まず毒性の強いアセトアルデヒドとなり、それから害の少ない酢酸へと変化する。これがさらに分解されて、二酸化炭素と水になり、体外へ排出される。

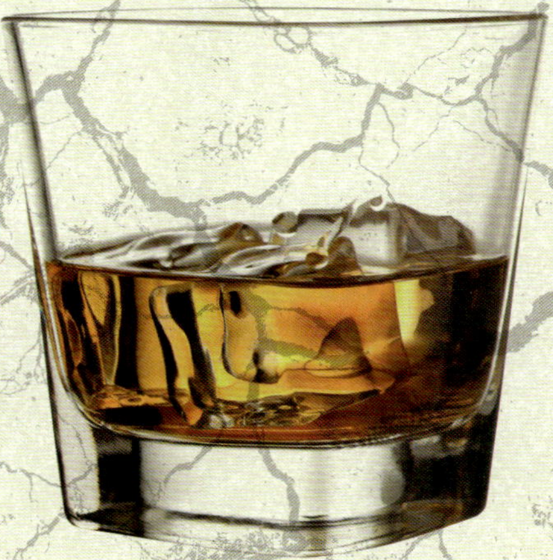

家庭に潜む危険な毒 洗浄剤と漂白剤

◆化学反応を起こす代表的な例

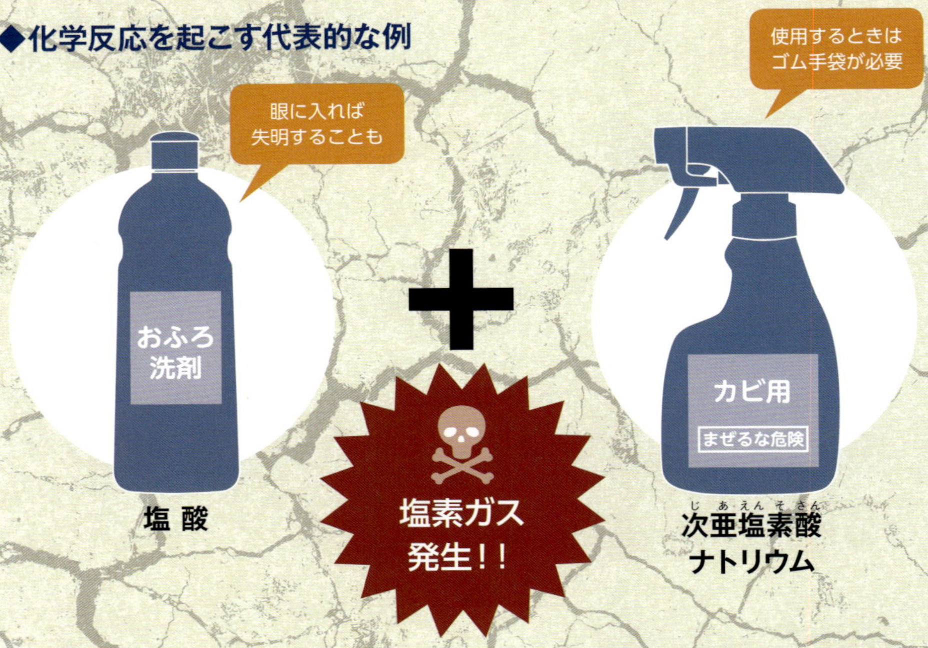
眼に入れば
失明することも
使用するときは
ゴム手袋が必要
おふろ
洗剤
塩 酸
カビ用
まぜるな危険
次亜塩素酸
ナトリウム
塩素ガス
発生!!

■化学兵器なみのガスを発生

トイレや風呂などの掃除に使用される洗浄剤は、水系と非水系とに分類され、比較的低コストで安全性が高い水系洗浄剤が主に用いられている。水系洗浄剤は、さらに水酸化ナトリウムを主成分とするアルカリ性のものと、塩酸を主成分とする酸性のものとに分けられる。いずれも、皮膚や粘膜に対して強い腐食性があるため、ゴム手袋を着用するなど、直接触れないようにして使用する。万が一飲み込むと、口や食道、胃がただれ、激しい痛みや灼熱感、嘔吐を生じる。また、目に入ると失明する危険性もある。

また、カビ取りや排水パイプの洗浄には、非水系洗浄剤のひとつである塩素系洗浄剤が使用されることがある。塩素系洗浄剤のラベルには「まぜるな危険」と大きく書かれているが、これは、酸性の洗浄剤と混ぜると塩素ガスを発生するためだ。塩素ガスは第一次大戦で毒ガスとして使用されたこともある猛毒で、粘膜や肺から吸収されて細胞を傷つける。

洗剤だけでは落ちにくい汚れを落とすときには、漂白剤が使われることもある。漂白剤には、塩素系と酸素系の2種類があり、塩素系漂白剤は水系洗浄剤と同様に腐食性があるため、直接触れないようにして取り扱う。また、塩素系漂白剤は、酸素系漂白剤や酸性の洗浄剤と混ぜると、塩素ガスを発生する。特に、水回りの掃除に漂白剤と洗浄剤を併用する場合などは、混合しないよう注意する必要がある。

虫への毒も大量に吸い込めば人間にも毒 殺虫剤

神経の基本構造は虫も人間も同じ

殺虫剤は、その名の通り虫を殺すために使用されるが、使用方法によっては人間にも害を及ぼし得る。

例えば、有機リン系殺虫剤は、虫の神経伝達を麻痺させ、死に至らしめる神経毒だ。神経伝達物質であるアセチルコリンは、役目を終えると酵素の働きによって分解される。しかし、有機リン系殺虫剤はこの酵素の活動を阻害するため、アセチルコリンが蓄積され続け、神経機能が麻痺してしまう。

神経がない植物には影響しないため、農業や家庭園芸で害虫駆除に使用されることが多い。しかし、人間には神経系があるので、大量に摂取すれば中毒症状を引き起こす。嘔吐や腹痛、不安、錯乱、痙攣などを生じ、重症化すると呼吸困難によって死亡する。誤飲による事故だけでなく、皮膚や目、肺からの吸収で中毒を起こすこともあるので、農薬散布の際には十分気をつけなければならない。また、化学兵器として有名なサリンやソマン、タブンなどの毒ガスは、有機リン系殺虫剤の開発中に生まれたものだ。

現在、家庭用としてはピレスロイド系の殺虫剤が広く使用されている。これは、虫の神経系に強力に作用する一方で、鳥類や哺乳類に対する影響が少なく、安全性が比較的高いといわれている。ただし、まれに頭痛や吐き気を引き起こすこともある。

防虫剤

衣類用の防虫剤として使用されるナフタレン、パラジクロロベンゼンは、誤食によって重篤な中毒症状を引き起こすことがある。いずれも白い小型の結晶で、砂糖菓子やキャンデー類と間違えやすい。嘔吐や下痢、頭痛などを生じ、大量に摂取した場合、痙攣や昏睡などが起こる。小児の場合、碁石型の錠剤ひとつで死に至ることもある。また、パラジクロロベンゼンは、通常の使用においても、高濃度かつ長時間使用することによって、肝臓 障害やめまいなどを引き起こすことが知られている。

最近では、ピレスロイド系の防虫剤も広く流通している。家庭用殺虫剤に使用されるピレスロイド類と同様に、人への安全性が比較的高いものだ。

◆主な殺虫剤と中毒症状

名称	症状
有機リン系	神経伝達において重要な働きをする酵素コリンエステラーゼの活動を阻害し、神経機能を麻痺させる。
ピレスロイド系	哺乳類に対する安全性が比較的高く、広く使用されている。まれに頭痛や吐き気を催すことがある。
カーバメート系	症状は有機リン系に似ているが、発現も回復も早い。その分、重症化した際には治療が間に合わないことも。

COLUMN

この世で最強の毒とは

毒性の強さの基準となるLD50値（→p78）は、一般的に、値が小さければ小さいほど毒性が強い。中には、あまりに強すぎてLD50値が定まっていないものもある。このページでは、LD50値や最小致死量などのデータを使用して、「この世で最強の毒」を探る。

LD50は、50% lethal doseの略で、投与された動物の半数が死ぬと予想される「半数致死量」の意味。しかし、LD50値が特定されていない毒は、実験動物を死亡させる最も少ない薬物量を動物の体重1kg当たりで表した「最小致死量」（LDLo: lowest published lethal dose）を用いることが多い。

世界で最も強い毒は、という問いには、LD50値の数値で答えを出す方法もあるが、これには問題もある。LD50値の数値は、毒性を調べる際の投与方法や動物種の違いなどもあり、一概に比較ができないのだ。さらに、人間を含めた様々な動物は、薬物への感受性が異なるので、実験動物への毒性の程度が人間へのそれと同じものだと判断することも難しい。

しかし、程度の差こそあれ、強力な毒として有名なものを下記の表にまとめた。

まず、現在知られている毒の中で最強の毒といわれているのが、ボツリヌス菌の毒素であるボツリヌストキシン。たった1gで、約2,000万もの人の命を脅かす恐ろしい猛毒である。

◆致死性の高い毒

LD50値が小さいものほど致死性が高く、強い毒といえる。

名称	LD50 (mg/kg)	由来
ボツリヌストキシンA	0.0000011	ボツリヌス菌
テタノスパミン	0.000002	破傷風菌
マイトトキシン	0.00017	微生物
パリトキシン	0.00025	微生物、イソギンチャク
ダイオキシン	0.0006	化学合成
ベロトキシン	0.001	O-157
バトラコトキシン	0.002	ヤドクガエル
サキトキシン	0.00263	ムラサキガイなど
テトロドトキシン	0.01	微生物、フグ
コノトキシン	0.012～0.03	イモガイ

名称	LD50 (mg/kg)	由来
VX	0.015	化学合成
リシン	0.03	トウゴマ
アコニチン	0.3	トリカブト
アマニチン	0.4	キノコ
d-ツボクラリン	0.5	ツヅラフジ科植物
サリン	0.5	化学合成
ストリキニーネ	0.96	マチン（植物）
ヒ素（亜ヒ酸）	2	鉱物
青酸カリウム	5～10	化学合成
ニコチン	7.1	タバコ

※鈴木勉監修『毒学教室』などをもとに作成。実験対象や実験条件なども異なるため、数値はあくまで目安。

第2章
毒と体

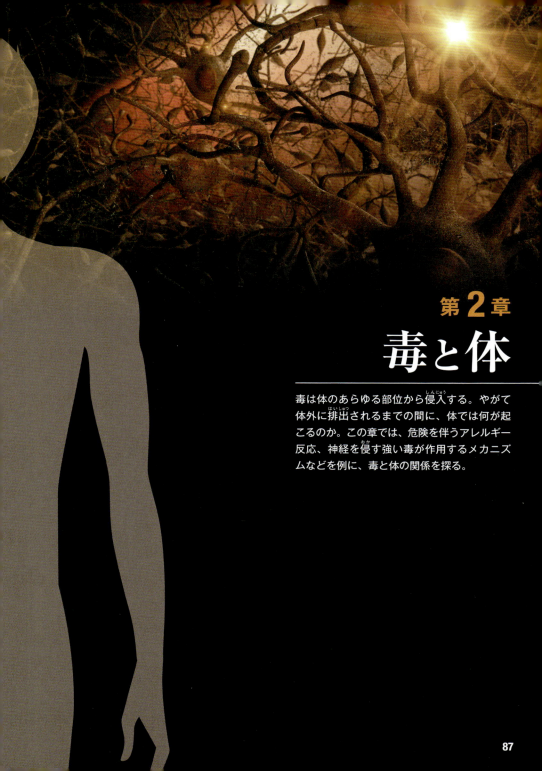

毒は体のあらゆる部位から侵入する。やがて体外に排出されるまでの間に、体では何が起こるのか。この章では、危険を伴うアレルギー反応、神経を侵す強い毒が作用するメカニズムなどを例に、毒と体の関係を探る。

毒はどこから侵入する?

◆体内への様々な侵入経路

ほとんどの毒物は、何らかのルートを介して体内に侵入する。食べ物や空気と同じように口や肺から入り込む、注射や刺し傷から血管や筋肉中に入り込むなどの経路がある。

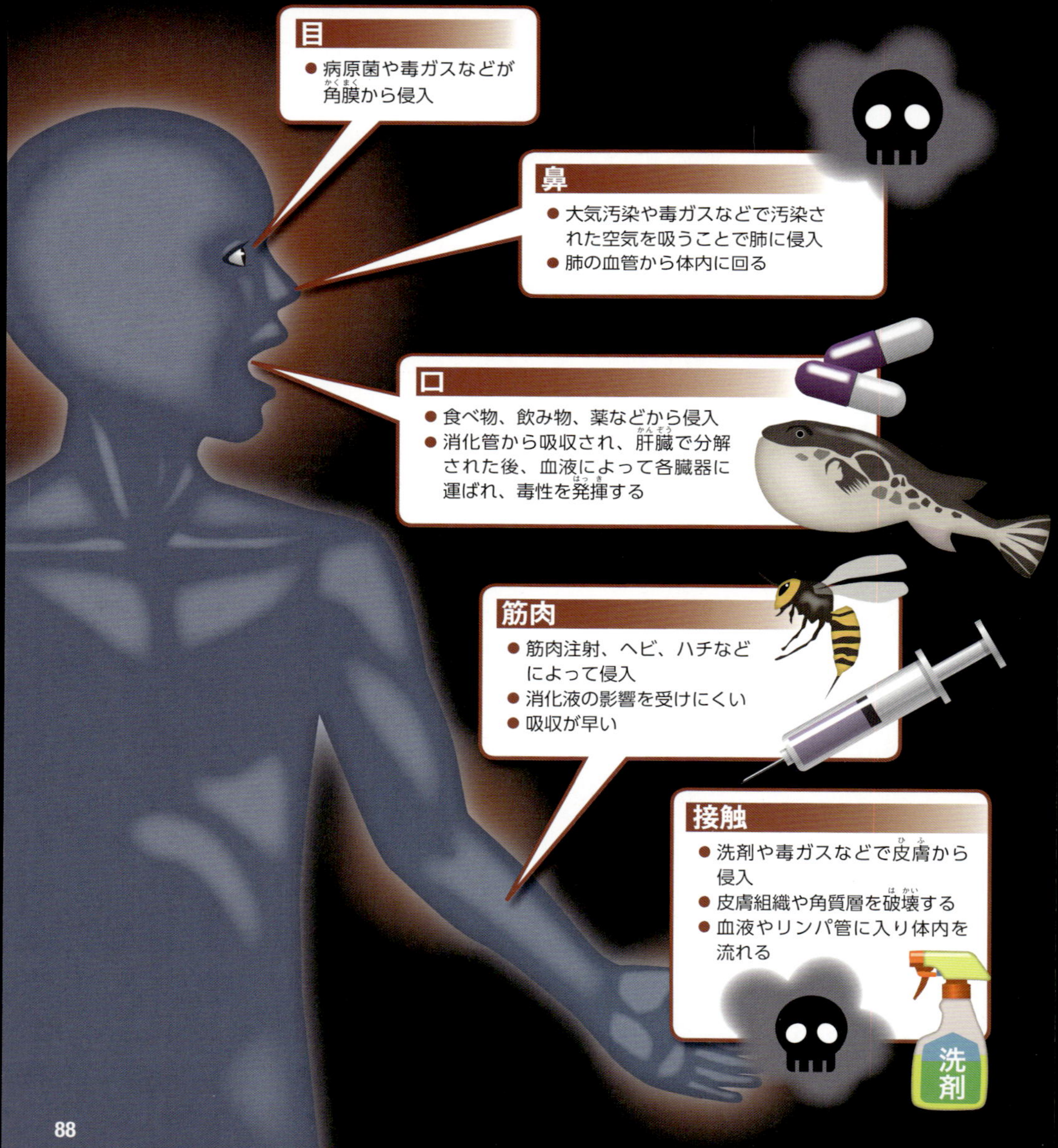

目
● 病原菌や毒ガスなどが角膜から侵入
鼻
● 大気汚染や毒ガスなどで汚染された空気を吸うことで肺に侵入
● 肺の血管から体内に回る
口
● 食べ物、飲み物、薬などから侵入
● 消化管から吸収され、肝臓で分解された後、血液によって各臓器に運ばれ、毒性を発揮する
筋肉
● 筋肉注射、ヘビ、ハチなどによって侵入
● 消化液の影響を受けにくい
● 吸収が早い
接触
● 洗剤や毒ガスなどで皮膚から侵入
● 皮膚組織や角質層を破壊する
● 血液やリンパ管に入り体内を流れる
洗剤

摂取のしかたは様々

毒や薬が作用するには、その物質が、作用を及ぼす部位まで到達する必要がある。皮膚や粘膜に直接的に作用を示すものの場合は、触れるだけで十分だが、それ以外の場合は何らかの経路をたどって体の中に侵入する。

最も一般的なのは口からの侵入だ。消化器官と肝臓を経由して血管内へと取り入れられ、全身に運ばれる。食べ物を口にしたり、錠剤やシロップ剤を飲んだりするケースがこれにあたる。実験などで意識的に行われる際は「経口投与」と呼ばれる。

薬剤の投与には注射器を用いることもある。静脈注射、筋肉注射、皮下注射などの方法があり、それぞれ効き方が異なる。毒ヘビにかまれたり、ハチに刺されたりした場合も筋肉注射と同様の効果がある。

毒ガスや病原菌のように、呼吸によって肺に取り入れられ、血管内へと侵入するケースもある。これらは不特定多数に対し、無意識のうちに毒物を侵入させることができる点で恐ろしい。毒ガスの中には、皮膚や粘膜からも吸収され、ただれを起こすものもある。

経路によって効き方が違う

口から入った毒物は、消化管や肝臓を経由した後、血管内に取り入れられ、全身に運ばれる。そのため毒性が現れるまでに時間がかかるものが多い。また、消化液に含まれる塩酸による化学変化、消化酵素による分解や、肝臓での解毒を経るため、毒の種類によっては毒性が大幅に弱まる。

一方、注射による投与は消化器官や肝臓を通過しないので、化学変化を受けにくく、速やかに効果が現れる。特に静脈注射では、血管に直接投与するため、すぐさま体循環に入り、作用が早く毒性も薬効も強く出る傾向がある。

筋肉注射の場合、筋肉に直接作用する他、筋肉中の毛細血管から薬物が吸収され、全身に運ばれる。筋肉注射は、静脈注射に比べてゆっくり吸収されるので、持続時間を長くすることができる。

このように、毒や薬は、侵入経路によって効き方やその強さに違いがある。毒の強さを表す指標として用いられるLD$_{50}$値は、同じ物質でも侵入経路によって異なる値を示すため、どの投与方法によって調べられた値なのか併記される（→p78）。

毒でしとめた獲物は食べられる？

狩猟に用いられる弓矢には、しばしば矢毒が塗られている。猛毒によって獲物の動きを止め、確実に捕らえるためである。

矢毒の中には、筋肉に直接投与すると強い毒性を示す一方で、経口投与では毒性が現れにくいものがある。これらは胃酸による分解を受けやすかったり、腸管から吸収されにくかったりするため、猛毒が投与された獲物の肉でも安心して食べられるのだ。

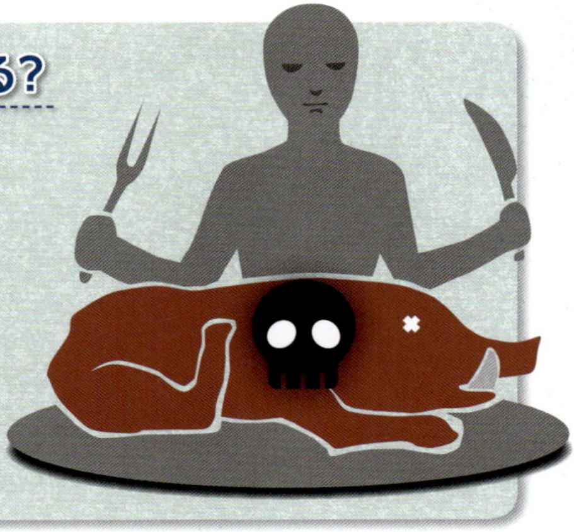

吸収・発症のメカニズム

血液に乗って作用部位に

毒が作用するためにはまず、様々な経路によって体内に侵入し、吸収される必要がある。また、毒によって作用する臓器や組織が異なり、毒はその作用部位に到達して初めて、毒性を発揮することができる。中には、触れた部分に直接毒性を示すものもあるが、それ以外の場合、血流に乗って作用部位まで運ばれることが多い。

つまり、吸収されやすい毒、作用部位まで運ばれやすい毒は、毒性を示しやすいのだ。例えば、かつて車のバッテリーに使われていた水銀化合物の昇汞（塩化第二水銀）は、毒性が非常に強く、誤飲によって中毒症状を引き起こすことが知られている。一方で、これによく似た甘汞（塩化第一水銀）は比較的毒性が弱い。これは、昇汞が水溶性で吸収されやすいのに対し、甘汞は水に溶けにくく、ほとんど吸収されないためであるといわれている。

経口摂取された毒の場合、小腸から吸収

◆毒性を現すプロセス

毒が体の中で作用するためには、体内に吸収され、作用部位まで運ばれる必要がある。一部は、その途中で代謝による化学変化を受けたり、体外に排泄されたりする。

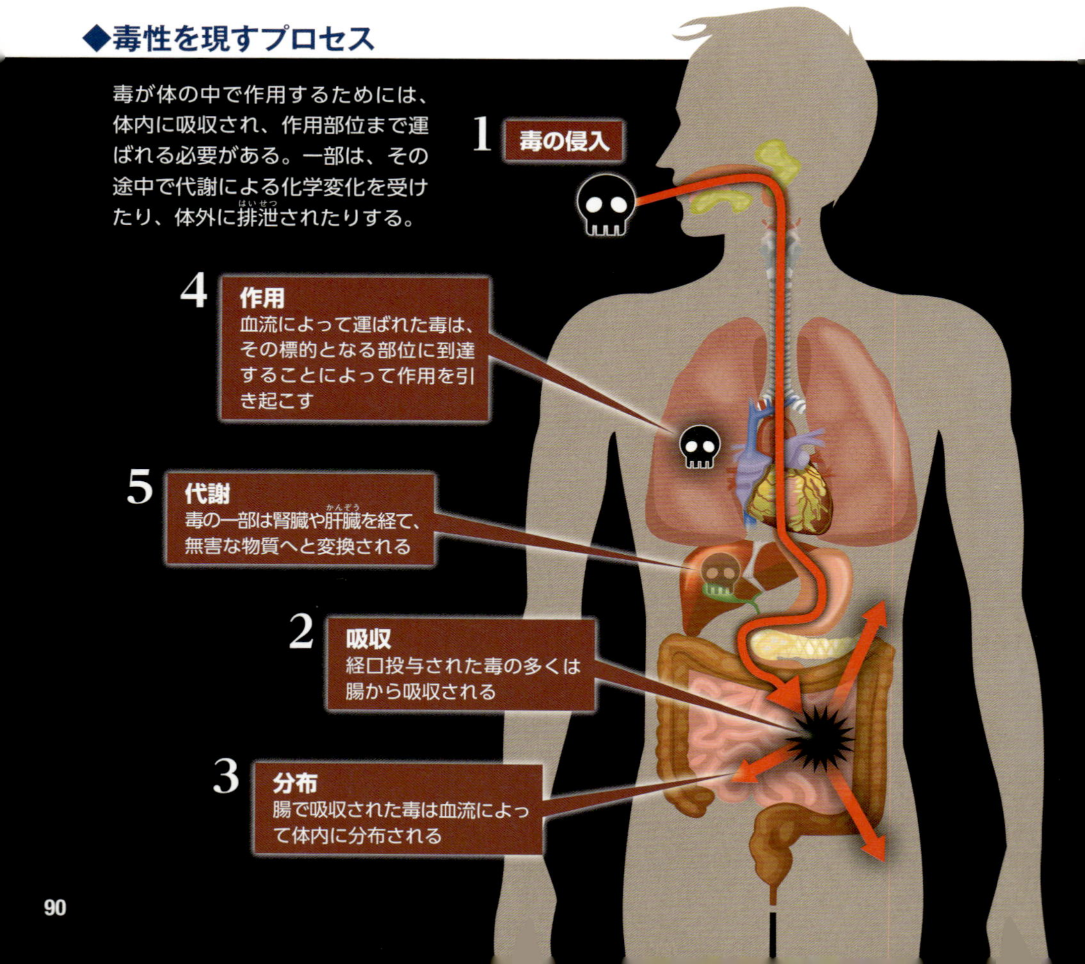
1 毒の侵入
4 作用
血流によって運ばれた毒は、その標的となる部位に到達することによって作用を引き起こす
5 代謝
毒の一部は腎臓や肝臓を経て、無害な物質へと変換される
2 吸収
経口投与された毒の多くは腸から吸収される
3 分布
腸で吸収された毒は血流によって体内に分布される

され、血液によって様々な臓器、組織へと運ばれて、作用部位まで到達するのが一般的だ。小腸の表面は上皮細胞で覆われていて、その細胞膜はおもに脂質で構成される。そのため、脂溶性の高い毒は膜を通り抜けやすく、よく吸収されてしまう。また、水溶性の毒でも分子量が比較的小さいものは、膜の細かい穴を通過し、吸収される。

代謝で毒性が強まることも

体内に吸収された異物の多くは、酵素の働きによって化学変化を起こし、別の物質へと変換される。この変化を異物代謝という。これには体内の様々な酵素が関わっているが、特に多様な酵素が存在する肝臓が、異物代謝の主要な場となっている。多くの場合、代謝された異物は毒性が低下し、体外に排泄されやすくなる。

一般的に、毒性が強い物質は、脂に溶けやすいなどの性質がある。このような物質は、細胞膜を通過して体内のあちこちに入り込みやすく、排泄しようとしても再吸収によって血液中へと戻ってしまう。こうした毒物も、異物代謝を受けることで脂溶性が低下する。そのため、再吸収されにくくなり、水溶性が増すので、尿や便として体外に排泄されやすくなる。

しかし、異物代謝の過程で毒性が一時的に増すことがある。これを代謝的活性化という。例えば、お酒に含まれるエタノールを代謝する過程で生成されるアセトアルデヒド（→p83）。この物質は毒性が強く、悪酔いの原因物質といわれる。お酒に弱い人は、このアセトアルデヒドを代謝する酵素の働きが遺伝的に弱い。

このように、異物代謝酵素の種類や量が先天的に異なることで、異物に対する反応性に個人差が生じることがある。

ソラマメ禁止の宗教団体

異物代謝とは直接関係のない酵素の異常によって、一部の人にだけ、毒性が強く現れるケースもある。

地中海沿岸地域には、古くから、ソラマメやその花粉によって急性中毒を起こす人たちがいる。彼らは、血液内の赤血球膜やヘモグロビンを保護する酵素の働きが先天的に弱く、ソラマメの成分バイシンやコンバイシンによって赤血球膜が損傷され、溶血性貧血を生じる。

数学者として有名なピタゴラスによって設立された宗教団体ピタゴラス教団は、戒律としてソラマメの食用やソラマメ畑への侵入を禁じたが、これにはソラマメ中毒が関係していたという説もある。

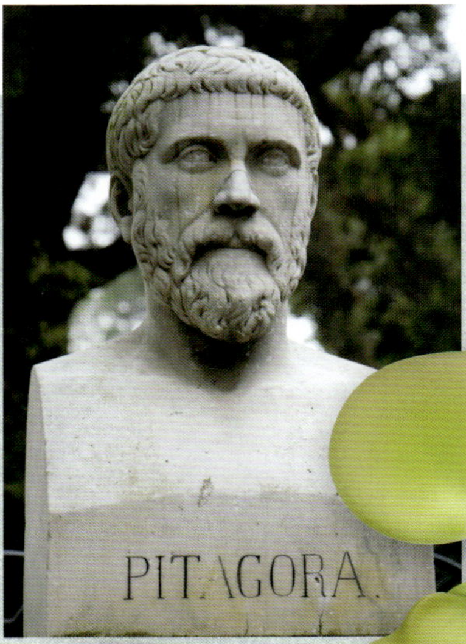

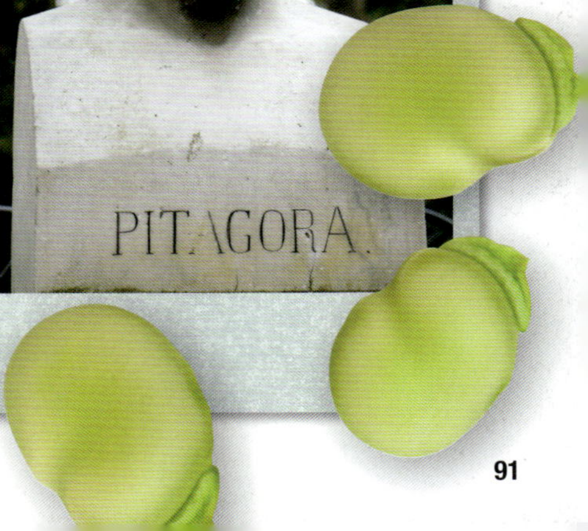

毒によるアレルギー反応

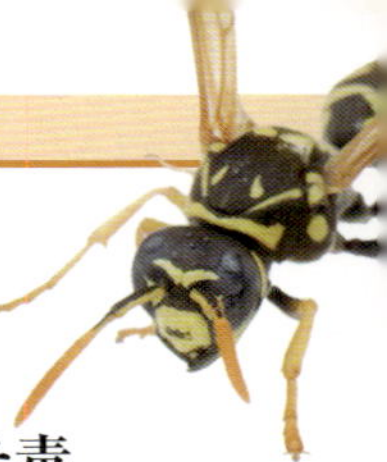

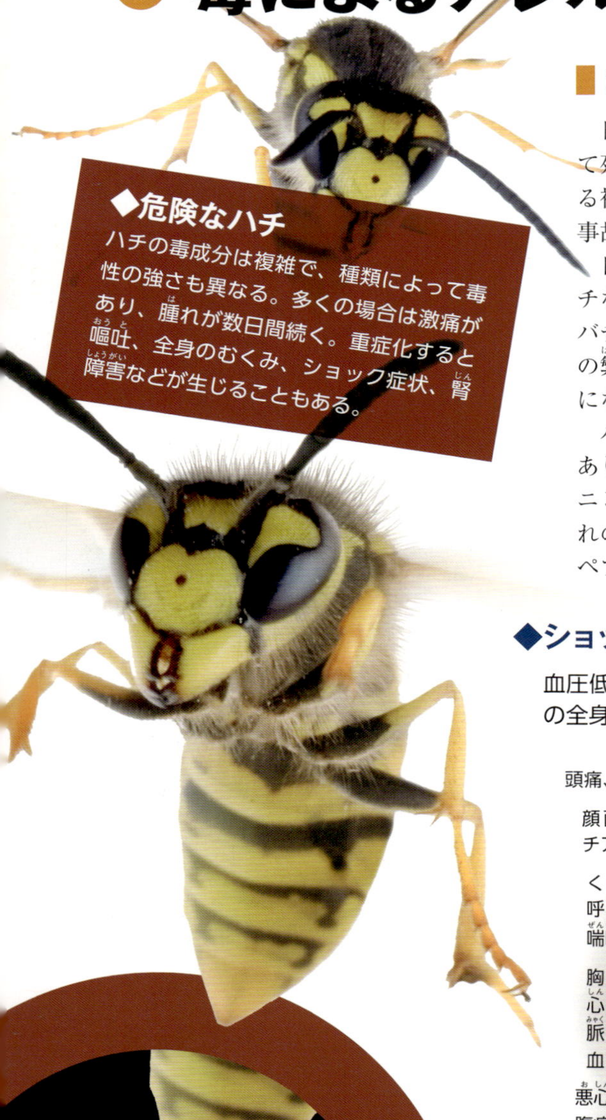

◆危険なハチ

ハチの毒成分は複雑で、種類によって毒性の強さも異なる。多くの場合は激痛があり、腫れが数日間続く。重症化すると嘔吐、全身のむくみ、ショック症状、腎障害などが生じることもある。

2度刺されると死ぬハチ毒

日本では、毎年20人前後がハチに刺されて死亡している。この数はヘビやクマによる被害を上回り、国内での動物による死亡事故では最も多い。

日本に分布する毒をもつハチは、ミツバチなどもあるが、被害のほとんどはスズメバチによるもの。特に、夏から秋にかけての繁殖期は、巣を外敵から守るため攻撃的になり、日本各地で被害が報道される。

ハチの毒には、人間の神経伝達物質でもあり、血管の収縮や拡張に作用するセロトニンやヒスタミン（アミン類）、痛みや腫れの原因となるハチ毒キニンなどの低分子ペプチド、各種の酵素など、様々な成分が

◆ショックの症状

血圧低下、呼吸障害、痙攣、意識障害などの全身症状を引き起こす。

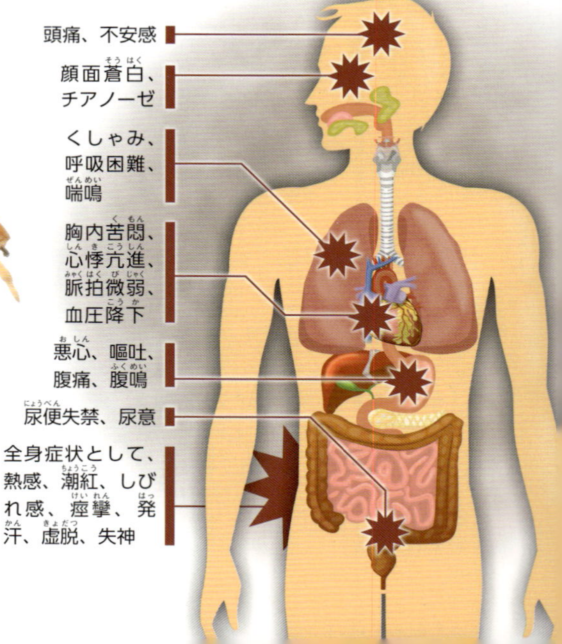

含まれているため「毒のカクテル」ともいわれる。この成分構成や毒の強さ、量は、ハチの種類によって異なり、それぞれの成分がじんましん、嘔吐、さらには赤血球の破壊などまで引き起こす。

しかしながら、ハチ毒の作用そのものによって人間が死ぬことは滅多にない。ハチの毒が命に関わるのは「アナフィラキシーショック」を引き起こした場合である。国内での死亡例のほとんどがこれによる。

ハチ毒が体内に入ると、それを異物として排除しようという免疫反応が起こり、体内で抗体がつくられる。2度目に刺された時、この反応が過剰に働くことで生じる全身性の激しいアレルギー症状がアナフィラキシーショックだ。刺されて15〜30分程度で症状が現れることもあるので、すぐに病院などに向かう必要がある。

おしっこをかければいい？

昔から「ハチに刺されたらおしっこをかけるといい」という話がある。これは、尿に含まれるアンモニアがハチの毒を中和するためといわれるが、実は全くの誤りだ。

まず、ハチの毒はいずれも中性に近く、アルカリ性のアンモニアで中和されない。また、体内で発生したアンモニアは、肝臓で代謝されて尿素という物質になり、尿とともに排出される。そのため、健康な人の尿にはそもそもアンモニアは含まれていない。

ハチに刺されたら、まず針が体内に残っていないかを確認し、傷口をよく洗って毒を押し出すなどの応急処置を行う。痛みがひどい場合は、ヒスタミンの作用を抑える抗ヒスタミン剤を含むステロイド（→p116）軟膏を塗り、なるべく早く病院に行くのがいいだろう。

◆アナフィラキシーショックが起こるしくみ

一度ハチに刺されると、ハチ毒に対する抗体ができて、免疫系に記憶される。これによって2度目に刺された際に免疫系が過剰に反応し、全身性のショック症状を引き起こす。

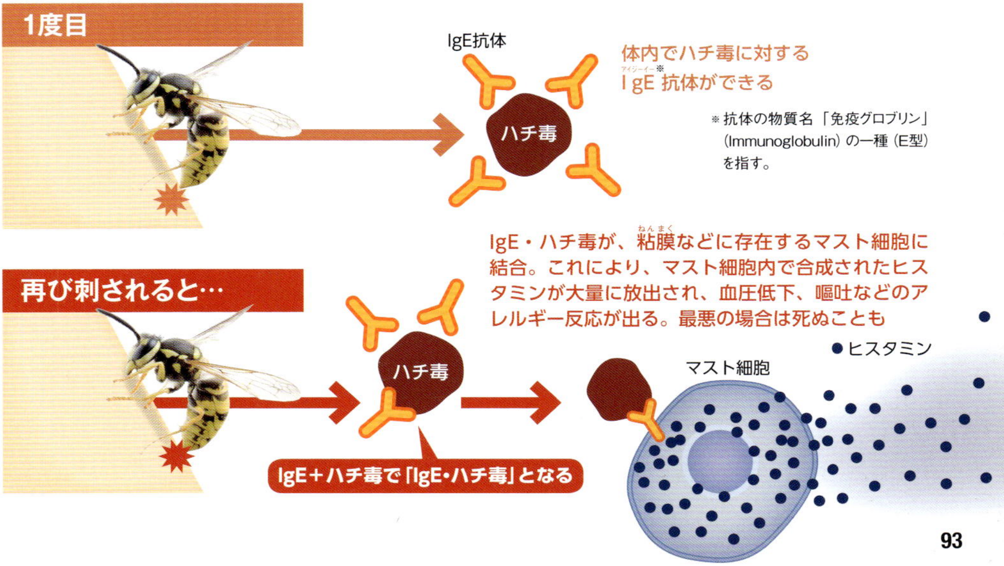

「神経毒」が作用するしくみ

神経細胞で「伝達」と「伝導」が起こる

人を死に至らしめるような強い毒の多くは、神経に作用し、麻痺などの症状を引き起こす。「神経毒」を知るには、体の神経伝達のしくみを知ることが不可欠だ。

人の体をコントロールしている神経系は、脳と脊髄にあたる中枢神経と、そこに出入りする末梢神経に分けられる。

中枢神経は、情報を処理し、全身に向けて命令を出す。末梢神経はこれを体の各所に伝え、全身の感覚で得た情報を中枢神経へと伝える。

末梢神経系はさらに、体性神経系と自律神経系に分けられる。体性神経系は、感覚神経と運動神経によって知覚や運動をつかさどる。これに対して自律神経系は、交感神経と副交感神経によって消化や体温調節、循環、呼吸など、生命維持に必要な機能を制御している。

これらの神経系を構成している神経細胞（ニューロン）は、放射状に伸びる樹状突起と、1本だけ長く伸びた軸索からなる。軸索は、他の神経細胞の樹状突起とわずかな隙間を介して接続し、複雑なネットワークを形成している。この接続部分をシナプスと呼ぶ。

神経系では、シナプスでの化学物質の授受による「伝達」と、神経細胞内の電位の変化による「伝導」の2つのプロセスによって情報が伝えられる。

伝達物質による情報の伝達

神経細胞どうしや他の細胞との接合部分であるシナプスでは、神経伝達物質と呼ばれる化学物質によって、情報の受け渡しが行われる。

神経細胞中を伝わる電気信号が、軸索の末端までやってくると、その刺激によって神経伝達物質が放出される。これが次に続く細胞の先端にある「受容体」という部分に結合し、再び電気信号へと変換される。アセチルコリン、アドレナリンなど様々な神経伝達物質が存在し、それぞれ役割が異なる。また、鍵と鍵穴のように、各伝達物質は特定の受容体とだけ結合する。

◆神経系のしくみ

神経系は、多数の神経細胞によるネットワークを構成し、情報伝達によって体を制御している。

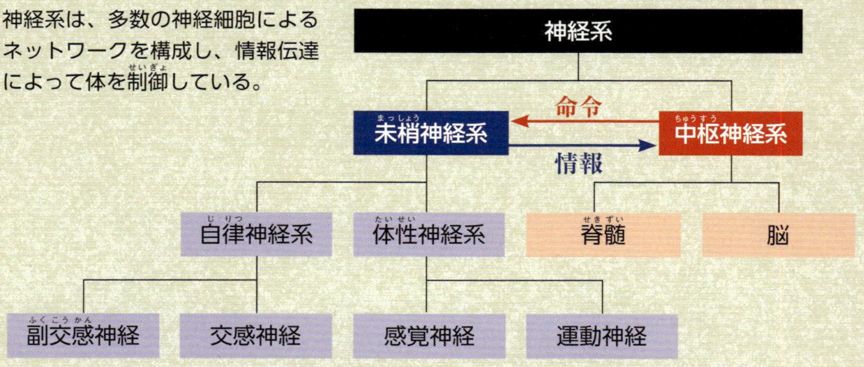

◆神経細胞（ニューロン）

神経系を構成する細胞。長く伸びた軸索から情報を出力し、放射状に伸びる樹状突起から入力を受ける。

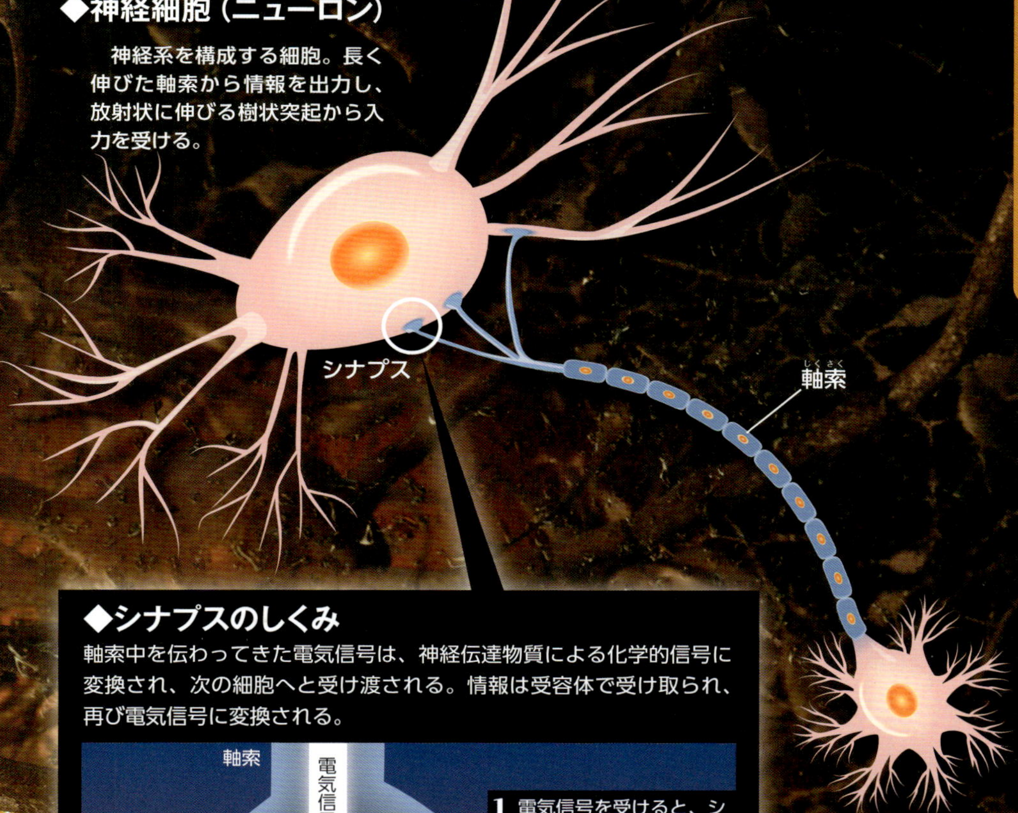
シナプス
軸索

◆シナプスのしくみ

軸索中を伝わってきた電気信号は、神経伝達物質による化学的信号に変換され、次の細胞へと受け渡される。情報は受容体で受け取られ、再び電気信号に変換される。

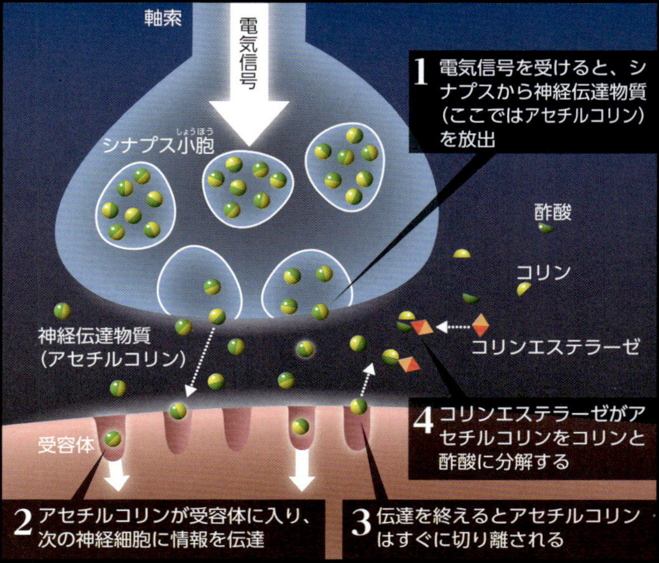
軸索
電気信号
シナプス小胞
酢酸
コリン
神経伝達物質（アセチルコリン）
コリンエステラーゼ
受容体
1 電気信号を受けると、シナプスから神経伝達物質（ここではアセチルコリン）を放出
4 コリンエステラーゼがアセチルコリンをコリンと酢酸に分解する
2 アセチルコリンが受容体に入り、次の神経細胞に情報を伝達
3 伝達を終えるとアセチルコリンはすぐに切り離される

「神経毒」が作用するしくみ

電気信号による情報の伝導

目や耳などの感覚器官から刺激が加わったり、脳から筋肉へと命令が発せられたりすると、神経細胞中でインパルスと呼ばれる電気信号が発生し、軸索中を伝わっていく。これを「伝導」という。そして、そのインパルスの働きを担うのが細胞の内外のカリウムイオン※（K^+）とナトリウムイオン（Na^+）だ。

軸索の細胞膜には両イオンが出入りするカリウムチャネル、ナトリウムチャネルが多数存在し、神経が活動していないときは、細胞の外側にはナトリウムイオンが、内側にはカリウムイオンが多く分布している。特にナトリウムイオンは、細胞の外側における濃度が大幅に高い。このイオン分布の差が、細胞内外の電位差をもたらし、外側は電位が高く、内側は電位が低い状態になっている。

ここに刺激が伝わると、ナトリウムチャネルが開き、細胞の外側から内側へとナトリウムイオンが流入する。細胞内外の電位差が逆転すると、これに伴い電流が流れ、隣接部へと刺激が伝わる。こうした反応が軸索に沿って次々と起こり、電気信号が伝わっていく。

刺激を伝え終えると、カリウムチャネルが開いてカリウムイオンが内側に流出し、再び細胞の内側の電位が低い状態に戻る。

◆イオンチャネルの働き

チャネルが開閉することで、ナトリウムイオンやカリウムイオンの出入りをコントロールしている。

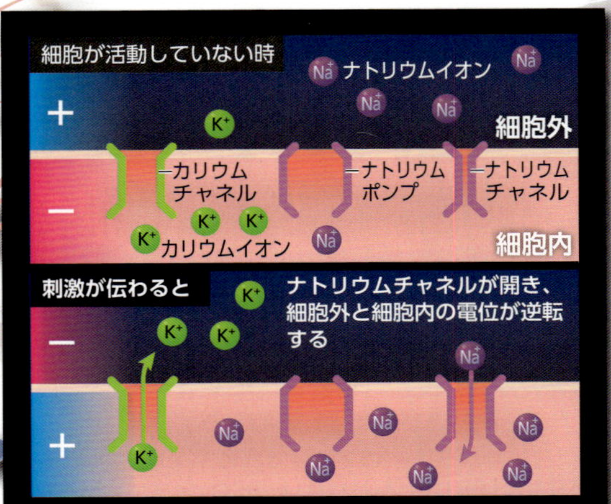

この直後にナトリウムチャネルは閉じ、カリウムチャネルやナトリウムポンプの働きによってイオンが移動し、活動していない時の状態に戻る。

※イオン
原子の+、−いずれかの電子が過剰もしくは欠損して電荷を帯びた状態。+の電荷を帯びたものを陽イオン、−の電荷を帯びたものを陰イオンという。

神経毒は2タイプ

神経毒は、これまで見てきたシナプスで神経伝達物質による伝達を阻害するものと、軸索で電気信号による伝導を阻害するものとに分けられる。

前者の代表例は、神経ガスのサリン（→p176）だ。ふつう、シナプスで情報の伝達を終えた神経伝達物質のアセチルコリンは、コリンエステラーゼという酵素によって分解される。サリンはこの酵素と結びついてアセチルコリンの分解を阻害する。その結果、シナプスにアセチルコリンがあふれ、神経が異常に興奮した状態になる。

後者の代表例には、トリカブト毒のアコニチンなどが挙げられる。イオンチャネルの開閉を阻害するため、電位の変化が正常に行われず、信号の伝達ができなくなる。

この他に、伝達物質の受容体に作用する毒や、伝達物質の放出を促すカルシウムチャネルに働きかける毒などがある。

◆毒の作用例

伝達を阻害する毒	
・マイトトキシン（微生物毒）	電気信号を神経伝達物質による化学的信号に変換する際の引き金となるカルシウムチャネルに作用する。
・d-ツボクラリン（矢毒） ・アトロピン（チョウセンアサガオなど）	アセチルコリンが結合するはずの受容体と結合し、アセチルコリンによる神経伝達を阻害する。
・ボツリヌストキシン（ボツリヌス菌）	神経伝達物質を内包しているシナプス小胞の膜に作用し、神経伝達物質の放出を阻害する。
伝導を阻害する毒	
・アコニチン（トリカブト） ・シガトキシン（微生物毒）	ナトリウムチャネルが開きっぱなしの状態になり、電気信号が正常に伝達されなくなる。

◆伝達と伝導を阻害する毒

神経系の情報伝達は、化学物質による伝達と電気信号による伝導によって行われる。そのどちらを阻害するのかによって、神経毒を分類することができる。

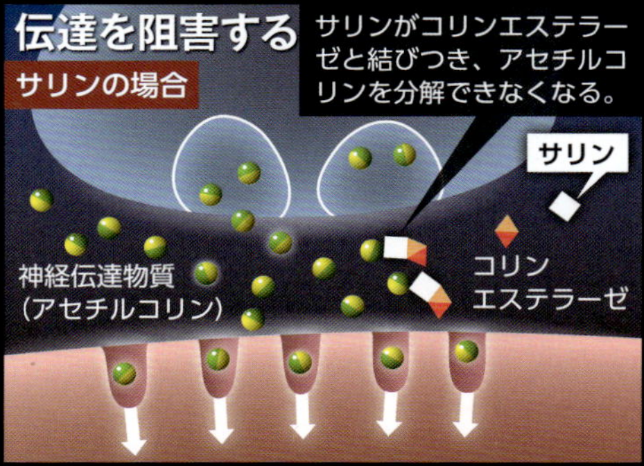

神経伝達物質が放出されるための各過程が、正常に行われなくなるため、シナプスでの情報伝達が妨げられる。

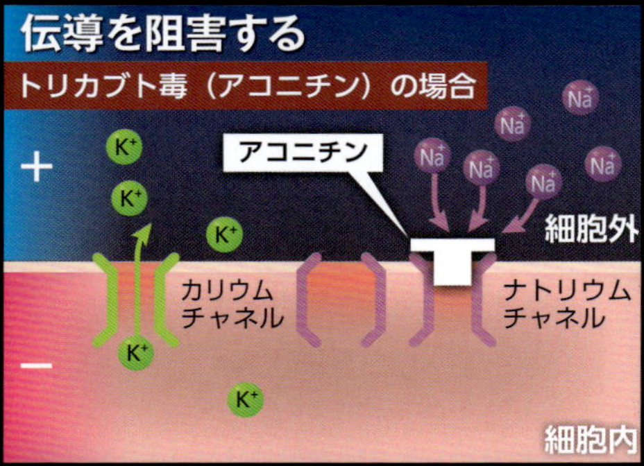

イオンチャネルの開閉やイオンの出入りが正常に行われなくなるため、電位の変化による電気信号の伝導が妨げられる。

2章 解毒のメカニズム

◆毒への対処法

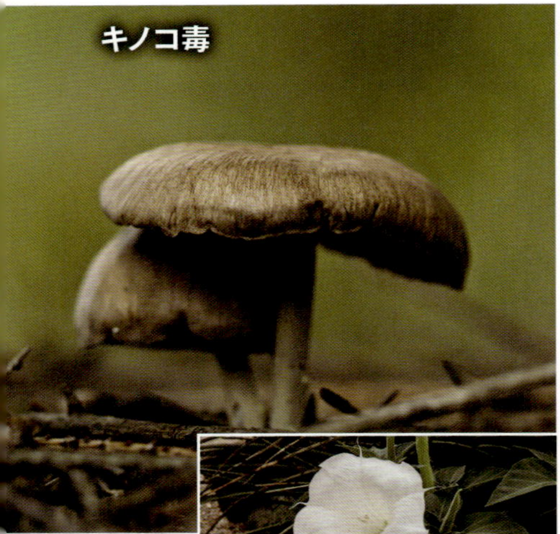

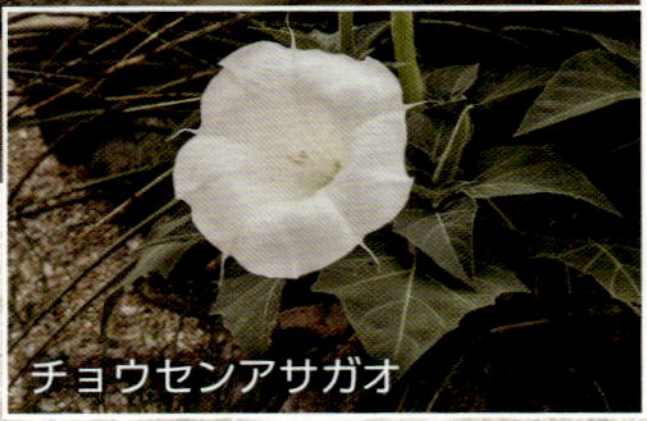

キノコのムスカリンという毒には、チョウセンアサガオの毒であるアトロピンが使用される。反対の作用をもつ毒によって互いを抑制し合う。

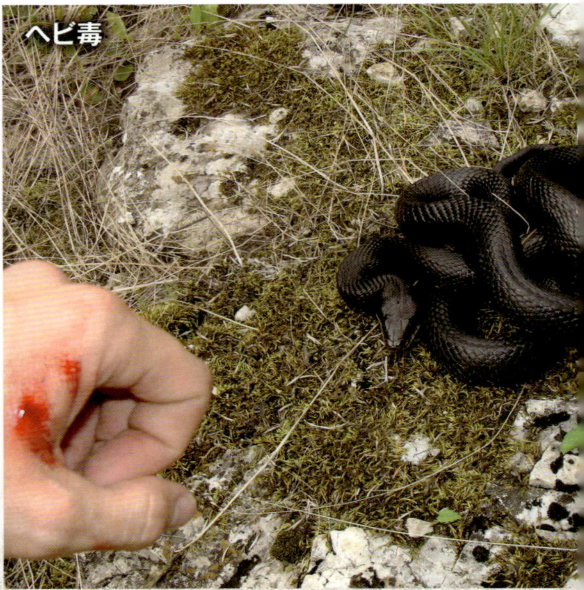

傷口を吸って速やかに毒を体外へ出すとよい。また、抗毒素血清を投与すると、血清中の抗体とヘビ毒とが結びつき、体内の毒が中和される。

毒が毒を制する

解毒剤は、それぞれの毒の性質に基づき、毒の作用を打ち消す働きをする薬だ。

例えば、テングタケ、アセタケなどの毒キノコにはムスカリンという毒が含まれているが、これに対する解毒剤には、チョウセンアサガオのアトロピンという成分が用いられる。ムスカリンは、副交感神経を興奮させ、血圧降下や発汗などの症状をもたらす。アトロピンはその反対に、副交感神経の興奮を抑制する働きがある。アトロピン単体で用いればこれもまた強力な毒となるのだが、反対の作用をもつ毒どうしを組み合わせることで、互いの毒性を打ち消し合い、解毒剤として働く。

アトロピンは、サリンや有機リン剤による中毒症状にも効果がある（→p207）。逆に、アトロピンを含む植物を誤って食べてしまった場合には、ムスカリンのような作用があるネオスチグミンを注射する。まさに「毒をもって毒を制する」だ。

また、毒が作用できないよう、分解したり中和したりするのも効果的だ。例えば、青酸中毒に処方される亜硝酸ナトリウムは、ヘモグロビンが酸化したメトヘモグロビンを血液中でつくり出し、これに青酸が結びつくことで無毒化される。

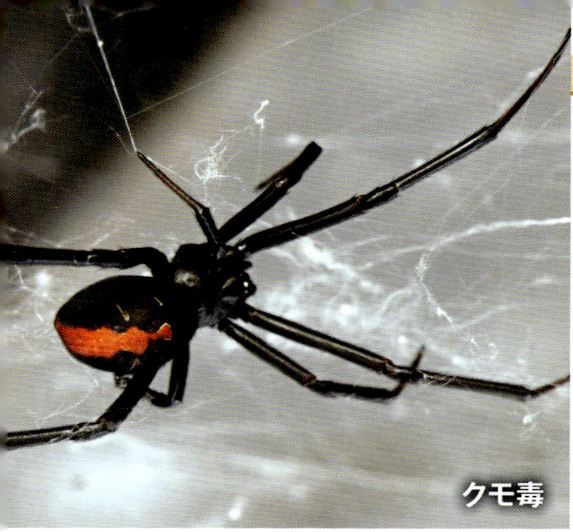

包帯や止血帯は、痛みを増す可能性があるため、なるべく使用しない。また、かまれた部分を冷やすと痛みがやわらぐ。

万能な解毒剤は存在しない

残念ながら、どんな毒にも効く万能な解毒剤は存在しない。効果的な解毒剤が明らかになっているケースは限られているし、解毒剤を使用するためには毒物の種類が特定されている必要がある。

しかし、命に関わるような重い中毒症状であっても、適切な対処法を用いることで、救命の可能性は大いに高まる。多くの場合、まずは毒を体外に排出させることが重要だ。問題ない場合には、嘔吐や胃洗浄などの方法で行う。炭（活性炭）や土（カオリン）を飲んで、毒を物理的に吸着させる方法もある。また、ステロイド（→p116）軟膏で痛みやかゆみを抑えるなどの対症療法や、症状が重い場合には人工呼吸器などによる生命維持を行い、毒が体内で代謝されて排出されるのを待つこともある。

解毒剤と称する薬は紀元前から存在する。中でも、古代ローマ時代に、皇帝ネロの侍医が発明した「テリアカ」は、万能の解毒薬と呼ばれていた（→p192）。薬草などの材料に、毒ヘビの肉を混ぜてつくられたものである。実際の効果については疑わしいが、毒をもって毒を制するという考え方が、この頃からあったことがうかがえる。

◆応急処置の方法

原因物質が何であるかによって、適切な処置のしかたが異なる。誤飲や誤食でも、すぐに吐かせたほうがいい場合と、無理に吐かせないほうがいい場合がある。原因物質を特定できる情報を集め、病院で適切な治療を速やかに受けることが何より重要だ。

1 吐かせてはいけない場合

酸やアルカリなど腐食作用のある物質は、食道や喉の粘膜に穴をあける恐れがある。また、意識がない場合などは、気道を詰まらせる可能性もある。

2 自然に吐いた場合

吐き出したものは、中毒の原因物質の特定に役立つため、捨てずにとっておいて医師に見せる。

3 毒ガスを吸入した場合

空気がきれいな場所にただちに移動する。後から重い症状を生じることもある。

4 毒物と接触した場合

毒物が付着した衣類はすぐに脱ぎ、皮膚や粘膜は大量の水で洗う。

5 薬物中毒の場合

救急車を呼び病院に運ぶ。そばに残りの薬剤や注射器があれば全て持参する。

投与量と致死量

◆投与量とその評価

薬をごく少量投与しても薬効は現れない。一方で、投与しすぎると、毒性を示し、最悪の場合死に至る。多すぎず少なすぎない適量が、常用量や薬用量として設定される。

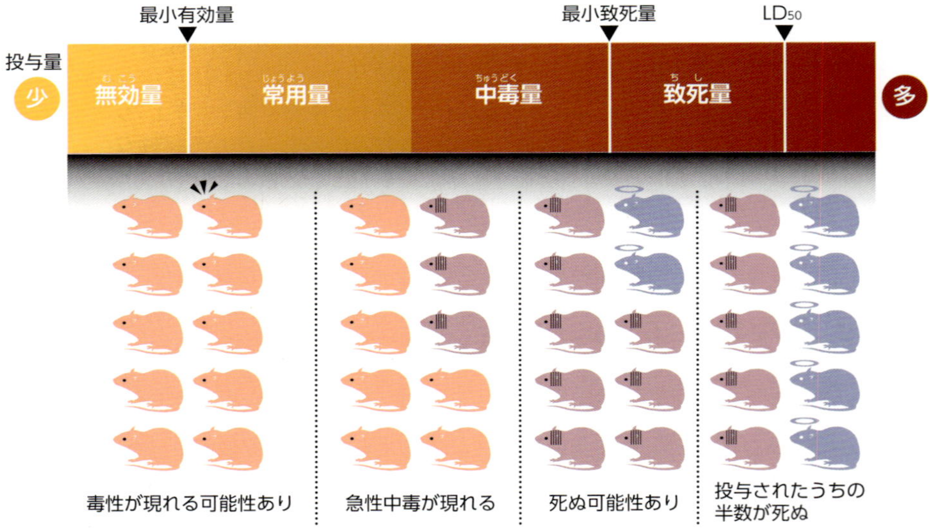

量で毒の強さを評価する

毒と薬は表裏一体だ。同じ成分でも、適量を用いれば薬となるし、過剰に用いれば毒となることがある。そのため、何らかの薬効が認められる成分については、その物質が薬効を示す「有効量」や、毒性を現して死に至る可能性がある「致死量」が評価される。

まず、薬の作用が現れない量を無効量、現れる量を有効量という。有効量の中でも、薬の効果が期待できる最小の量が最小有効量、中毒症状を示さないと予想される最大の量が最大有効量だ。治療に用いる量を薬用量というが、これは有効量の範囲内で決められる。また、標準的な薬用量が常用量として規定されている。

最大有効量を超えた量を投与すると、中毒症状を引き起こす可能性がある。この量を中毒量という。これ以上の量を投与する場合、それは薬ではなく毒と見なすべきだろう。さらに量を増やしていって、死に至る可能性がある最小量を最小致死量という。また、投与された動物のうち、半数が死ぬと予想される量が「LD_{50}値」（→p78）だ。

なお、無効量は薬効が現れない量だが、この時点でもすでに、副作用による毒性が現れる可能性がある。薬には必ずといっていいほど副作用がある。副作用が大きい薬は、その薬が本来目的とする主作用と、副作用の内容とを慎重に比較、検討して用いる必要がある。

致死量って意外とあいまい

LD_{50}値や最小致死量などの値は、毒の強さを表したり比較したりする指標としてとても便利。しかし、この値はあくまで毒性を比較するための目安でしかない。

その理由は第一に、薬物による影響の受けやすさが、動物の種類によって異なるから。同じ物質についてのLD_{50}値でも、動物の種類によって数値が大幅に異なることがある。LD_{50}値はふつう、マウスやラットなどの実験動物を検体として調べられるが、人間にとっては少量で害をなす物質でも、マウスやラットではほとんど毒性が現れないため、見かけ上、毒性が低いように見えるということが起こり得る。

2つ目の理由は、実験条件による変動があり得るからだ。私たち人間にもお酒に強い人や弱い人がいるように、実験動物にも個体差がある。そのため、同じ成分について、同じ種類の実験動物を用いてデータを集めても、結果にずれが生じることがある。さらに、最小致死量は、検体群の中にとりわけ弱いものがいれば小さくなるし、全体的に強い検体群であれば比較的大きくなる。

このように、動物の違いや実験条件による変動、さらに近年は動物愛護の観点もあり、致死量は“おおよその値”を求めるようになっている。

◆人間への致死量

摂りすぎれば毒となるのは薬だけではない。お酒や水、砂糖など、私たちが普段、当たり前のように食べたり飲んだりしているものも、過剰に摂取すれば害をなす。

しかし一般的には、私たちが「毒」と呼んでいるものは「少量でも健康を害するもの」だ。下の表では、体重1kgあたり15g、つまり体重50kgの人が一度に750g以上を食べないと死なないようなものは、毒に含まれない。この場合、水や砂糖は毒ではない。お酒に含まれるエタノールは、個人差もあるが、下の表の「僅少」～「比較的強力な毒」に該当する。

体重1kgあたり

15g以上	無毒
5～15g	僅少
0.5～5g	比較的強力な毒
50～500mg	非常に危険な毒
5～50mg	猛毒
5mg以下	超猛毒

飲みすぎれば死ぬことも…
おいしいだけに要注意

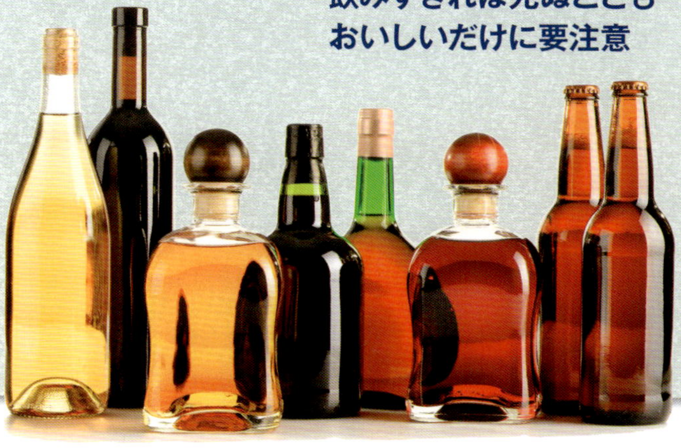

COLUMN

脳を毒から守る「血液脳関門」

毒は血流に乗って体中に分布し、血管から毒素がそれぞれの作用する器官に流れ出ることで症状を引き起こす。しかし、脳に作用して人の心を変えてしまうような毒は多くはない。それは、脳の毛細血管に、脳を毒から守る特別なバリアの機能があるからだ。

人間の脳は、神経細胞、毛細血管、そしてこれらへの栄養補給などを担うグリア細胞の3つで構成されている。脳には栄養を貯蔵する部位がなく、体の他の部位に比べてもエネルギー消費量が大きいため、特に多くの血液が必要。1分間に約650～700mLの血液が循環し、常に脳に流れ込んでいる。

しかし、そんなに大量の血液が流れていて、もし血液中に毒素が含まれていたら容易に脳を侵してしまうのでは？と思うかもしれない。実際にはそうではない。脳の毛細血管には「血液脳関門」という脳を感染症などから守るためのしくみがある。

脳のエネルギーとなるのは、ブドウ糖やビタミンB群、神経細胞を活性化させるDHA（ドコサヘキサエン酸）や脂肪酸、そして酸素や水分などだ。脳の毛細血管には、こうした脳の活動に必要な物質は血液中から脳に送りつつも、細菌やウイルスなどの有害物質は侵入しないようにせき止める機能が備わっている。

脳以外の毛細血管は、細胞の間に隙間があり、血管内にある栄養素や毒素などが自由に行き来できる。対して脳の毛細血管は、周りがグリア細胞で囲まれていて隙間がなく、血管内に入った毒素などが侵入できないようになっている。

それでも、血液脳関門を通過してしまう毒素もある。その代表が、麻薬などの依存性薬物の成分だ。これらは脳に直接作用するため、その人の心を壊し、人間性を変えてしまう。

◆脳の毛細血管は特別仕様

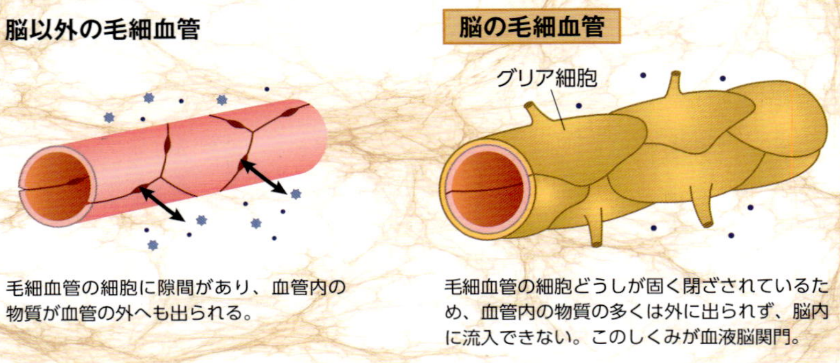

毛細血管の細胞に隙間があり、血管内の物質が血管の外へも出られる。

毛細血管の細胞どうしが固く閉ざされているため、血管内の物質の多くは外に出られず、脳内に流入できない。このしくみが血液脳関門。

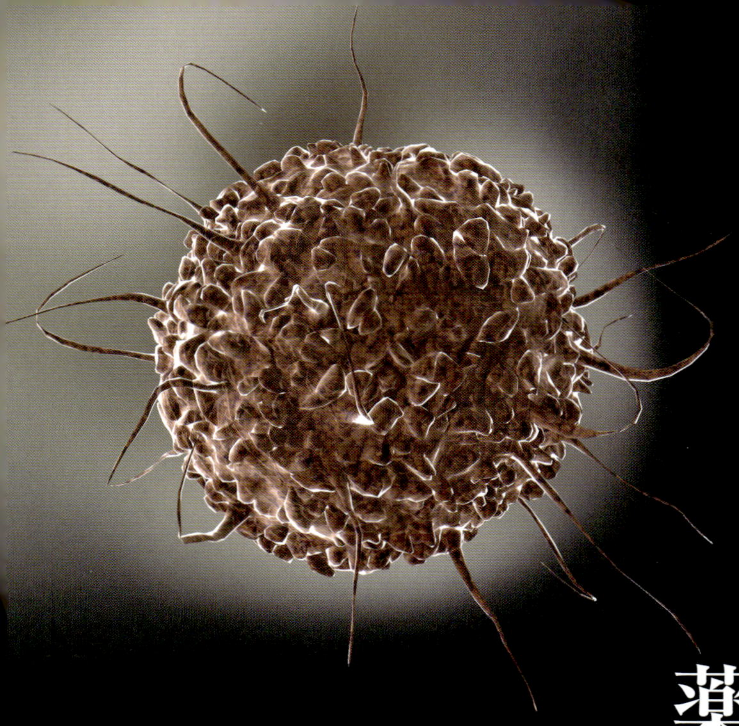

第3章
薬の基本

薬とは何か。普段、薬局で目にする商品も、「体にいい」とされる食べ物も「薬」だ。しかし、薬も使いすぎれば、毒と同じく人間に悪影響を及ぼすこともある。この章では、様々な薬の働きと、隣り合わせのリスクを探る。

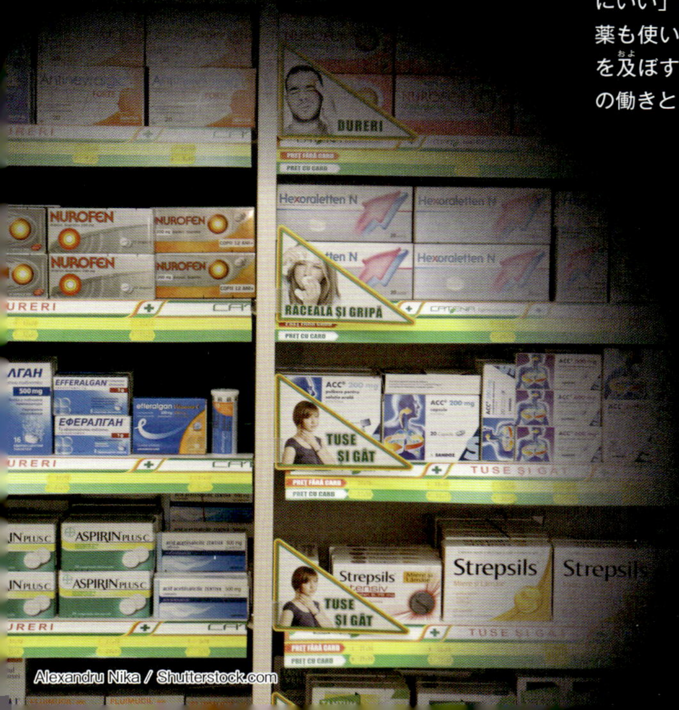

Alexandru Nika / Shutterstock.com

薬とは何か

どこから「食」? どこから「薬」?

薬とは、病気やけがの苦しみをやわらげ、体の調子を整えるもの。人は、はるか昔から、病気やけがに対抗するため、植物や動物、鉱物などから効果のあるものを探し出し、薬として用いてきた。

紀元前3000年頃にシュメール人が彫った石板には、500種類もの薬の名前が刻まれていた。この中には効果があるのか怪しいものも含まれていたが、一方で、カミツレ、桂皮、イチジクなど現在も漢方薬として用いられているようなものもあった。

動植物を体に取り入れ、活かすという点で、薬と食べ物はよく似ている。漢方には「医食同源」という考え方もある。では、薬と食べ物の違いはいったい何なのだろうか。この定義は時代によっても変化するが、現代において薬とは「体をつくる材料やエネルギーにはならないが、比較的少量、短期間の服用で体の調子を整え、向上させることができる物質」と言えそうだ。

さらに、東洋医学と西洋医学との間でも、薬の考え方は異なる。東洋医学の漢方薬ではふつう、薬効のあるものを素材ごと薬として扱う。なので、漢方は様々な成分を同時に含むが「これらが互いに補強し合ってよい効果を発揮するだろう」と考える。

反対に、西洋医学では「素材に含まれる成分の中には、病気の治療には必要ないものや、かえって有害な働きをするものが含まれているかもしれない」と考える。そのため、有効成分のみを抽出して用いたり、近年では化学合成した成分を用いたりすることが多い。

◆昔は「薬」とされていた食べ物

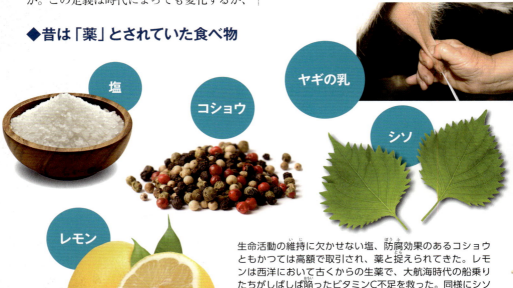

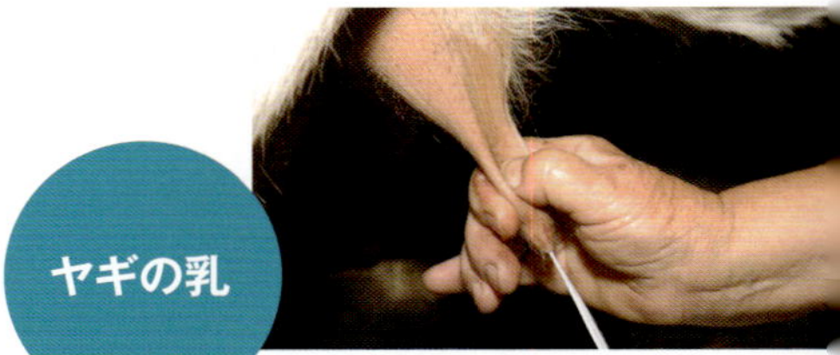

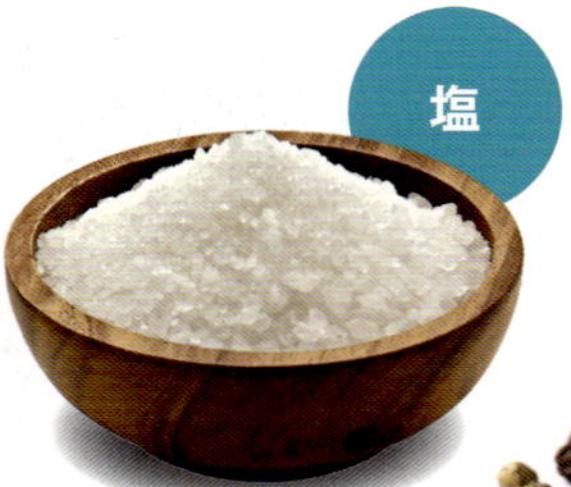

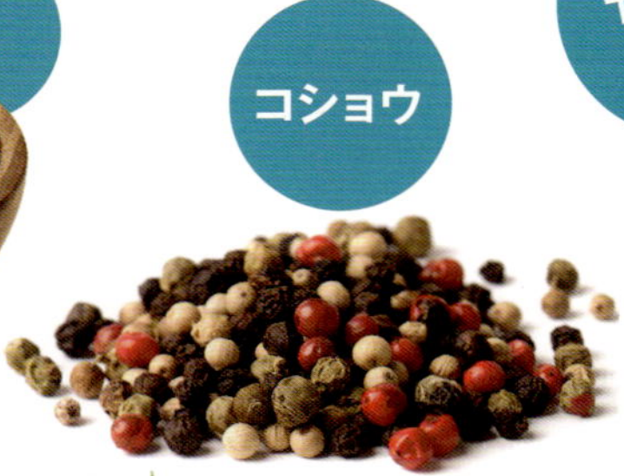

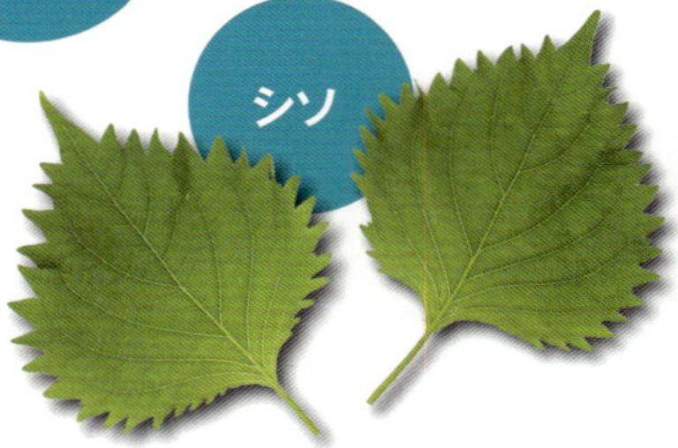

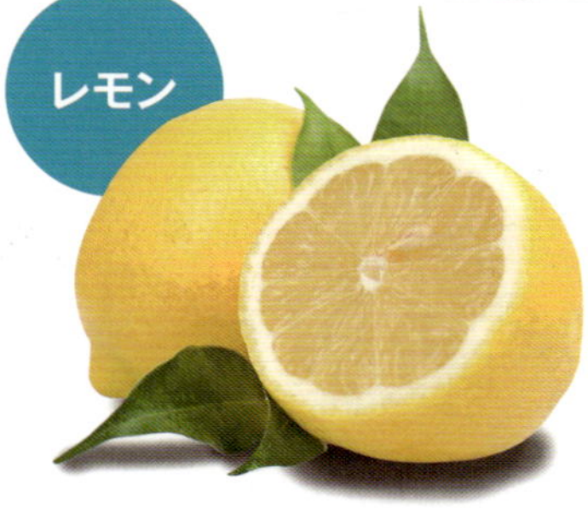

生命活動の維持に欠かせない塩、防腐効果のあるコショウともかつては高額で取引され、薬と捉えられてきた。レモンは西洋において古くからの生薬で、大航海時代の船乗りたちがしばしば陥ったビタミンC不足を救った。同様にシソも古くから東洋では漢方で使用されている。ヤギの乳は飛鳥時代には「蘇」と呼ばれるチーズに似た加工食品がつくられ、その後も薬として用いられた。

薬は自然治癒を助ける

薬の役割とは何だろうか。「病気やけがを治すこと」と思うかもしれないが、厳密にはこれは誤り。薬の正しい役割は「病気やけがを治す手助けをすること」だ。

人の体には「自然治癒力」が備わっている。これは、病気になったり体のどこかが壊れたりしても、自分自身の力によって病原菌を攻撃し、壊れた部分を修復して、体を元どおりにしようとするしくみだ。

しかし、病原菌の勢いが強すぎたり、組織の破壊が大きかったりすると、自然治癒では追いつかないことがある。これをサポートするために用いるのが、薬の本来の使い方だ。

例えば総合感冒薬、いわゆる「風邪薬」は、直接風邪を治すのではなく、喉の痛みや発熱、頭痛など、風邪の様々な症状を穏やかにする。風邪の症状がひどくなると体力を消耗し、自然治癒力が低下してしまう。このままでは治らないどころか、さらに悪化する恐れもある。そこで風邪薬は、症状を抑えることで体力の消耗を最低限に抑え、体が自力で治る手助けをするのだ。

◆けがを治すのは自分自身

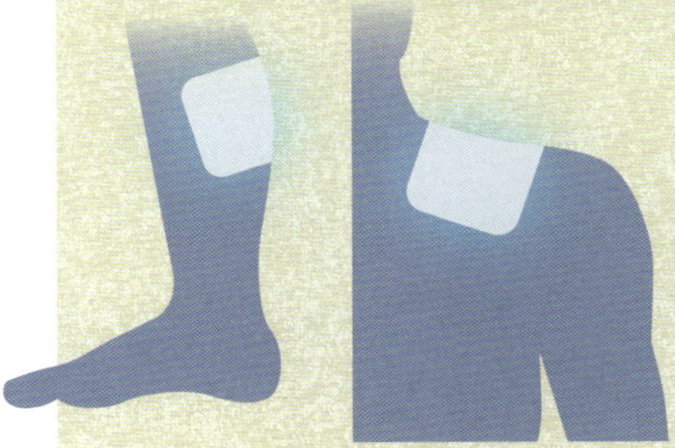

湿布などは、自然治癒力を高めて炎症や痛みを抑え、治癒を促す。

◆風邪薬は症状を抑える

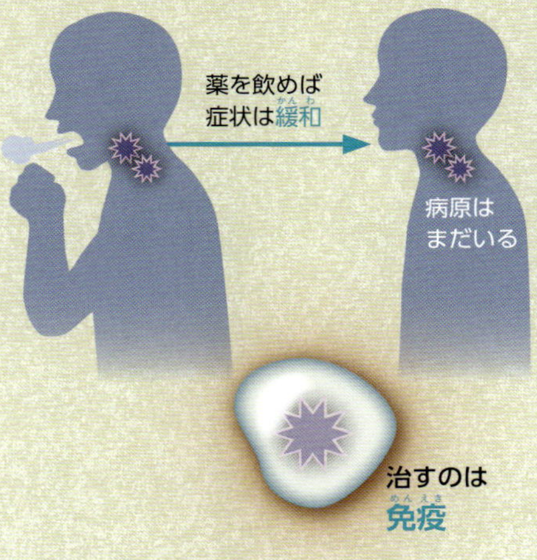
薬を飲めば
症状は緩和
病原は
まだいる
治すのは
免疫

薬は症状を緩和させても、病原を死滅させるわけではない。ヒトの免疫機構に基づく自然治癒力を前提とした使い方がなされる。

◆下痢は有害物質を排除する

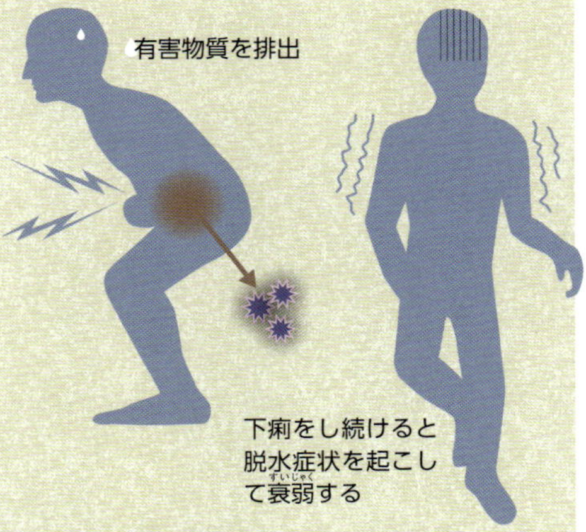

下痢は、腸の粘膜が察知した有害な物質を内容物とともに排出しようとする体の防御反応のひとつ。しかし何度も続けば著しく体力を消耗し、脱水症状を引き起こす。下痢をしても1、2回は様子をみて、体力と相談しながら下痢止め剤を使うのがよい。

3章

薬の原料

◆生命力の強さから“薬になる”とされるもの……

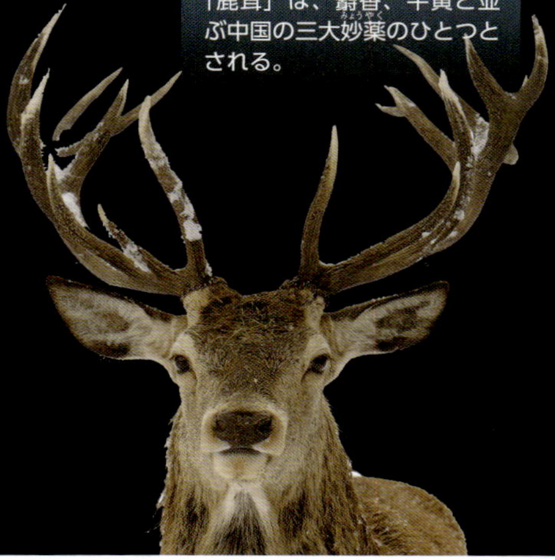

シカの角
日に2cmも伸びるという雄鹿の角からつくられた精力剤「鹿茸」は、麝香、牛黄と並ぶ中国の三大妙薬のひとつとされる。

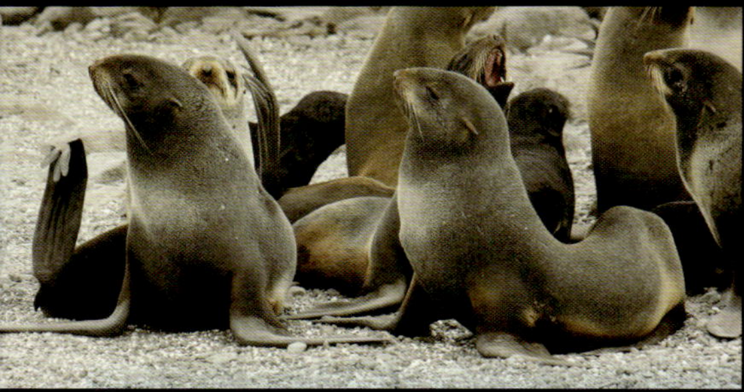

オットセイのペニス
1頭のオスでハーレムをつくるオットセイのペニスは漢方の精力剤。「膃肭臍」という言葉自体がアイヌ語由来の中国語でオットセイのペニスを意味する。

今は化学合成でつくる

人は、病気やけがを治すため、植物や動物、鉱物など、自然界のあらゆるものを試してきた。その中で効果があったものや、そこから抽出した成分が、薬として活用されてきた。

さらに現代では、化学技術の発展に伴い、化学合成による薬づくりがさかんに行われている。その多くは、天然の有効成分の化学構造をもとに、一部の構造を変化させたもので、薬としての効果や吸収性を高めたり、副作用を減らして扱いやすくしたりしている。合成によって製造を容易にし、コストを低減しているケースもある。これらは、天然成分を化学的に加工する「半合成」によるものと、石油などを原料に、目標とする化学構造を全く人工的につくる「全合成」によるものとに分けられる。

新たな薬の開発、販売に至るまでの道のりは険しい。一般的に、10～20年の歳月と数百億円もの開発費が必要といわれる。

まず、薬の候補となる化合物を探し出す基礎研究に2、3年、実験動物を用いて効果と安全性を確かめる非臨床試験に3～5年かかる。さらに、3～7年かけて人での臨床試験が行われる。これは治験とも呼ばれ、人体における効果や安全性が確認される。

◆天然素材に由来する薬の例

微生物
アオカビから発見された抗生物質のペニシリンをはじめ、今も微生物は薬の主原料のひとつ。

ニチニチソウ
ビンクリスチン、ビンブラスチンなどの抗がん剤。

スイートクローバー
血栓を防ぐ効果から心臓病の治療薬ワルファリンの開発へ。

いずれも、そのまま摂取すれば有毒であったり、成分が少ないため効果がなかったりするものが、化学合成によって薬となった。

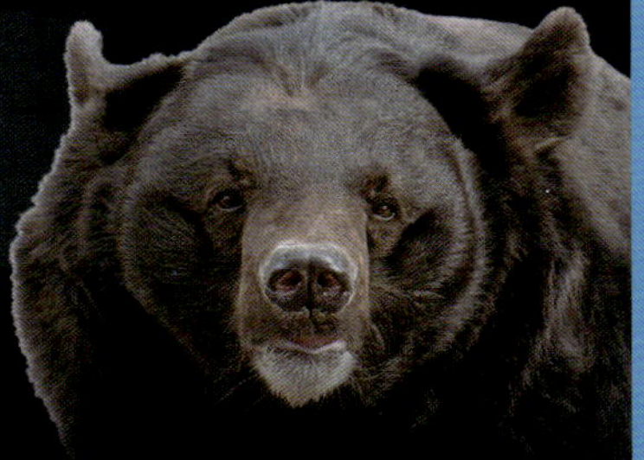

クマの胆

クマの胆のうを乾燥させたもの。古くから消化器系の生薬として、中国や日本のみならず、チベット、ロシアなどでも広く知られている。

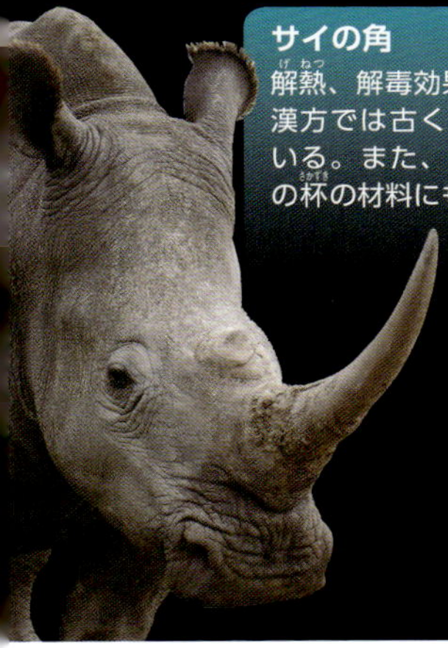

サイの角

解熱、解毒効果があるとされ、漢方では古くから用いられている。また、毒殺防止のための杯の材料にも用いられた。

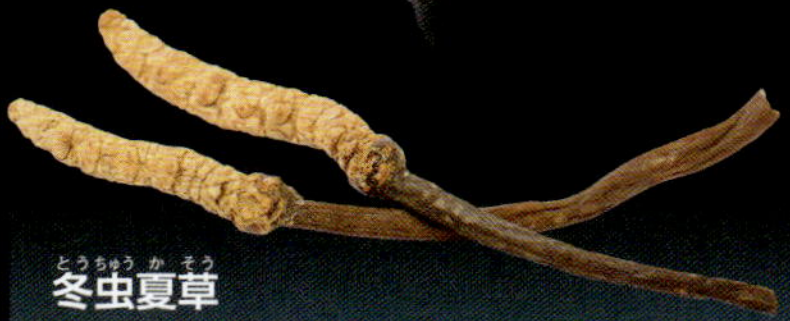

冬虫夏草

チベットなどに生息するオオコウモリガなどの幼虫に寄生して発生する菌類（キノコ）。冬は幼虫の形で、やがて幼虫の養分を奪って成長し、夏には草のようになる。中国周辺では滋養強壮のための高級食材として珍重される。

この治験のデータをもとに、厚生労働省による審査が行われ、2、3年かけて国からの承認を得る。こうしてようやく、新薬は世に出ることができるのだ。

基礎研究によって候補とされた物質のうち、実際に薬として採用されるのは、わずか6,000分の1程度だ。

◆おしっこも薬に！？

おしっこ、つまり人の尿からも薬がつくられる。原料となる尿は、軍隊や修道院など集団生活をしている人たちから集めているという。

例えば血栓を溶かす薬であるウロキナーゼは、腎臓でつくられる酵素で、かつては大量の尿から抽出して薬をつくっていた。現在では、培養細胞を用いた合成によって大量生産されている。

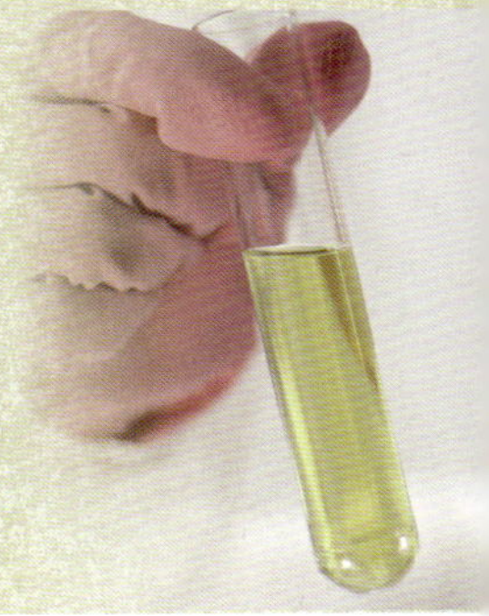

ミイラが薬として人気！？

かつてミイラは薬の原料として珍重され、古くは不老長寿の薬にも使用された。15～17世紀のヨーロッパでは、ミイラの粉末や断片が鎮痛剤、強壮剤として大流行した。これはオランダ船によって日本にも伝えられた。

ミイラづくりには、古代エジプトの秘薬がふんだんに用いられたと信じられていた。その秘薬の効果を期待し、薬に利用していたようだ。ミイラとはつまるところ、哺乳類の干物であり、タンパク質やカルシウムが豊富だったことも、薬効の一部になっていたのだろう。

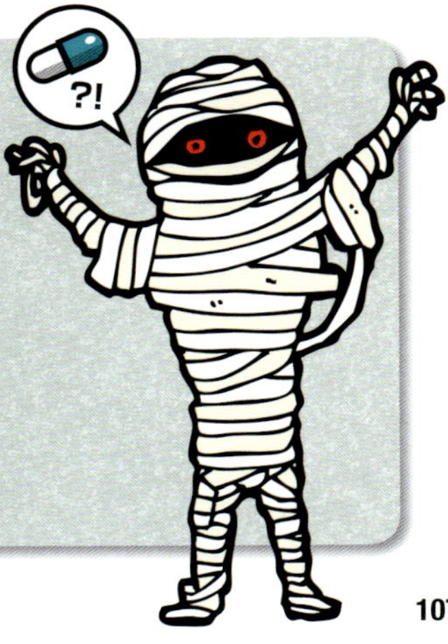

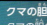

3章 薬の分類

医薬品には医療用と一般用

私たちが普段「薬」と呼んでいるものは、法律によって「医薬品」と定められたもの。「病気の診断、治療、予防への使用が目的とされている」として、効果や副作用、安全性についての審査を経て、厚生労働省が認めたものだ。もしくは、厚労省の「日本薬局方」という基準書に記載されたものでなくてはならない。

医薬品は、入手方法によって、医療用医薬品と一般用医薬品（OTC医薬品）に分類される。前者は、医師が患者の症状に応じて処方し、薬局で薬剤師から購入する薬で、医師や歯科医師による処方箋が必要である。対して、一般用医薬品は処方箋を必要とせず、患者自らの判断により、薬局やドラッグストアで購入できる。

さらに一般用医薬品は、リスクの程度によって、第1～3類に分けられる。中でも第1類医薬品は、安全性上、特に注意を必要とするものであり、販売には薬剤師による対応が義務づけられている。

近年、「ジェネリック医薬品」（後発医薬品）という単語を聞く機会も多いだろう。これは、ある製薬会社が開発した新薬の特許が切れた後で、他の製薬会社が同じ有効成分で製造、販売する医薬品。新薬と異なり、莫大な開発費用が不要なため、価格を安く抑えられる。一方で、品質や安定供給についての確実性は、新薬と同等とは限らない。

◆医薬品の分類

医薬品は「医薬品、医療機器等の品質、有効性及び安全性の確保等に関する法律」（旧薬事法）によって規定され、厚生労働省による承認を要する。

厚生労働省が認可したもの

日本薬局方に記載があるもの

それ以外
医薬部外品

医薬品

医療用医薬品
医師による処方箋を必要とし、薬局で薬剤師から購入可能。

一般用（OTC）医薬品
自らの判断によって薬局などで購入可能。カウンター越し（Over The Counter）に売買される薬。

リスクに応じた一般用医薬品の区分

要指導医薬品
医療用から一般用に移行したばかりのリスクの高い薬。販売時に薬剤師による指導が義務づけられる。

第一類医薬品
購入時に薬剤師による書面での情報提供が義務づけられる。

第二類医薬品
薬剤師による情報提供は努力義務。この中で特に注意を要する医薬品は「指定第二類薬品」とされる。

第三類医薬品
薬剤師による情報提供などが不要。ネット販売も可能。

◆目的による分類

対症療法	病気によって起こる症状を抑えることで、苦痛や体力の消耗を軽減する治療法。	原因療法	病原菌や寄生虫など、病気の原因を根本的に取り除くことを目的とした治療法。
長期使用	慢性疾患の場合、長期にわたり薬を飲み続ける必要があることも。	頓服薬	発作が起きたときや症状がひどいときなど、必要なときだけ用いる薬。

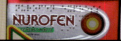

薬の“かたち”

薬には、錠剤、軟膏、注射など様々な形状が存在する。薬の形状のことを「剤型」と呼ぶ。剤型によって効き方の特徴が異なり、目的や、薬を届けたい部位によって使い分けられている。内用薬と外用薬とに大別され、内用薬はさらに内服薬と注射薬とに分類される。

内服薬のうち経口薬は、口から飲んで体内に入る。胃や腸の粘膜から吸収されて血液中に溶け込み、全身に作用する。錠剤やカプセル剤は、飲みやすく、溶けるタイミングを調節できるのが利点だ。例えば、酸に弱い薬の場合、胃液による分解から薬を守り、腸で溶けて吸収されるようにすることができる。散剤は分量を加減しやすい反面、苦かったりむせやすかったりして飲みにくい。そのため、子ども用にはシロップの液剤などが用いられることが多い。

注射薬は、皮膚を通して、血液や筋肉中に薬が直接注入されるため、作用が早い。また、消化液によって効果を失う可能性のある薬物の投与に適している。目的や薬剤の性質、投与量によって注射方法が使い分けられ、静脈内注射、皮下注射、筋肉注射、皮内注射などがある。

外用薬は、皮膚や粘膜など、体の表面に使用する。投与する部位に直接作用させる「局所用」と、皮膚や粘膜を通じて薬を吸収させ、血液によって全身へと作用させる「全身用」とがある。

◆おもな形状と特徴

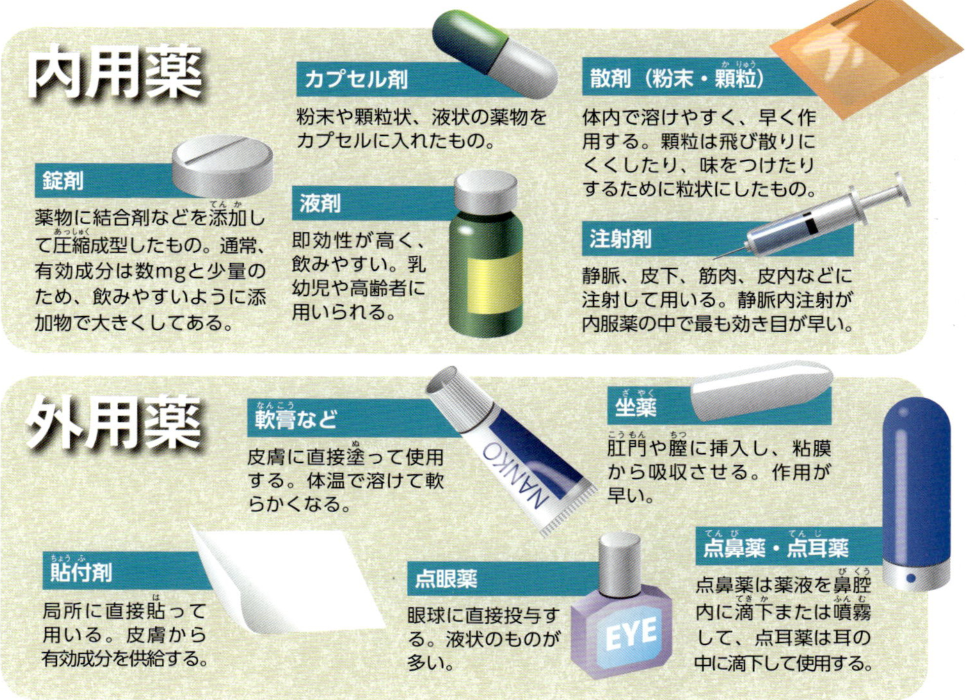

内用薬
カプセル剤
粉末や顆粒状、液状の薬物をカプセルに入れたもの。
散剤（粉末・顆粒）
体内で溶けやすく、早く作用する。顆粒は飛び散りにくくしたり、味をつけたりするために粒状にしたもの。
錠剤
薬物に結合剤などを添加して圧縮成型したもの。通常、有効成分は数mgと少量のため、飲みやすいように添加物で大きくしてある。
液剤
即効性が高く、飲みやすい。乳幼児や高齢者に用いられる。
注射剤
静脈、皮下、筋肉、皮内などに注射して用いる。静脈内注射が内服薬の中で最も効き目が早い。
外用薬
軟膏など
皮膚に直接塗って使用する。体温で溶けて軟らかくなる。
NANKO
坐薬
肛門や膣に挿入し、粘膜から吸収させる。作用が早い。
貼付剤
局所に直接貼って用いる。皮膚から有効成分を供給する。
点眼薬
眼球に直接投与する。液状のものが多い。
EYE
点鼻薬・点耳薬
点鼻薬は薬液を鼻腔内に滴下または噴霧して、点耳薬は耳の中に滴下して使用する。

薬が効くしくみ

体内で拡がり、最後は排泄される

薬が作用するためにはまず、体内に吸収されなくてはならない。口から摂取する場合は、胃や腸を経て、粘膜から血液中へと吸収されるが、その過程で、薬は消化液による影響を受ける。

特に、胃液は強い酸性を示すため、薬の成分を変化させてしまうことがある。そこで、胃酸による影響を受けやすい薬は、カプセル剤に加工することで、胃酸に直接触れないようにする。また、薬の形状は吸収の早さにも影響するため、剤型の選択や工夫によって、効果が現れる早さや持続時間をコントロールすることができる。

外用薬のように皮膚や粘膜の細胞から吸収させる方法や、注射によって皮下や筋肉中から吸収させたり、静脈内に直接注入したりする方法もある。血液中に入った薬は、循環系のシステムで全身をめぐる。心臓のポンプは血液を体の隅々まで送り出していて、これによって薬も患部に届く。

血液中に溶け込んだ薬は、肝臓で代謝され、腎臓を経て体外に排泄される。肝臓の

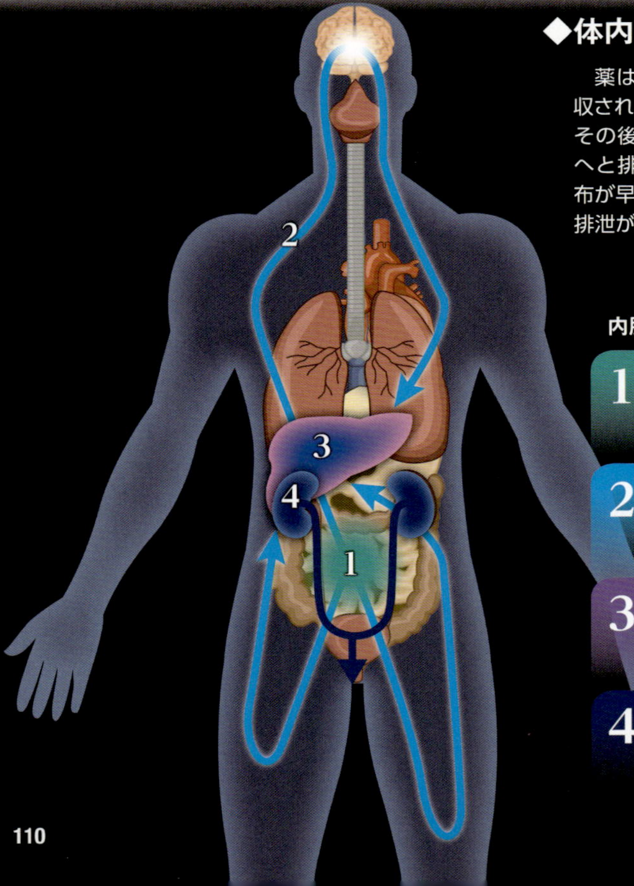

◆体内を旅する薬

薬は、皮膚や粘膜の細胞から体内に吸収され、血液の循環によって全身をめぐる。その後、肝臓で代謝され、腎臓から体外へと排泄される。多くの場合、吸収・分布が早いものは、効果も早く現れ、代謝・排泄が遅いものは、効果が持続しやすい。

内服薬の場合

1 吸収
体内に入った薬はおもに小腸で吸収され、血液中に入る

2 分布
血液に乗って体内を移動。作用部位にたどり着く

3 代謝
作用後、薬の成分は肝臓で分解される

4 排泄
腎臓でろ過され、尿や便といっしょに体外へ

代謝酵素は、異物を毒性が少なく水に溶けやすい物質に変換する。一般的に、脂溶性の物質は体内に残りやすく、水溶性の物質は尿や便として体外に出ていきやすい。

経口摂取された薬物は、循環系に乗る前に一度肝臓を経由するため、早い段階で代謝という試練を受ける。そのため、一部が代謝されることを見越して多めに投与したり、酵素によって薬効が失われないような工夫を施したりする。肝臓での代謝を避けるため、経口摂取以外の投与方法を選択することもある。

代謝を受けた物質は、再び血流に乗り、腎臓でろ過され、尿として排出される。

血液に乗って旅に出る

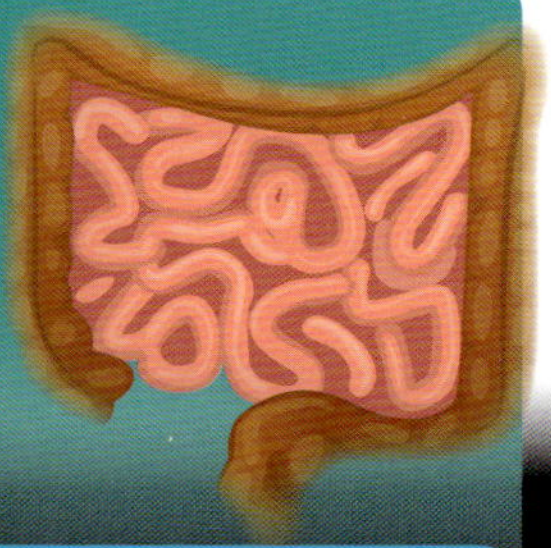

口からの内服薬の場合、胃や小腸の粘膜から門脈という血管に入り、肝臓を経て、全身をめぐる血流に乗る。消化管では消化液に含まれる強力な酸や酵素にさらされるため、性質が変わったり分解したりしないような成分や加工をしたものでなくてはならない。

経口投与が向かない場合は、外用薬で粘膜から吸収させたり、静脈内注射のように吸収の過程を飛ばして血管に直接注入させたりする。

心臓から作用部位へ

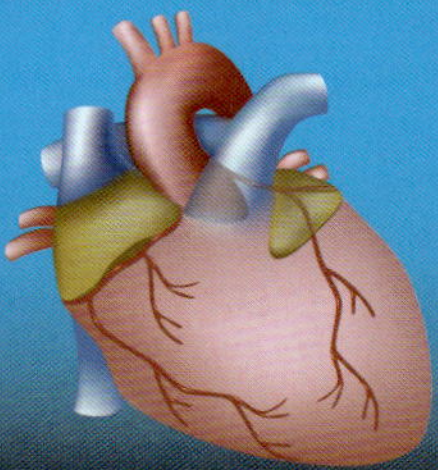

血液中に溶け込んだ薬は、まず心臓へと運ばれる。そして、心臓のポンプによって体の隅々まで速やかに運搬され、薬が作用する部位へと届けられる。

最近では、薬を患部まで効率的に届けてよく働かせるため、有効成分にコーティングを施したり、狙い撃ちするための部品をつけたりすることもある。

分解は薬にとっての試練

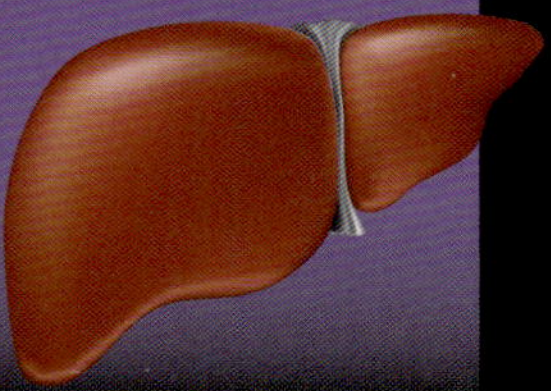

薬は、体にとっては異物だ。そのため、体内の代謝酵素によって分解、解毒を受ける。この酵素は特に肝臓に多く存在し、異物の多くは、ここで水に溶けやすい物質に変換され、排泄される。

また、患部での役目を終えた薬は、血液とともに体内をめぐって再び肝臓を通過し、次第に分解されていく。

役目を終えて体外に出てくる

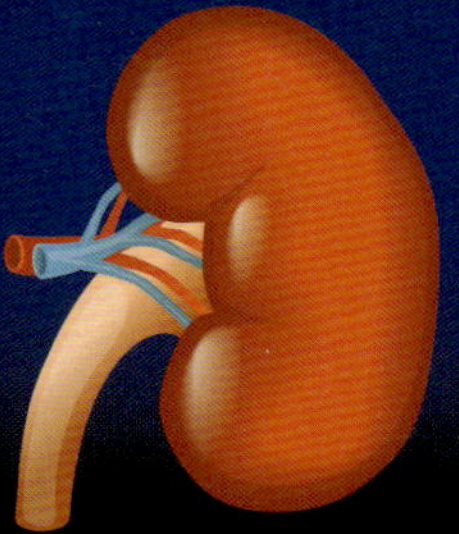

肝臓で代謝されて水溶性を増した物質は、腎臓を経て体外に排出される。腎臓にある糸球体というろ過装置で、血液中の不要な物質がこしとられ、原尿ができる。ここから、水分と栄養分の一部が再吸収され、残ったものが輸尿管を通って膀胱へと送られ、尿として排泄される。薬を飲むと、尿に色がつくことがあるが、これは、薬の成分やその代謝物が尿に溶け込むためだ。

処方量と副作用

形態の違いで量も変わる

薬が効果を現し、それを維持するためには、血液中の薬の濃度が一定の範囲内に保たれる必要がある。これは多すぎても少なすぎてもいけない。

まず、薬が効果を表すために必要な最低限の量があり、これよりも少なければそもそも飲んでも無駄だ。一方で、服用量を増やしていくと、効果も徐々に強くなっていくが、ある量を超えるとそこから変わらなくなる。そのため、むやみにたくさんの量を服用しても意味がないのだ。

また、服用量が多すぎる場合、副作用が強く現れたり、中毒症状が生じたりすることもある。薬を服用する際には、指示された服用量と、食後・食前などの服用間隔を守って飲むことが肝心だ。

薬の適量は、血液中における薬の濃度を適切に保つように決められる。そこで、「体重1kgあたり○mg」と、体重に比例して投与量が計算される。例えば錠剤の場合、大人は4錠、子どもはその半分の2錠というふうに、おおまかに調節されている。

しかし実際には、同じ大人でも大柄な人や小柄な人、太った人や痩せた人がいて、体重には個人差がある。さらには、体質や体調によっても、適切な服用量は異なる。そのため、心臓病や気管支喘息、神経系の薬の場合や、体力のない老人や子どもに使用する際には、服用量についてより細かい調節が求められる。こうした場合には、個人差に応じて微妙な量を調節しやすい散剤（粉末や顆粒）や液剤が適している。

◆薬の処方量は体重に比例

錠剤などには大人と子どもそれぞれの服用量が定められている。しかし、1錠あたりの内容量は同じなので個人差が生じやすい。

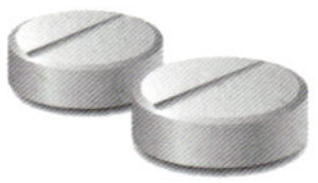

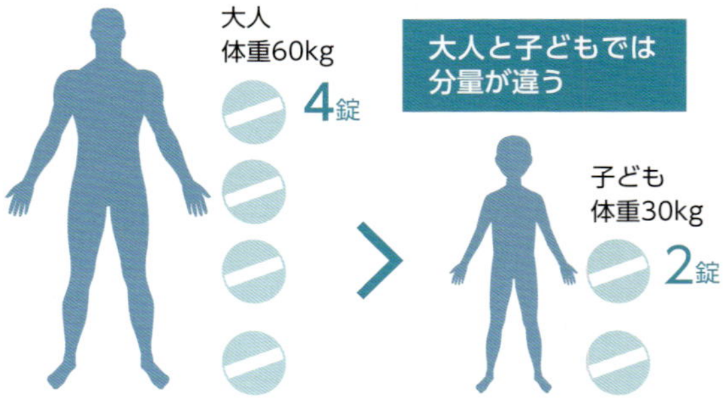

散剤は個人の体重に合わせてきめ細やかに量を調節して処方できる。

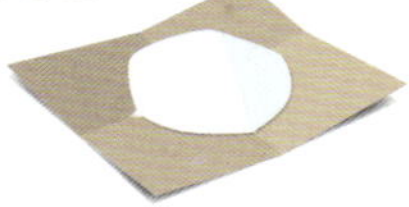

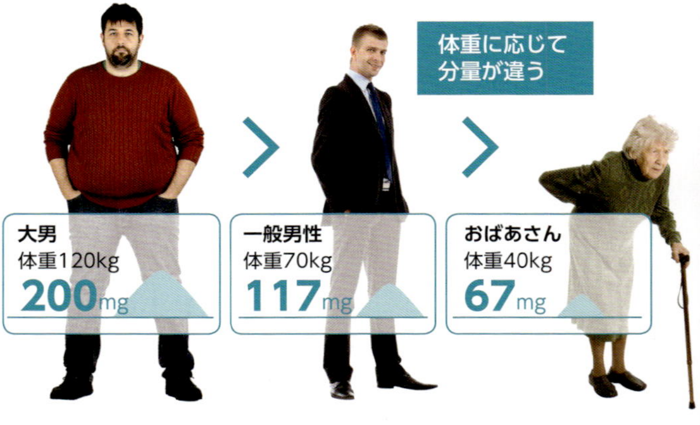

一般に、同じ風邪薬でも海外のほうが有効成分の量が多い。日本人は薬を代謝する酵素が弱い人が多く、海外の薬だと強すぎることがある。旅行の際には日本の薬を持っていこう。

副作用はなくならない

薬を服用した際、病気やけがを治す主作用の他に、体にとって好ましくない作用が現れることがある。これが副作用だ。どんな薬にも多かれ少なかれ副作用がある。市販の薬と、処方される薬の違いも、おおまかに言えば副作用のリスクの差だ。

まず、飲みすぎることで生じる副作用がある。薬が効果を示す有効量よりさらに多くの薬を投与すると、急性中毒を引き起こす。さらに量を増やせば、致死量に達し、死に至ることもある。しかしながら、量が少なければ大丈夫というわけでもない。最小有効量よりもさらに少ない領域から表れる副作用もある。このような副作用は、薬を服用する限り、完全に避けることは難しい。そのため、薬を選ぶ際には、主作用と副作用を慎重に比較し、検討する必要がある。また、副作用を極力抑えるため、初めての薬を使うときや何かあったときには、医師や薬剤師に相談するようにしよう。

発想を転換し、副作用を薬効に変えてしまったケースもある。例えば「ドリエル」(エスエス製薬) という薬は、もともとかゆみ止めやアレルギー性鼻炎の治療薬として開発された。この薬の眠気を催すという副作用を、あえて薬効にすることで睡眠改善薬として売り出したのだ。

◆副作用のおもな症状

皮膚｜発疹、発赤、かゆみ、むくみ。総称して「薬疹」という

消化器｜悪心、嘔吐、食欲不振、下痢

精神神経系｜頭痛、めまい、眠気、痙攣、不眠、不安感

その他｜顔のほてり、発熱、排尿困難、全身のだるさなど

重大な副作用の初期症状

息がしにくい、胸が苦しい
▶アナフィラキシーショック

皮膚が赤く熱をもつ、水ぶくれ
▶中毒性表皮壊死症

咳が続く、息がしにくい
▶間質性肺炎

尿が出にくい、尿がにごる
▶急性腎不全

こうした症状が出たら、すぐに薬の使用をやめて医師や薬剤師に相談すべき。

◆ED (effective dose) 値とLD (lethal dose) 値

ED値は有効量、LD値 (→p78) は致死量の略で、それぞれ薬効や毒性についての指標。用量を増やせば、より多くの人に効果が現れやすくなる一方で、ED値とLD値が近い薬の場合、死に至る可能性もある。

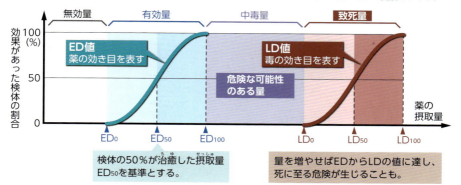

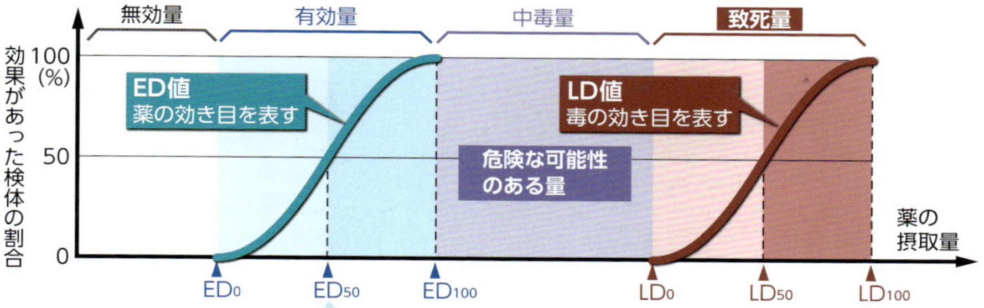

検体の50%が治癒した摂取量ED50を基準とする。

量を増やせばEDからLDの値に達し、死に至る危険が生じることも。

細菌にアタックする抗生物質

微生物由来の薬で微生物を殺す

人間の体に入り込み、様々な症状を引き起こすものもいる細菌。自分の周囲から他の細菌を排除するため、それぞれ独自の化学物質を分泌している。これを薬として活用したのが抗生物質だ。微生物からつくられ、細菌を直接攻撃する物質と言える。

抗生物質には、細菌を死滅させる殺菌作用や、増殖を抑える静菌作用があるため、抗菌薬として用いられる。抗生物質の登場によって、人類は細菌感染症への強力な対抗手段を得た。かつては「死の病」といわれていた数々の病気に対し、有効な治療ができるようになり、日本人の寿命は10年延びたともいわれている。

以前は、抗生物質というと、抗菌作用をもつ化学物質のみを指していた。しかし現在では、抗がん剤として働くものや、免疫の働きを抑制するものなど、様々な作用をもつ物質が見つかっている。

生物が分泌した抗生物質に化学的加工を加えたものや、同様の構造を化学的に合成したものは、厳密には合成抗菌薬という。しかし一般的には、これらも全て抗生物質と呼ばれている。

◆おもな抗生物質と合成抗菌薬

	分類	おもな一般名
殺菌作用のある抗生物質	ペニシリン系	フェネチシリンカリウム、アンピシリンなど
	セフェム系	セファレキシン、塩酸セフォチアム、セフチゾキシムナトリウムなど
	モノバクタム系	アズトレオナム
	カルバペネム系	メロペネム
	グリコペプチド系	硫酸ポリミキシンB
静菌作用のある抗生物質	テトラサイクリン系	塩酸ミノサイクリン
	マクロライド系	クラリスロマイシン
合成抗菌薬	キノロン系	ピペミド酸三水和物
	ニューキノロン系	シプロフロキサシン、レボフロキサシン

◆細菌感染によるおもな病気

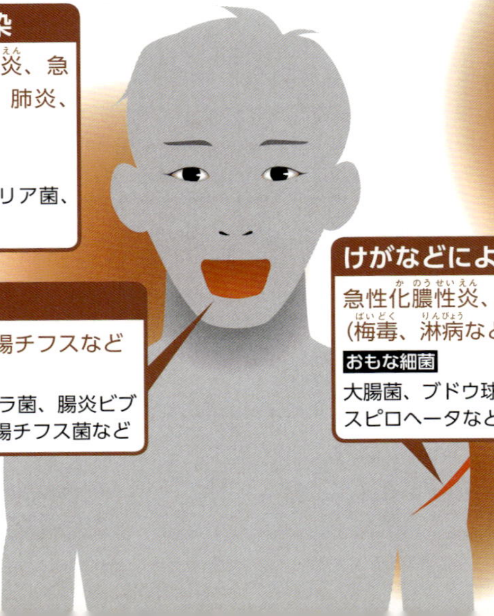

鼻・眼・気道からの感染

急性鼻咽頭炎、急性副鼻腔炎、急性気管支炎、急性中耳炎、肺炎、肺結核、結膜炎など

おもな細菌

ブドウ球菌、結核菌、ジフテリア菌、クラミジアなど

口からの感染

急性胃腸炎、赤痢、腸チフスなど

おもな細菌

大腸菌、O-157、コレラ菌、腸炎ビブリオ、ボツリヌス菌、腸チフス菌など

けがなどによる感染

急性化膿性炎、破傷風、性感染症（梅毒、淋病など）

おもな細菌

大腸菌、ブドウ球菌、破傷風菌、淋菌、スピロヘータなど

◆細菌に対する抗生物質の働き

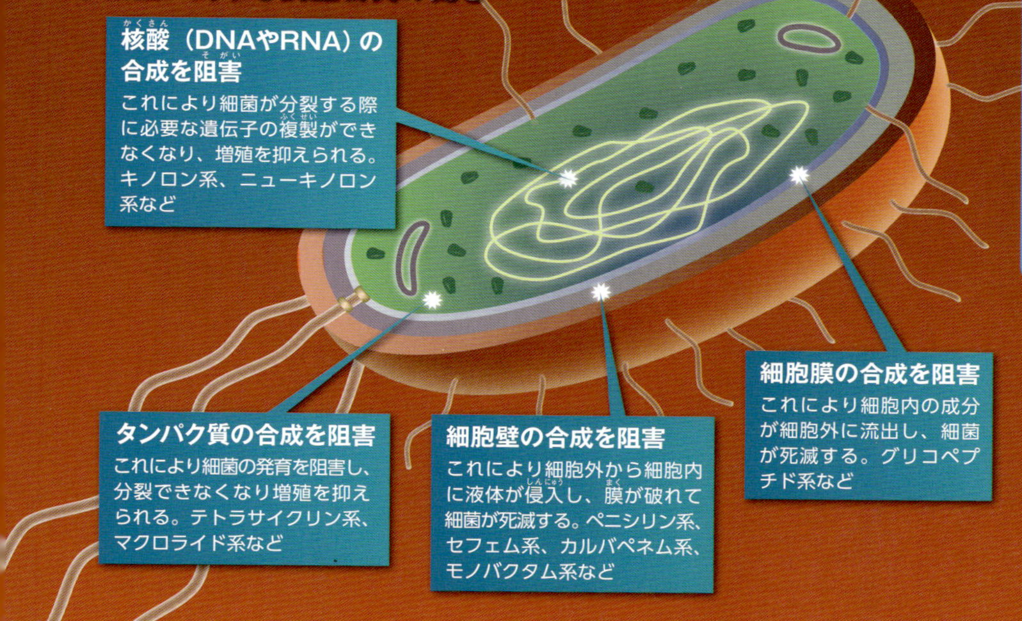
核酸（DNAやRNA）の合成を阻害
これにより細菌が分裂する際に必要な遺伝子の複製ができなくなり、増殖を抑えられる。キノロン系、ニューキノロン系など
タンパク質の合成を阻害
これにより細菌の発育を阻害し、分裂できなくなり増殖を抑えられる。テトラサイクリン系、マクロライド系など
細胞壁の合成を阻害
これにより細胞外から細胞内に液体が侵入し、膜が破れて細菌が死滅する。ペニシリン系、セフェム系、カルバペネム系、モノバクタム系など
細胞膜の合成を阻害
これにより細胞内の成分が細胞外に流出し、細菌が死滅する。グリコペプチド系など

細胞壁や細胞膜の合成を阻害すると、細菌は死滅する。また、DNAやRNA、タンパク質の合成を阻害すると、細胞分裂ができなくなり、細菌の増殖が抑えられる。前者を殺菌作用、後者を静菌作用という。

使いすぎると細菌が進化する

抗生物質の発見は、人類を細菌感染症との戦いから解放したかに思われた。しかし、これは新たな戦いの幕開けでもあった。

抗生物質を使い続けると、細菌はその薬に対する抵抗力をもつようになる。これを薬剤耐性という。新しい抗生物質を開発しても、使い始めて数か月から数年もすると、それが効かない耐性菌が現れる（→p169）。そして、既存のものに代わる新たな抗生物質の開発が求められる。まさに、薬剤の開発と細菌の進化との終わりなき戦いだ。

抗生物質のむやみな使用は、耐性菌の発生と拡大を促進する。特に、日本の医療現場では抗生物質を使いすぎているといわれ、問題視されている。

例えば、風邪をひくと、患者自身が医師に対して、抗生物質の処方を求めることがしばしば見られる。しかし実際には、抗生物質は細菌感染症には有効だが、ウイルス性の風邪には効果がない。風邪からの二次感染によって、細菌による気管支炎や肺炎などを発症した際には効果を発揮するものの、その予防効果はない。抗生物質を飲んでも“おまじない”にしかならないのだ。

医師自身も、多少でも細菌感染の疑いがある場合や、肺炎の恐れがある場合には、細菌感染の検査をする前に抗生物質を処方してしまうことがあるようだ。

劇的効果のステロイド剤

正体は人間が分泌するホルモン

ステロイド剤は、人間の副腎でつくられる「副腎皮質ステロイド」というホルモンに由来した薬のこと。このホルモンは、糖質コルチコイドと鉱質コルチコイドに大別されるが、ステロイド剤として使用されるのは、糖質コルチコイドを参考に合成されたものだ。体内でつくられている糖質コルチコイドと同じものを投与しても、体内ですぐに分解されてしまい、ほとんど効果は期待できない。そこで、分解されにくく、より長時間にわたって作用を示す合成コルチコイドが用いられている。

糖質コルチコイドには、炎症を起こすホスホリパーゼA_2という酵素や免疫細胞の働きを阻害して、炎症や痛み、免疫反応を抑える作用がある。また、血液を固まりやすくしたり、気分を高揚させたりする働きもある。ステロイド剤は、このように人間にもともと備わっているしくみを利用して、病気の症状を抑える対症療法薬だ。

炎症や痛み、免疫反応を抑えたりする作用があるため、アトピー性皮膚炎、気管支喘息といったアレルギーや、臓器の機能障害をもたらす膠原病、リウマチといった免疫疾患などに処方される。他にも、がん、溶血性貧血、臓器移植後の免疫抑制……と、様々な場面で使用され、医療の現場では欠かせない薬のひとつになっている。

◆ステロイド剤が使われるおもな病気

- 湿疹・かぶれなどの皮膚炎
- がん
- アトピーなどの皮膚疾患
- 副腎不全
- アレルギー
- 潰瘍性大腸炎
- 気管支喘息
- 溶血性貧血
- 関節リウマチ
- 自己免疫性肝炎

◆副腎の構造

副腎は左右の腎臓の上にある2つの小さな臓器。その外側の皮質は代謝を調整するコルチゾールなどのホルモンを、内側の髄質ではストレスに対応するアドレナリンなどのホルモンをつくり出す。

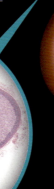

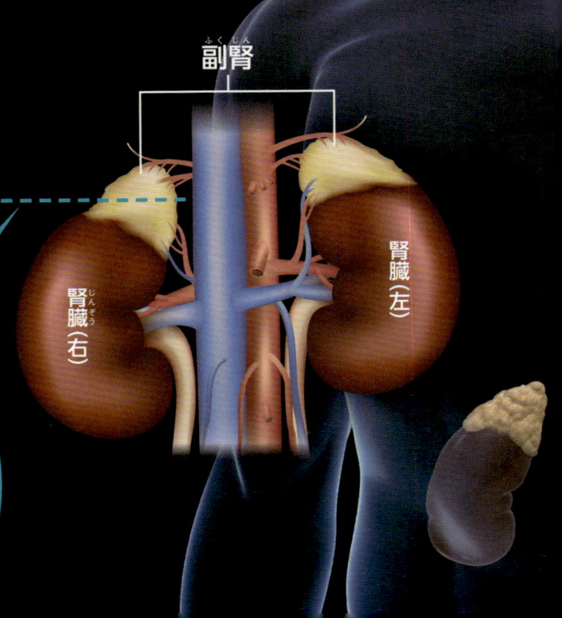

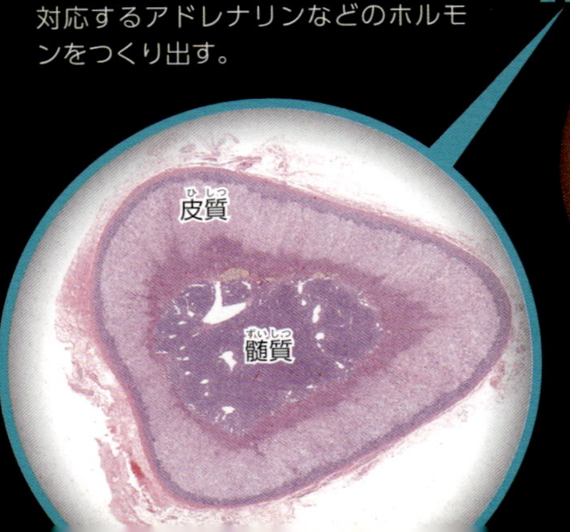

◆ステロイド剤が炎症を抑える効果

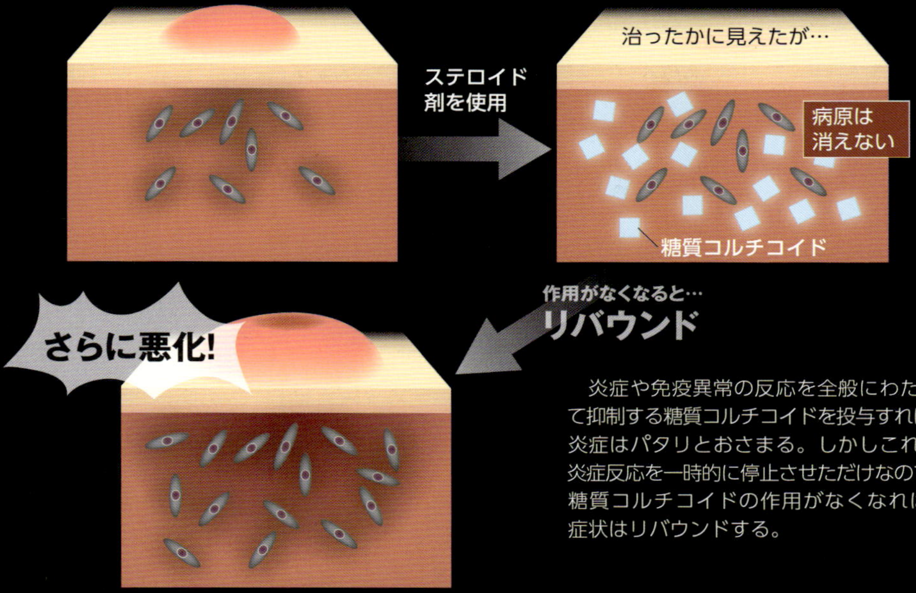
ステロイド
剤を使用
治ったかに見えたが…
病原は
消えない
糖質コルチコイド
作用がなくなると…
リバウンド
さらに悪化!

炎症や免疫異常の反応を全般にわたって抑制する糖質コルチコイドを投与すれば、炎症はパタリとおさまる。しかしこれは炎症反応を一時的に停止させただけなので、糖質コルチコイドの作用がなくなれば、症状はリバウンドする。

強い副作用、リバウンドも

ステロイド剤は、病気の治療において、他の薬では代用できないほど劇的(げきてき)な効果を発揮(はっき)する。しかしその反面、副作用が大きいため注意が必要である。

塗(ぬ)り薬として使用する場合を除き、ステロイド剤は体中の細胞に作用し、病気に関連する部位以外にも影響を与える。そのため、ステロイド剤を長期間連用していると、全身に様々な副作用を生じる。例えば、免疫機能が低下するため、感染症を誘発したり悪化させたりすることがある。また、脂肪(しぼう)が顔に沈着(ちんちゃく)して丸顔になる「ムーンフェイス」も特徴的(とくちょうてき)な副作用だ。血糖値(けっとうち)の上昇による糖尿病や、血圧の上昇にも注意する必要がある。

治療においては、強いステロイド剤は重い症状に限定的に使用し、後は投与量を減らしたり代替薬(だいたい)を使ったりして、副作用を抑えることが鉄則となっている。

しかし、副作用が怖いから、辛いからといって、勝手に使用を中止してはいけない。ステロイド剤を急にやめると“リバウンド”によって症状が悪化することがある。治療のためにステロイド剤を投与していると、血中には常に十分な量のステロイドホルモンが存在するようになるため、副腎での生産が行われなくなる。使用期間が長くなると、この状態に体が慣(な)れて、副腎は次第に萎縮(いしゅく)していってしまう。ここで急に服用をやめると、体内での生産も体外からの供給もなくなって、ステロイド枯渇(こかつ)状態に陥(おちい)るのだ。これにより低血糖や炎症の悪化が生じることがある。

ステロイド剤をやめる際には、医師の判断のもと、副腎の回復を待ちながら、少しずつ投与量を減らしていく必要がある。

抗がん剤と未来の薬

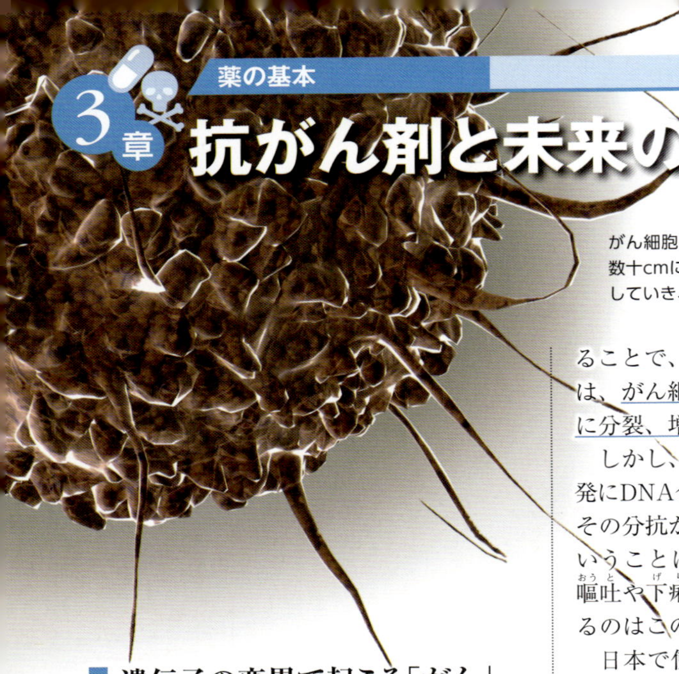

がん細胞は40回分裂すれば単純計算で1兆個、直径数十cmにもなる。臓器を圧迫、破壊し、全身に転移していき、やがてその人を死に至らしめる。

遺伝子の変異で起こる「がん」

現在の日本人にとって、最も驚異的な病は「がん」だ。1981年以降、がんは日本人の死因の第1位を占め、年々増え続けている。がんは、細胞中の遺伝子が変異を起こし、がん細胞に変化することで生じる病気だ。細胞分裂がコントロールできなくなり、急速に増殖するため、周囲の組織を圧迫、破壊してしまう。

がん治療のひとつ、化学療法では、抗がん剤によってがんの進行を抑えたり、転移を防いだりする。抗がん剤のほとんどは、がん細胞のDNA合成や細胞分裂を阻害することで、増殖を抑え、死滅させる。これは、がん細胞が通常の細胞に比べてさかんに分裂、増殖する性質を利用している。

しかし、裏を返せば、正常な細胞でも活発にDNA合成を行い、細胞分裂していれば、その分抗がん剤による影響を受けやすいということになる。抗がん剤治療によって、嘔吐や下痢、脱毛などの強い副作用が生じるのはこのためだ。

日本で使用されている抗がん剤は100種類以上あるが、その大部分は、強い細胞毒性をもつ毒物だ。ときには、重い腎臓障害や心臓障害、免疫低下による感染症などを引き起こすこともある。抗がん剤は、大きな副作用を覚悟のうえで、それを上回る主作用を期待して使用する薬なのだ。

がん細胞だけ狙い撃ちする薬を

どうにかして、抗がん剤の副作用を軽くすることはできないものだろうか。

例えば、細菌には毒性が強く、人間には影響が少ない抗生物質のように、がん細胞にだけ作用する薬であれば、副作用をかな

◆抗がん剤はがん細胞の分裂を妨げる

最も古くから使用されている抗がん剤のひとつにアルキル化剤がある。DNAは、2本の長い分子が二重らせん構造を形成しているが、アルキル化剤はこの2本を結びつけてほどけなくする。DNAの複製ができなくなり、増殖が阻害され、がん細胞は死滅する。

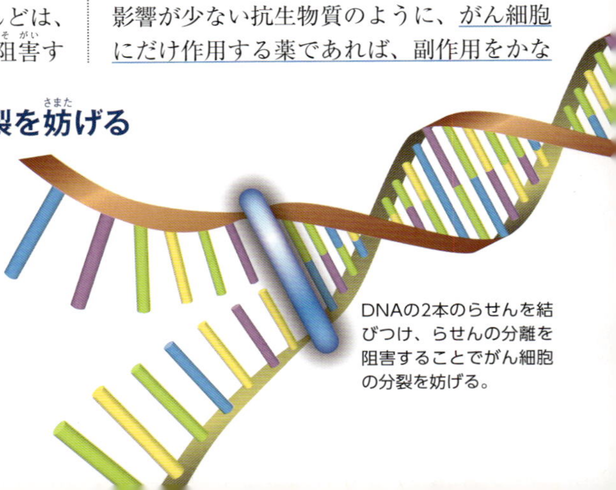

DNAの2本のらせんを結びつけ、らせんの分離を阻害することでがん細胞の分裂を妨げる。

り軽減できると考えられる。

しかし、がん細胞は、もとはといえば自分自身の細胞が変化したもの。正常な細胞との違いはわずかであり、がん細胞のみに狙いを定めるのは非常に難しい。

ところが、近年では、がん細胞のみを標的として攻撃できる治療法が開発され、発展しつつある。そのひとつ、分子標的薬は、がん細胞に特有の分子に結びつき、免疫細胞ががん細胞を攻撃する目印となったり、がん細胞の成長に必要な動きを妨げて増殖を抑えたりする。

◆進化する薬

薬の進化は、有効成分そのものの探索や開発だけにとどまらない。飲みやすさ、使いやすさの工夫や、吸収効率を増したり、病巣まで的確に有効成分を届けたりするための技術開発など、多岐にわたる。

遺伝子工学の発展に伴い、「バイオ医薬品」の開発が進められている。これは、微生物や動植物の細胞を培養し、薬を製造する技術だ。また、遺伝子治療薬にも期待が寄せられている。

DDS（ドラッグデリバリーシステム）

薬物送達システムという意味で、薬を患部に集中的に運ぶしくみ。薬を特殊な膜で包んで吸収や分解をコントロールし、患部を狙い撃ちする。治療効果を高め、かつ副作用を減らすため、患者への負担も少ない。

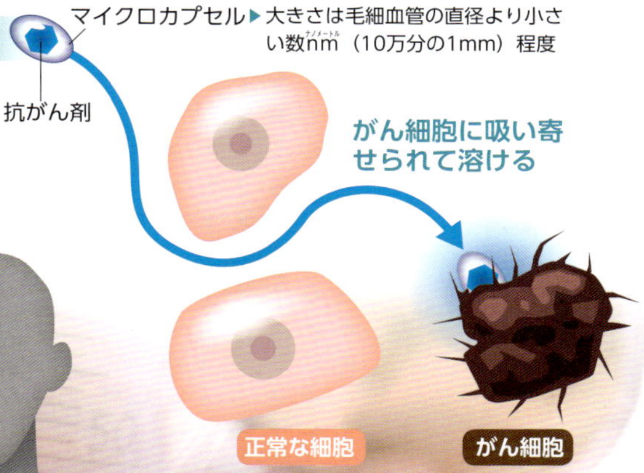

貼付剤

がん治療では、痛みの緩和も重要。「フェンタニル」は、胸に貼るだけで、皮膚から鎮痛成分が浸透し、効き目が長時間持続する。

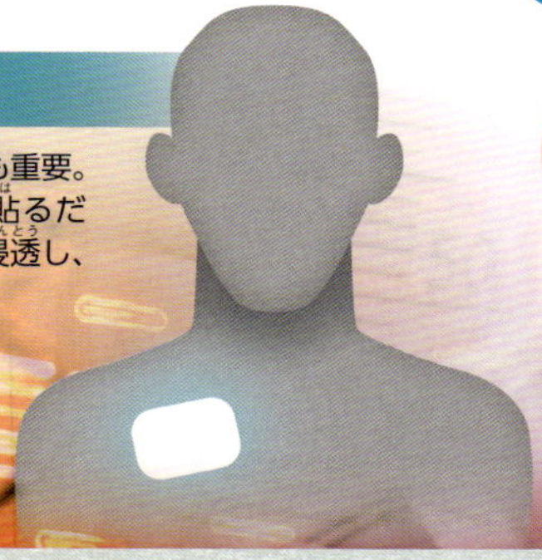

遺伝子の研究が究極の薬をつくる!?

近年、「オーダーメイド医療」「オーダーメイド・メディシン」といった言葉が注目を集めている。これは、遺伝情報をもとに、その人に最適な治療法や薬を選択するというもの。薬の効き方や副作用には体質による個人差があるが、これを遺伝情報から予測することで、より効率的で負担の少ない治療が可能になると考えられる。

また、遺伝子の研究は、これまで根本的な治療が難しかった血友病（→p 216）などの遺伝子疾患をも治し得るかもしれない。現在すでに、体細胞に対して外来の遺伝子導入を行う、遺伝子組み換え治療が実験的に行われている。

COLUMN

あなたは大丈夫? 薬の危険な「食べ合わせ」

洗剤に“混ぜるな危険”の組み合わせがあるように、薬にも、異なる薬どうしを同時に摂取すると効果が変化する「飲み合わせ」があるのは周知のこと。これとは別に、日常的な食べ物でも、薬といっしょに摂取してはいけない「食べ合わせ」がある。

薬との「食べ合わせ」次第では、薬の効果を弱めたり、意図しない効果が出たりすることがある。

例えば、血栓を防ぐ薬として医療に欠かせないワルファリン。この薬を服用している時には、納豆を食べてはいけない。ワルファリンは、血を固めるビタミンKを阻害して血をサラサラにする作用があるが、これに対し、納豆菌は腸内でビタミンKを大量に産生する。そのため、ワルファリンの服用中に納豆を食べると、効果が出にくくなってしまうからだ。

高血圧の治療薬などと、グレープフルーツをいっしょに食べてはいけないというのもよく知られている。グレープフルーツに含まれるベルガモチンという成分が、薬物を代謝する酵素を阻害し、薬の作用が強く出すぎてしまうのだ。

下の表のように、市販の薬であっても、危険な食べ合わせは多く存在する。

◆市販の薬との危険な食べ合わせ

薬の効果を打ち消してしまったり、逆に効きすぎてしまったりすることがある。

薬	危険な食べ合わせ	内容
風邪薬、解熱鎮痛剤	甘い菓子など	アセトアミノフェン配合の薬。糖分と相性が悪く、糖分をはじめとする炭水化物と薬が吸着して効果が薄まる。タバコとも相性が悪い。
	ニンニク	イブプロフェン配合の薬。ニンニクとともに胃に負担をかけるため、ひどく荒れて痛みが出ることもある。
	炭酸飲料	アスピリンやエテンザミド配合の薬。炭酸飲料が薬の吸収を悪くし、効き目が薄まる。
	ウコン	アスピリンやイブプロフェン配合の薬。ウコンとともに血液をサラサラにしすぎて出血することがある。
アレルギー性鼻炎薬	甜茶	甜茶そのものが抗アレルギー薬と似た作用をするため、効きすぎて嘔吐、腹痛、手足のしびれなどが起こることがある。
貧血薬	牛乳	貧血の薬は鉄分を補給する。牛乳のカルシウムと鉄が吸着し、体に吸収されにくくなる。
喘息薬	焼き魚など	喘息の薬は気管支をひろげる。焼き魚の焦げと相性が悪く、薬の効き目が弱くなり、通常より早く体外に排出される。
水虫薬	コーヒー、ウーロン茶など	フルコナゾールや塩酸テルビナフィン配合の飲み薬。カフェインと相性が悪く、頭痛、睡眠障害などカフェイン中毒の症状が出ることがある。
葛根湯	マグロ、ブリ、アジ、サンマなど	葛根湯は体にヒスタミンを貯め込む作用があるのに対し、魚に含まれるヒスチジンがヒスタミンに変化するため、体内のヒスタミン量が増加して中毒症状が出ることがある。
麻黄湯	チーズ	麻黄湯の主成分である咳止め成分のエフェドリンは交感神経を刺激して血圧を上げる。チーズには交感神経を興奮させるアミンという物質が含まれており、急激に血圧が上がり、致命的な値になることがある。

第4章

人間を虜にする麻薬

麻薬にまつわる逮捕事例は後を絶たない。依存性などの悪影響を知りながら、人はなぜ麻薬に魅せられるのか。この章では、様々な薬物がもたらす快楽のメカニズムや、医療との意外な関係性を探る。

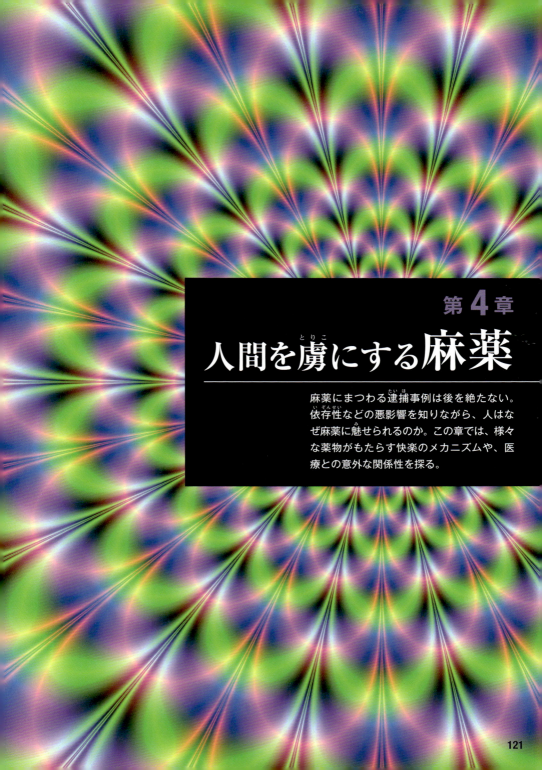

4章 麻薬とは何か

「依存性」という毒が人を変える

麻薬、といえば、恐ろしい薬物。これが一般的なイメージだろう。確かに最近では「脱法ハーブ」（危険ドラッグ →p136）などを吸ってクルマを運転し、悲惨な事故を起こす例がニュースになる。

けれども、改めて「麻薬とは何か」と考えると、答えは簡単には出ない。医療などに使われ、昔から人の役に立ってきた麻薬も存在する。とはいえ、麻薬は確実に毒となり得る。毒としての麻薬の恐ろしさは「依存性」にある。薬物が脳を変えてしまい、それなしで生きていけなくなるのだ。

人間は、何か刺激を受けると、脳内では化学物質である神経伝達物質が放出され、化学反応が起こる。思考、感情、記憶など、脳の活動の全ては、突き詰めれば化学物質によるものだ。

例えば、脳内でドーパミンという物質が放出されると、人は快感を覚える。ドーパミンが出続けると、心と体のバランスが崩れてしまうため、脳にはこうした物質の放出と抑制の均衡をとるメカニズムが備わっている。ところが、麻薬にはドーパミンの放出を促進するものや、反対に、その吸収を阻害するものがある。こうした麻薬が脳内に吸収されると、ドーパミンが過剰な状態となり、人は快感に溺れる。

麻薬を取り入れると、脳に変化が起こる。一度起こった変化は簡単には元に戻せない。依存が固定化されるのだ。

乱用・依存・中毒の関係

麻薬などの薬物への依存症は、どのようにして起こるのだろうか。まず、服用する薬物が非合法である場合、あるいは、服用のしかたが誤っている（過剰な服用など、社会的な範囲を逸脱した状態）場合を「乱用」と呼ぶ。乱用が「依存」を引き起こし、やがて「中毒」に至る。乱用は“行為”、依存と中毒は“状態”“症状”と捉えると理解しやすいだろう。

乱用の対象となるのは、例えば覚醒剤やコカイン、大麻など、使用そのものが法律で禁止されている薬物。これらを用いることは、社会的ルールに反することになる。一方、睡眠薬や鎮痛薬などの医薬品を、規定量以上に用いることも乱用だ。

なぜ乱用が問題となるのか。乱用によって体内に吸収された化学物質が、脳に不可逆的な変化を引き起こし、薬物に対する依

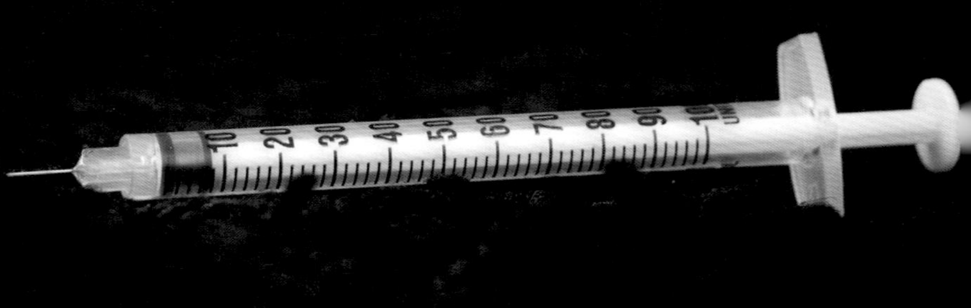

存状態に陥る恐れがあるからだ。

依存は、乱用をくり返して脳が正常に働かなくなったために、薬物の服用をやめようと思ってもやめられない状態を示す。脳の異常だから、これを意志の問題で治すことは難しい。

乱用をくり返すと、体が薬物に慣れて効きにくくなる。そのため、同じ効果を得るためにより多くの薬物を摂取するようになる。これが中毒の状態だ。薬物が切れると様々な症状に悩まされるようになり、社会生活を維持できなくなる。

◆乱用・依存・中毒のサイクル

麻薬の恐ろしさは、ごく微量の「乱用」でも脳の働きを乱し、短時間で薬に「依存」するようになるリスクがあること。薬が切れることで精神や身体に異常をきたす「慢性中毒」の症状が現れ、そしてまた薬を乱用する負のサイクルに陥る。乱用の結果、時として「急性中毒」で死に至ることもある。

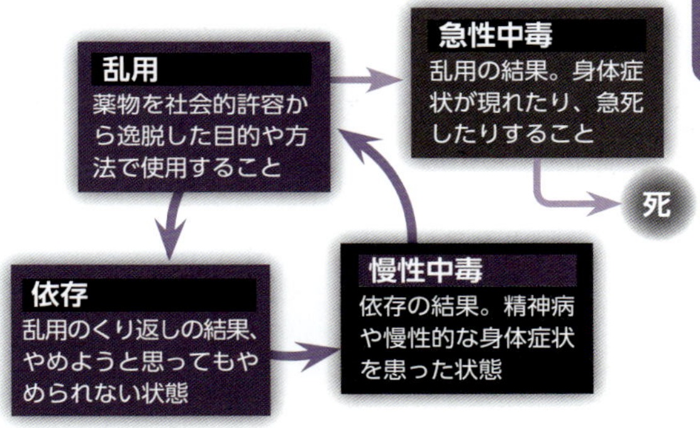

◆様々な依存性薬物

下は便宜的な分類。大麻など、実際には様々な作用が複合的に起こるものがほとんど。

興奮剤系（いわゆるアッパー系）	メタンフェタミン	化学合成。代表的な覚醒剤で、俗称にシャブ、スピードなど
	アンフェタミン	化学合成。覚醒剤のひとつ。日本ではあまり流通していない
	コカイン	コカの葉から植物アルカロイドを抽出。俗称にコークなど
	クラック	コカインを重曹などで処理して生成。コカインの数倍の効き目がある
抑制剤系（いわゆるダウナー系）	ヘロイン	モルヒネから化学合成
	モルヒネ	生アヘンから植物アルカロイドを抽出。医療用
	アヘン	ケシの果実の樹脂を固めたもの
幻覚剤系	LSD	化学合成。俗称にL、アシッドなど
	マジックマッシュルーム	幻覚成分のシロシビンを含むキノコの総称
	ペヨーテ	幻覚成分のメスカリンを含むサボテン。メスカリンは化学合成も可能
	MDMA	化学合成。俗称はエクスタシーなど
	PCP	化学合成。もともとは麻酔薬であり、抑制作用も強い
	ケタミン	化学合成。PCPの代用麻酔薬であり、抑制作用も強い
大麻	マリファナ	大麻の花の芽、葉を乾燥させたもの。俗称にハッパ、ガンジャなど
	ハシシュ	大麻樹脂のみを集めて乾燥させたもの。俗称はハッシ、チョコなど
その他	トリアゾラムなどを含む睡眠薬、ジアゼパムなどを含む抗不安剤	
	シンナーやトルエンなどを含む有機溶剤。俗称にアンパンなど	

快感のメカニズムと依存

快感は人間の活動の源

人は快感を求める生き物である。例えばスポーツをした後の爽快感も、快感の一種だ。あるいは人間の三大欲求である睡眠欲、食欲、性欲が充たされた時も快感を得る。快感とはいわば、人間にとって身体と精神の活動の源なのだ。これは人間以外の動物も同じで、例えば、レバーを押すことで麻薬を与えられるよう条件付けされたネズミは、麻薬欲しさに数万回でもレバーを押し続けたとの実験結果もある。

では快感とは何だろうか。脳内で「ある化学物質が放出されることによって引き起こされる神経の興奮状態」だ。脳は1,000億もの神経細胞（ニューロン）で構成される。ニューロンどうしの間にはシナプスと呼ばれる隙間があり、シナプスを化学物質（神経伝達物質）が通ることにより、情報が隣のニューロンに伝えられる（→p94）。

神経伝達物質には、快感をもたらすドーパミン、恐怖や驚きを感じた時に分泌されてストレスを軽減するノルアドレナリン、ノルアドレナリンの働きを抑制するセロトニンなどがある。

依存はドーパミンの制御不能

人間の体には本来、生体内の環境を一定に保つしくみがある。そのため、仮にドーパミンが必要以上に放出されたとしても、過剰分は受容されないようになっている。このメカニズムが、ドーパミンによる快楽におぼれることを防いでいるのだ。

ところが、覚醒剤やコカインは、あふれ出たドーパミンの再吸収を阻害する。その結果、ドーパミンがシナプスを過剰に満たしてしまい、制御不能な快楽に陥る。

“心”をつかさどる脳は、人間が人間であるために決定的に重要な部位。だから、外部から体内に取り込んだ化学物質がみだりに脳内に入り込むことはない。体内の毛細血管には化合物が入り込む隙間があるが、脳内の毛細血管にはほとんど隙間がないため、入り込むことのできる化合物はごく限られている。この脳の毛細血管の障壁を「血液脳関門」といい（→p102）、脳の安定を維持している。ところが、脂に溶けやすい性質のヘロインやコカイン、覚醒剤などは、血液脳関門を容易に通り抜けてしまう。薬

脳内のドーパミン作動経路

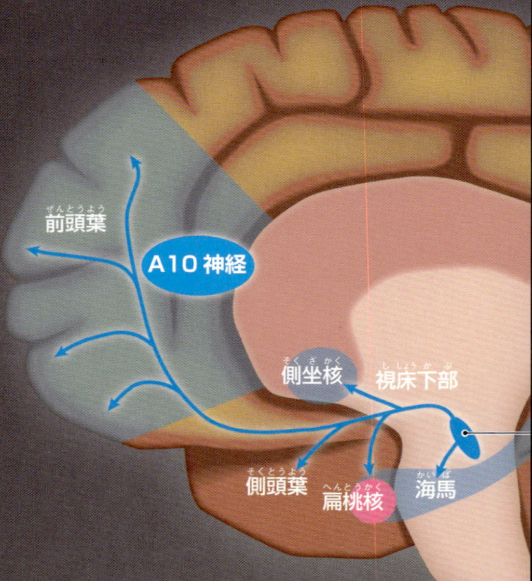

ドーパミンをつくるA10神経は、脳の芯部に近い腹側被蓋野から始まり、食欲や性欲を生じる視床下部を経て、一部は記憶や行動をつかさどる扁桃核や海馬、側坐核などからなる大脳辺縁系に分岐し、人間の“心”をつくる前頭葉や側頭葉に延びる。

物を摂取して快楽に陥った脳は、それを当たり前と受け止めるようになる。

快感のもととなるドーパミンは「A10神経」と呼ばれる神経系でつくり出され、様々な感覚や行動、“心”を生じる機能をもつ部位に伝達される。薬物はこの神経に作用し、結果的に人は、快感を得るために薬物を強く求め、行動を制御できなくなる。これが薬物依存の恐ろしいメカニズムだ。

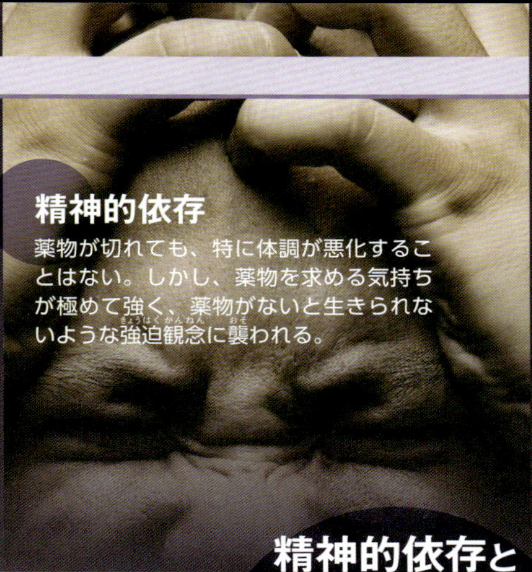

精神的依存

薬物が切れても、特に体調が悪化することはない。しかし、薬物を求める気持ちが極めて強く、薬物がないと生きられないような強迫観念に襲われる。

精神的依存と身体的依存

依存には、快感を再び得たいと思う「精神的依存」と、薬物がないと身体にまで異常を引き起こす「身体的依存」とがある。この片方もしくは両方を引き起こすかは薬物により異なる。

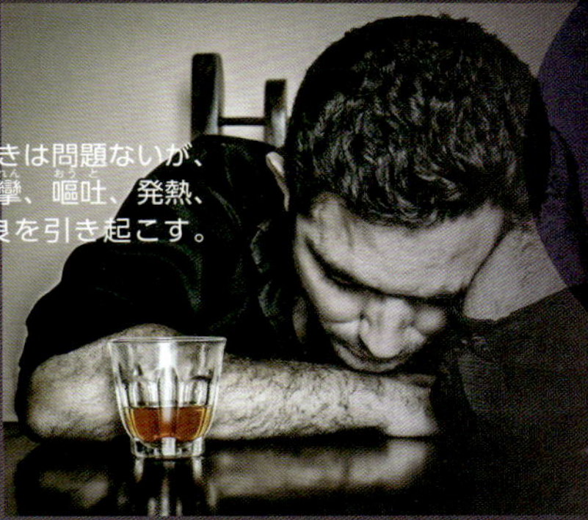

身体的依存

ある薬物が脳内にあるときは問題ないが、その薬物が切れると、痙攣、嘔吐、発熱、錯乱など様々な体調不良を引き起こす。酒も身体的依存を伴う。

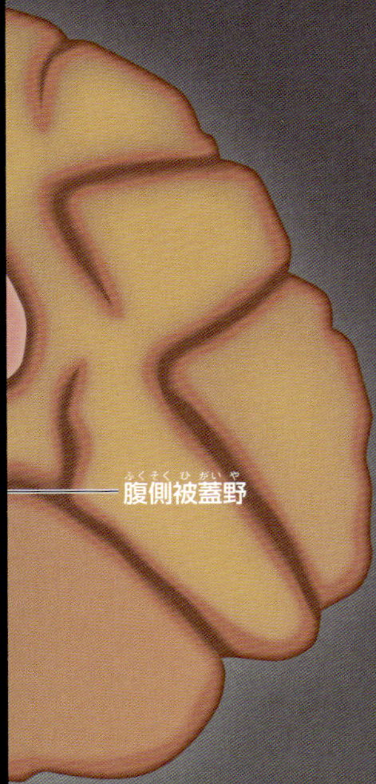

◆快感をもたらすしくみ コカインの場合

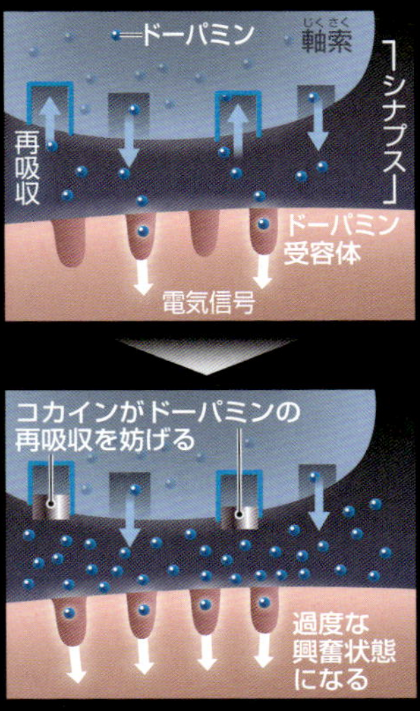

通常時

A10神経のシナプスの末端から放出されたドーパミンは、必要量がドーパミン受容体に結合し、余ったドーパミンは再びシナプスに吸収される。これによりドーパミン過剰状態が防がれる。

摂取後

血液脳関門をくぐり抜けて脳内に侵入したコカインは、過剰ドーパミンのシナプスによる再吸収を妨げる。そのため、脳内が過剰なドーパミンで充たされ、過度な快楽状態に陥る。

麻薬の種類

日本で乱用される薬物のトップ 覚醒剤

■当初は漢方薬からつくった

覚醒剤とは、興奮作用のあるメタンフェタミンやアンフェタミンを指し、日本ではとりわけ前者が用いられる。この薬物は、過去に日本で合法だった時期があった。

そもそも覚醒剤は、漢方薬「麻黄」の主成分からつくられた化合物だ。麻黄は発汗、咳止め、解熱の効果から、市販の葛根湯にも含まれている。また、気管支喘息の薬に使われるエフェドリン塩基酸の原料でもある。

メタンフェタミンはエフェドリンの化学構造から酸素を外したもので、エフェドリンの研究の過程で生まれた。これが眠気を覚まし、気分を高揚させる薬「ヒロポン」として戦中・戦後にかけて一般販売された。現在では、覚醒剤は日本の乱用薬物の検挙件数で他を圧倒してトップに立つ。

◆薬物事犯は覚醒剤が圧倒的

違法薬物の検挙件数

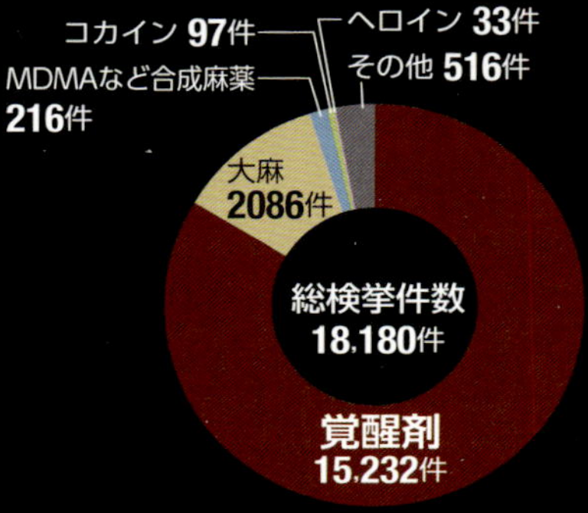

数値は平成25年度の薬物事犯別の検挙件数。あへん事犯を除く。警視庁「平成25年度の薬物・銃器情勢（確定値）」より抜粋

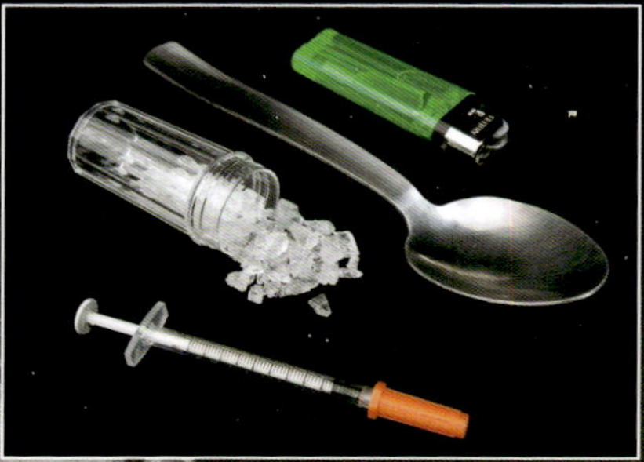

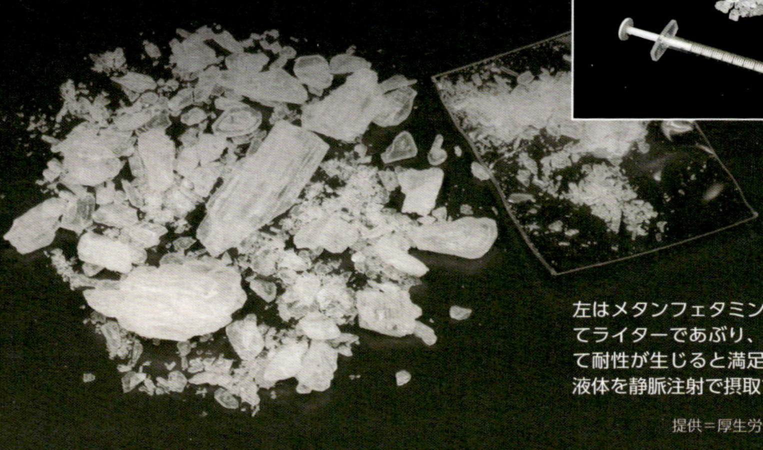

左はメタンフェタミンの結晶。スプーンに置いてライターであぶり、その煙を吸引する。やがて耐性が生じると満足できなくなり、あぶった液体を静脈注射で摂取するようになる。

提供＝厚生労働省関東信越厚生局麻薬取締部

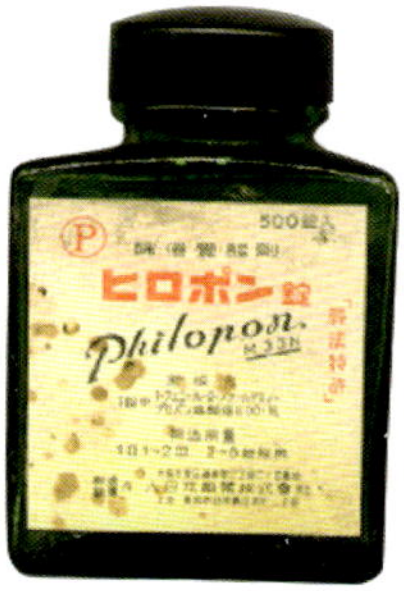

提供＝北多摩薬剤師会

かつてのヒロポン。1951年には「覚せい剤取締法」の制定により、一般の使用・所持が禁止された。

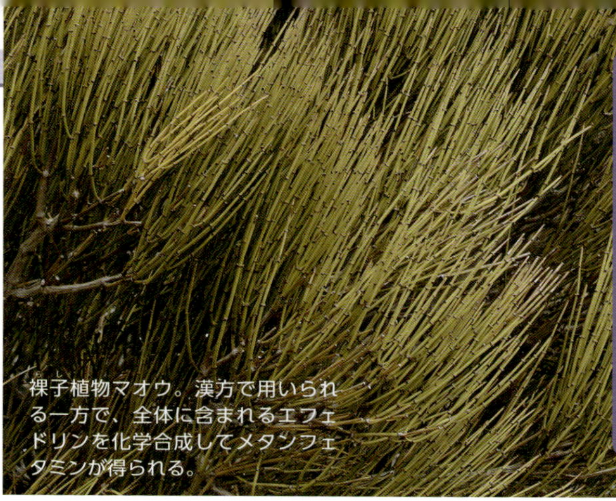

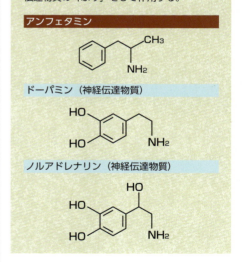

裸子植物マオウ。漢方で用いられる一方で、全体に含まれるエフェドリンを化学合成してメタンフェタミンが得られる。

フラッシュバックは一生消えない

覚醒剤を摂取すると、眠気や疲労感がとれるような気がする。そのためアメリカでは長距離トラックのドライバーが使うことがある。また、食欲がなくなることから、「やせ薬」として出回ったこともある。

けれども、覚醒剤は精神的依存性が極めて強い。飲んだ後は爽快感と多幸感に包まれるが、薬が切れてしまうと、極度の疲労感や倦怠感、さらには抑うつなどに見舞われる。こうした状態でいるのが辛くて、もう一度覚醒剤がもたらす気持ちいい状態を求めて薬を摂取するのだ。

しかも、覚醒剤を継続的に使用していると、体に耐性ができる。そのため、同じ効果を得るのに、より多くの薬を必要とするようになる。こうなると完全に慢性中毒症状。ここで、一度に大量の覚醒剤を使用すると極度の興奮状態となり、幻覚や妄想にとらわれる。

また、覚醒剤を手に入れるために何でもするようになる。覚醒剤の末端価格は1gあたり10万円弱といわれ、入手にはそれなりの財力が必要だ。ところが、中毒になるとまともに仕事などできない。そのため、強盗などの犯罪に手を染めるケースもある。

しかし、覚醒剤の本当の恐ろしさは、一度摂取すると、その影響が一生消えないことだ。何とか覚醒剤と手を切ることができたとしても、数年後にいきなり幻覚や妄想に襲われることもある。「フラッシュバック」といわれる現象で、今のところこの症状を治す薬はない。

◆神経伝達物質との比較

アンフェタミンやメタンフェタミンは、脳内の神経伝達物質であるドーパミンやノルアドレナリンと類似した化学構造を有する。このため、脳内と外部との壁の役割を果たす毛細血管の血液脳関門をやすやすと通過し、神経伝達物質の「ふり」をして作用する。

アンフェタミン

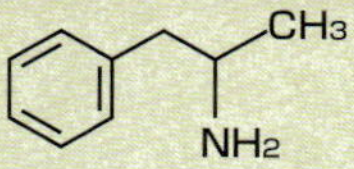

ドーパミン（神経伝達物質）

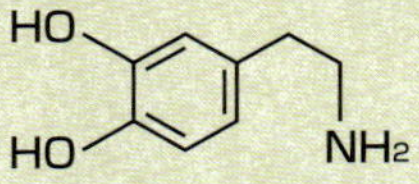

ノルアドレナリン（神経伝達物質）

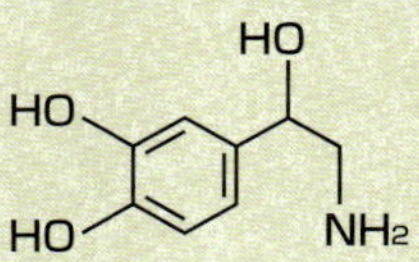

麻薬の種類

「ハイからうつへ」でまた手を出す コカイン

体中を虫がはい回る幻覚

コカインは、南米に生えるコカノキ科の植物の葉に含まれる成分からつくられる。現地では古くから、疲れを癒やす薬や局部麻酔薬として使われてきた。

体内に取り込まれると、コカインは急速に分解されて、まず「ハイ」な状態になる。つまり、一見元気になり、爽快感に包まれるのだ。ところがコカインの効果は、3時間ぐらいしか続かない。クスリが切れるとイライラした抑うつ状態に陥る。その不快感から逃れるために、再びコカインに手を出すケースが多い。

こうしてコカインを長期間、大量に摂取していると、やがて精神障害を引き起こしてしまう。その症状は激烈で、まず幻覚や幻聴に悩まされるようになる。さらに皮膚に異常なかゆみを覚えたり、虫が体をはい回るような感覚に襲われたりする。そこで体をかきむしって傷だらけになり、実際にはいない虫を殺そうとして、自分の体にナイフを突き立てることさえある。

さらに重症化すると、常に誰かに監視されているとか、誰かに襲われそうになっているなどの被害妄想にさいなまれることも。

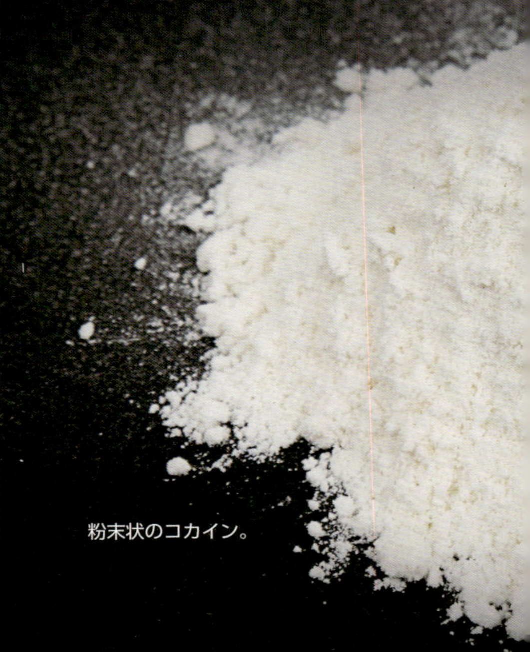

粉末状のコカイン。

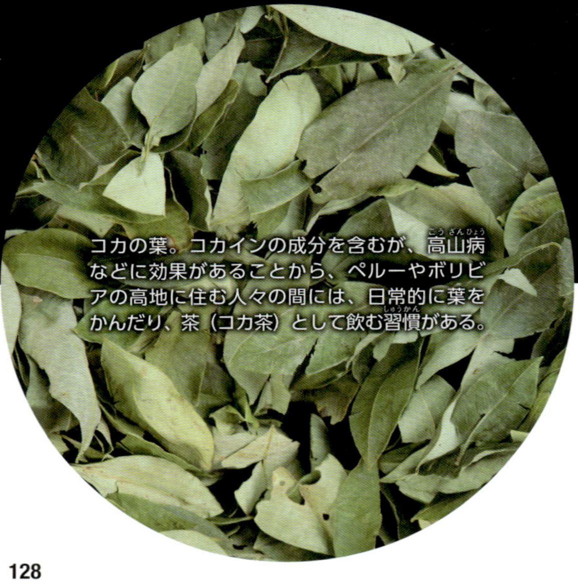

コカの葉。コカインの成分を含むが、高山病などに効果があることから、ペルーやボリビアの高地に住む人々の間には、日常的に葉をかんだり、茶（コカ茶）として飲む習慣がある。

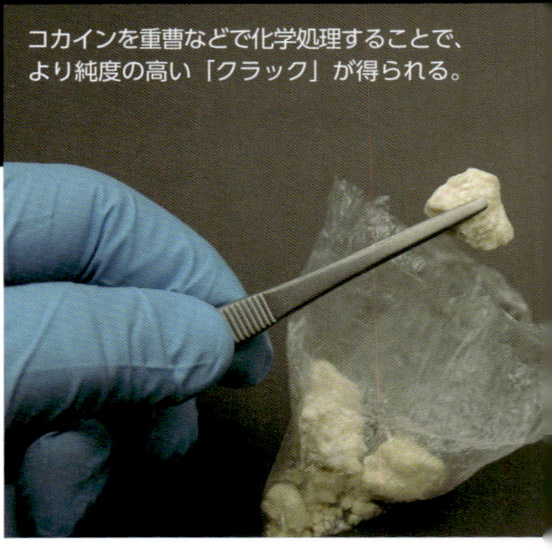

コカインを重曹などで化学処理することで、より純度の高い「クラック」が得られる。

こうなるとむやみに興奮したり、凶暴化したりするなど極めて危険な状態になる。

あっという間に“中毒”に

コカイン中毒になっても、身体的依存は起こらない。ただし、精神的依存性が極めて強いことがコカイン中毒の特徴だ。コカイン使用時の強烈な快感は、一度でも味わうと忘れることができないといわれる。そのため、常に快感を求めるようになる。ひとたびその快感を覚えてしまうと、あっという間に中毒に至ってしまうのが、コカインの恐ろしさだ。

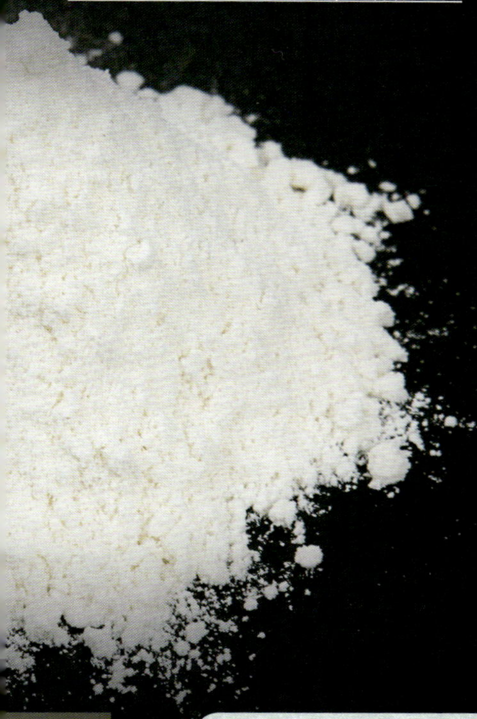

覚醒剤と同様、継続的にコカインを摂取していると、より強い効果を求めて摂取量はどんどん増えていく。ふつう、コカインの摂取法は注射よりも、結晶をパウダー状になるまで細かく砕き、鼻から直接吸い込む。中毒になると、一度に吸い込む量がどんどん増えていき、大量摂取の結果、急性中毒を起こして死に至るケースもある。

コカインをベースにつくられているクラックは、さらに中毒性が強く「悪魔の薬」と呼ばれている。クラックは、コカインに水と重曹を加えて加熱処理し、冷やして固体化させたもので、パイプに詰めて吸煙する。クラックは、体内に入るとただちに効果を現し、しかも、一度の摂取でほぼ100％依存症に陥る。幸い、クラックは今のところ日本では出回っていないが、アメリカや南米諸国では、その蔓延が深刻な社会問題となっている。

コカが入っていたコカ・コーラ

1886年にアメリカで発売され、世界中で親しまれている清涼飲料水コカ・コーラ。この飲み物は薬剤師によって考案され、当初は、コカの葉から抽出された成分が入っていた。100mLにつき2.5mgのコカインを含み、鎮痛・覚醒作用のある薬用飲料だった。アメリカでコカインが法的に規制された1903年以降は、この成分は入っていない。

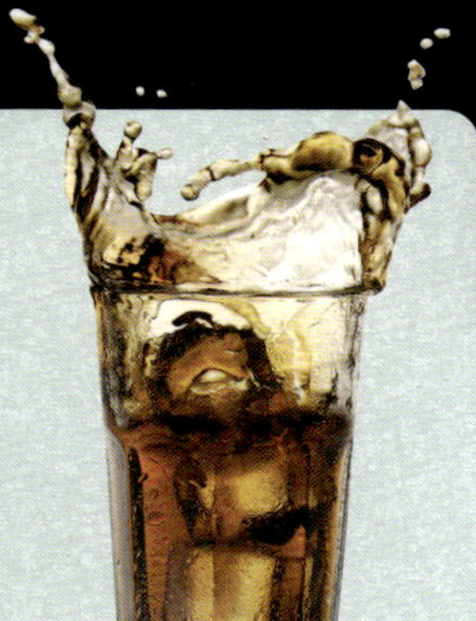

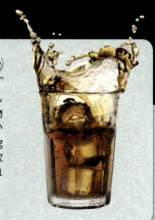

麻薬の種類

カルチャーを巻き起こした幻覚剤 LSD

中世に恐れられた麦のカビがルーツ

中世ヨーロッパでは、突然手足がしびれ、全身が痙攣し、まるで火に焼かれるように手足に壊疽を起こし、ちぎれてしまうという原因不明の恐ろしい奇病がたびたび流行した。ところが、不思議なことに、この病に冒された患者がウィーン郊外にある聖アントニウス寺院に近づくと、なぜか症状が軽くなる。そこで、この奇病は聖アントニウスに祈れば治ると信じられ、「聖アントニウスの火」と呼ばれるようになった。

後にこの病気の原因は、当時の人々の主食だったライ麦にあると判明した。天候不順などで生育状態のよくないライ麦には、麦角と呼ばれるカビが生えることがある。約1～5cmほどの長さの、角のような形をした麦角に、猛毒が秘められていた。

麦角の毒はバッカクアルカロイドと呼ばれ、体内に入ると、血管を収縮させる作用がある。そのために血液循環が悪くなり、手足に壊疽を引き起こす。また神経や循環器系統にも影響するため、手足のしびれや全身の痙攣に至るのだ。また、幻覚や精神錯乱を引き起こす作用もある。

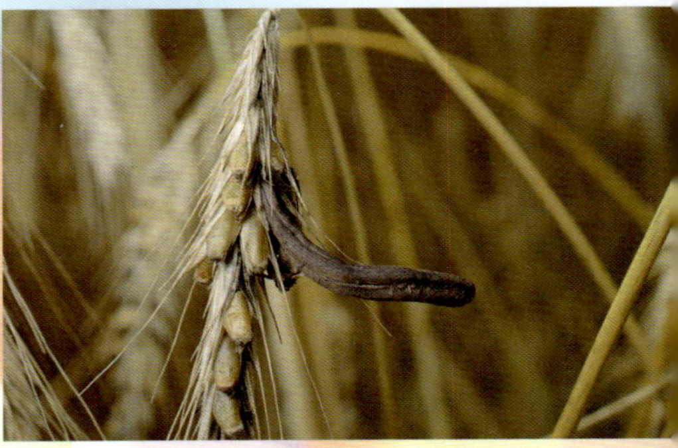

麦角は成長するとキノコ状になる。循環器系や神経系に作用する毒性をもち、精神の異常や血管の収縮を引き起こす。この成分を化学合成したエルゴタミンは偏頭痛の治療に使われる。

麦角の存在自体は、紀元前600年のアッシリアの古文書に記されているなど、古代から知られていた。20世紀に、麦角の作用を薬に応用するため、化学的な改変を加えて開発されたもののひとつがLSDだった。

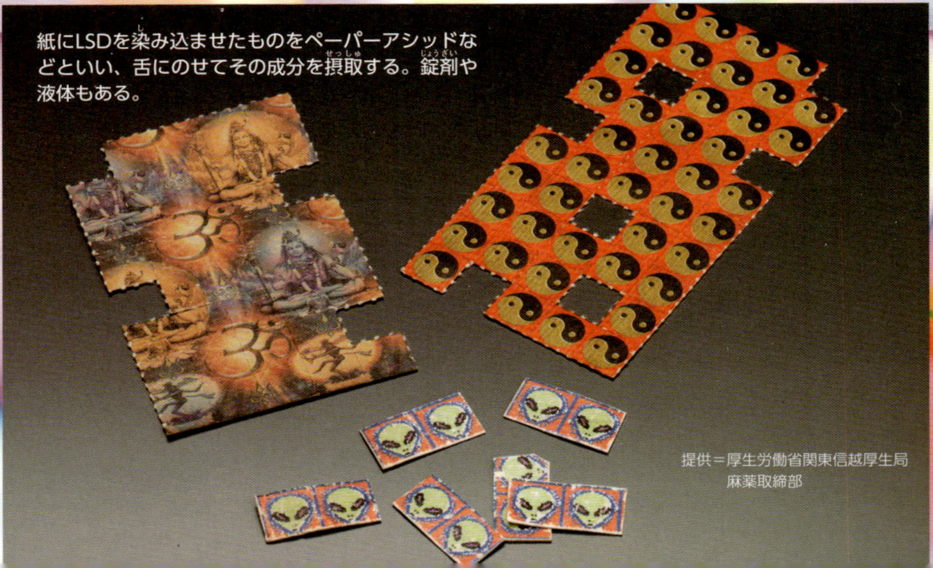

紙にLSDを染み込ませたものをペーパーアシッドなどといい、舌にのせてその成分を摂取する。錠剤や液体もある。

提供＝厚生労働省関東信越厚生局
麻薬取締部

LSDを摂取すると、異常な造形や万華鏡のような色彩の躍動といった幻覚が得られる。こうした効果から芸術家に愛好者が多かった。

幻覚作用が“アート”に

LSDを開発したのは、スイスの製薬会社サンド社にいた研究者だ。当初の目的は幻覚剤ではなく、麦角のもつ血管の収縮作用を利用した分娩促進剤の開発にあった。その過程で、バッカクアルカロイドからリゼルグ酸ジエチルアミドと呼ばれる新しい化合物が生成される。この化合物は当初、LSD25と命名された。

このLSDを、あるとき開発者が少しだけ舐めたところ、急にめまいを覚え、その後で鮮やかな色や形にあふれた万華鏡のような幻覚に襲われた。この驚くべき効果が発表されると、世界各地でこれを精神医療に活かそうとする研究が始まった。

一方で、こうした幻覚は芸術創造のヒントになるとして、当時のアーティストたちに利用されるようになった。1960年代に入ると、LSDの幻覚作用に触発されたサイケデリックと呼ばれるアートや音楽が、一大ムーブメントを巻き起こすことになる。

LSDの幻覚作用は独特で、色彩に満ちたイメージや、音が映像として見えるといったクリアな幻覚が数時間続く。けれども禁断症状がなく、脳に悪影響を及ぼすこともないといわれた。そのためアメリカの有名な大学教授がLSDの使用を積極的に薦めることさえあった。とはいえ、精神的に落ち着かない状況で使用すると、不安や抑うつ状態に見舞われ、最終的に自殺に行き着く危険性もある。

宗教儀式に使われた幻覚剤

人々の信仰を集めるために、宗教では様々な神秘的儀式が行われる。居合わせた人々がみな、同じように幻覚を見れば、それを宗教の奇跡として宣伝することも可能だ。そのため古くから宗教に関わる人たちは、幻覚を引き起こす物質を巧みに活用してきた。

例えば、メキシコやアメリカ南部の砂漠に自生するサボテン科のペヨーテ。強い幻覚作用があり、これを乾燥させたものが宗教儀式に使われてきた。後に、ペヨーテの成分から幻覚剤のメスカリンがつくられた。

他にも、南米のマヤ文明ではシビレタケ属のキノコが「神の肉」（テオナナカトル）と呼ばれて使われていた。アマゾン川流域では、バニステリオプシス・カーピと呼ばれるツル科の植物から採取した幻覚剤が、今も儀式に用いられるという。

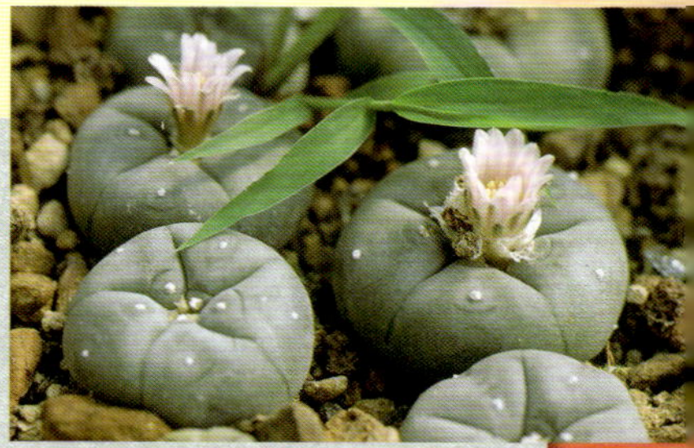

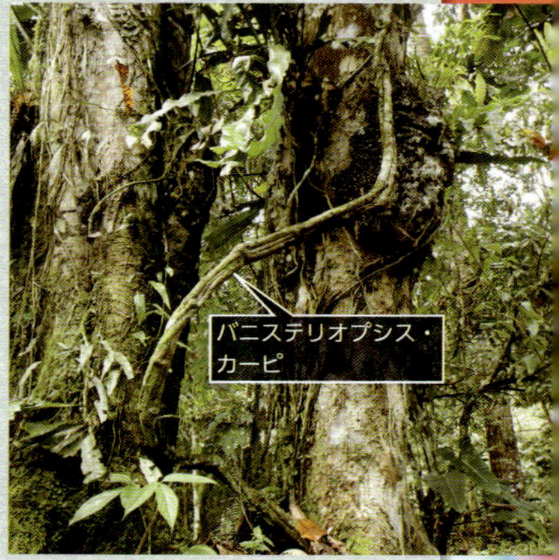

上／ペヨーテ。メスカリンなどの精神に作用する成分は、栽培種にはあまり含まれないとされる。かじったり煎じたりして服用するが、非常に苦いという。右／南米に生息するつた植物。これを他のアルカロイドを含む葉などと煮込んだ幻覚剤をアヤワスカという。

麻薬の種類

(合成麻薬)

「パーティ・ドラッグ」実は覚醒剤の仲間 MDMA

演出された「気軽さ」

数年前、男性俳優が女性とともに使用し、その女性が急死した事件で一躍有名になった合成麻薬MDMA。これは、自動車メーカーやファッションブランドのロゴマークが入ったカラフルな錠剤で、まるでサプリメントのようにも見える。法的に規制されていなかった当時、その気軽さから、多くの若者が手を出していた。

MDMAは1980年頃から、陶酔感 を高めるカジュアルな薬として、若者を中心に急速に広まった。LSDのように幻覚を引き起こすことはなく、ただ多幸感や他者との一体感をもたらす。 で使うドラッグとして 呼ばれたり、音楽イベントやクラブといった興奮と社交を伴う場面で「パーティ・ドラッグ」として使われたりした。MDMAのスペルを入れ替えた「ADAM」の一名もある。

けれどもMDMAは、勃起や こは何の効用ももたらさない。そして名前はソフトでも、基本的な化学構造は覚醒剤と変わることはなく、さらに他の幻覚成分が含まれることもある。

何が入っているかわからない!

MDMAなどの合成麻薬は、デザイナーズドラッグとも呼ばれる。これは、メタンフェタミンやアンフェタミンなどの覚醒剤に含まれる成分の化学構造の一部を変えて(=デザインして)つくられたものだからだ。

「メチレンジオキシメタンフェタミン」がMDMAの正式名称。これは、メタンフェ

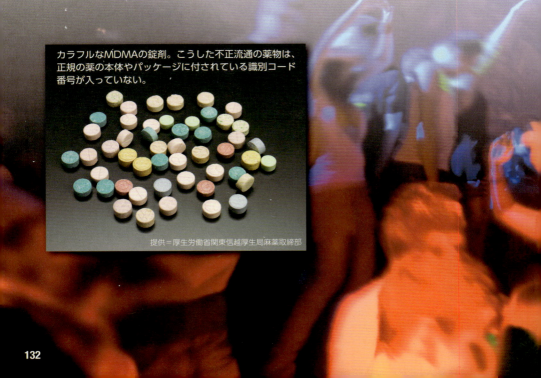

カラフルなMDMAの錠剤。こうした不正流通の薬物は、正規の薬の本体やパッケージに付されている識別コード番号が入っていない。

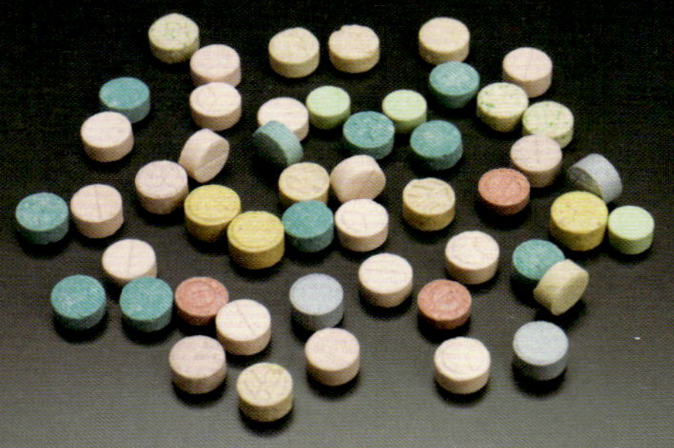

提供=厚生労働省関東信越厚生局麻薬取締部

タミンにメチレンジオキシ基という構造を付加したことを意味している。同様に、アンフェタミンにメチレンジオキシ基を加えたものはMDAと呼ばれる。その名が示す通り、元の成分は覚醒剤と同じだ。ところが法的には「覚せい剤取締法」の対象ではなく、「麻薬及び向精神薬取締法」の対象となっているため、合成麻薬と呼ばれているにすぎない。

MDMAの恐ろしさのひとつは、流通している錠剤に何が含まれているかがわからないことだ。医薬品としてきちんと管理されて製造されたわけではないため、途中でどのような物質が混ぜられているかわからない。幻覚作用を強めるために、メスカリンやカフェインなどの成分が混ぜられていることもある。純粋な覚醒剤よりも、さらに恐ろしい結果を引き起こすリスクがあるのだ。

◆合成麻薬の化学構造デザイン

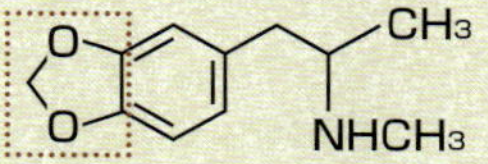

MDMA
メチレンジオキシメタンフェタミン

参考

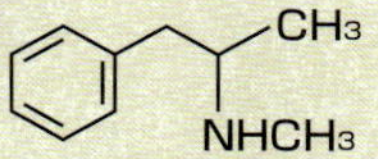

メタンフェタミン（覚醒剤）

MDMAの構造式のうち、点線で囲んだ部分をメチレンジオキシ基という。ここを取り去れば覚醒剤のメタンフェタミンと同じになる。

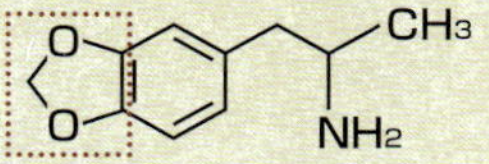

MDA
メチレンジオキシアンフェタミン

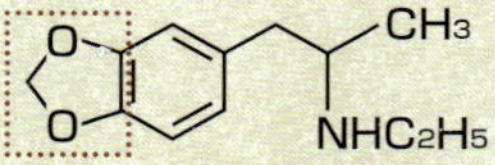

MDEA
メチレンジオキシエタンフェタミン

MDAも覚醒剤のアンフェタミンにメチレンジオキシ基（点線部）を加えた構造。MDEAも類似の構造をもつ。

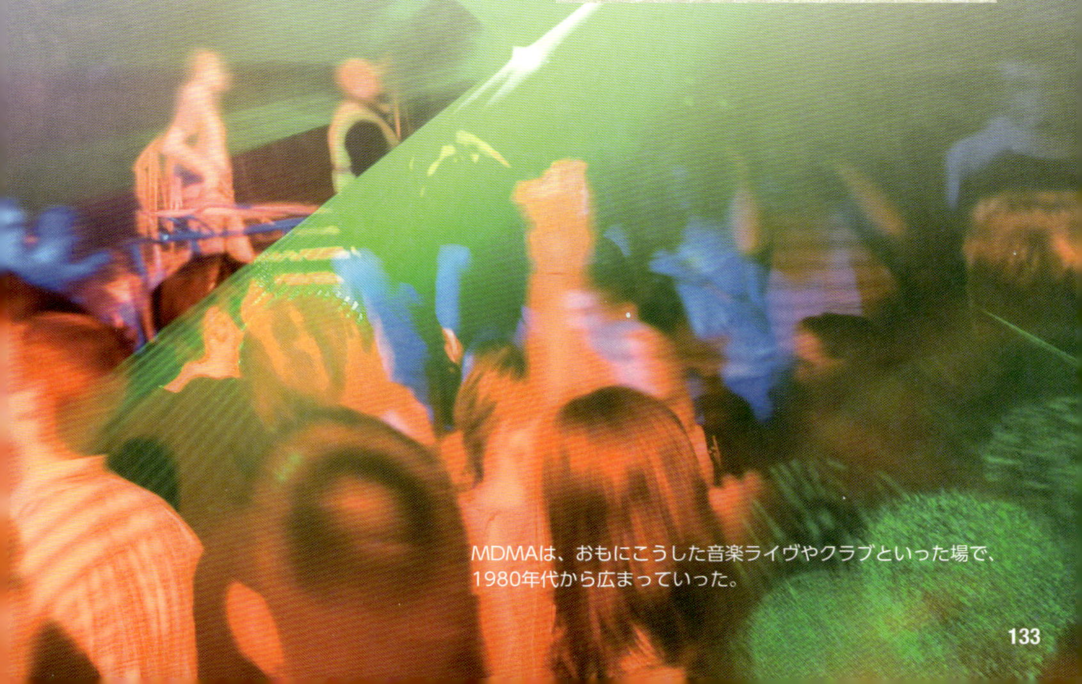

MDMAは、おもにこうした音楽ライヴやクラブといった場で、1980年代から広まっていった。

麻薬の種類

医療にも使われる一方で、強い精神作用 大麻

紀元前から世界中で利用

麻薬系の薬物の中で、人類との付き合いが最も長いもののひとつが大麻だろう。紀元前1400年から900年の間にインドで書かれた『アザバル・ベーダ』には、すでに大麻についての記述が見られる。紀元前7世紀頃に成立したゾロアスター教の教典『ゼンドアヴェスタ』にも「大麻は幸福の源なり」と記されている。

具体的な利用例として、大麻を使った蒸し風呂を楽しむ人々がいたと、ヘロドトスはその著『歴史』に記している。古くから大麻には、鎮静作用や陶酔感をもたらす作用のあることが知られていたのだ。

大麻に含まれる幻覚作用のある化学物質は、テトラヒドロカンナビノール（THC）という。THCは、脳の中でも海馬や小脳に作用し、リラックス感や多幸感、陶酔感に加えて視覚・聴覚の鋭敏化、時間や空間の感覚の変化などを引き起こす。これらの効用が注目されて、ヨーロッパでは不安を緩和したり、催眠を促したりするための医薬品として処方されてきた。

このような歴史的背景もあり、ヨーロッパのオランダやドイツなどでは今でも、制限付きながら大麻の使用が認められている。またアメリカでも、医療目的での使用を認めている州がある。大麻はヘロインやコカインに比べると身体への毒性が低いといわれる。ただ、THCが攻撃性を誘発するとの実験結果もあり、有害性については議論が続いている。

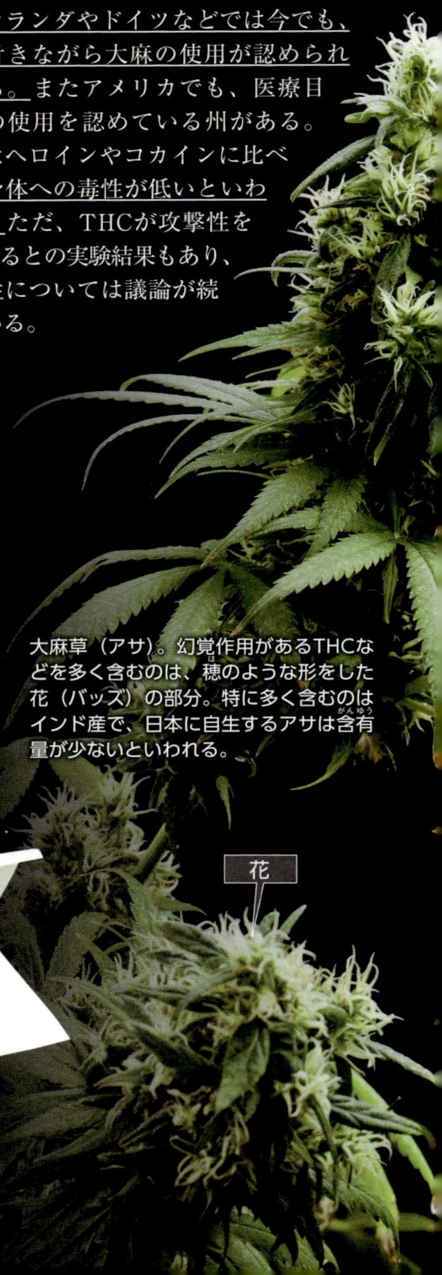

大麻草（アサ）。幻覚作用があるTHCなどを多く含むのは、穂のような形をした花（バッズ）の部分。特に多く含むのはインド産で、日本に自生するアサは含有量が少ないといわれる。

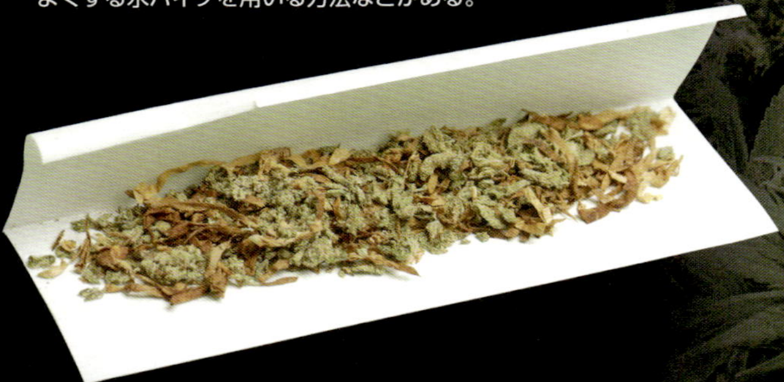
乾燥大麻を巻く紙をジョイントという。喫煙にはパイプを用いる方法、煙をいったん水に通して喉当たりをよくする水パイプを用いる方法などがある。

◆大麻の分類

マリファナ	葉を主とした乾燥大麻を刻んだもの
ガンジャ	花と葉が主体の乾燥大麻。マリファナよりTHCの含有量が多い
ハシシュ	THCを最も多く含む雌花の樹脂を固めた純度の高いもの

この他、乾燥大麻や樹脂を溶剤で溶かして抽出した液体大麻もある。

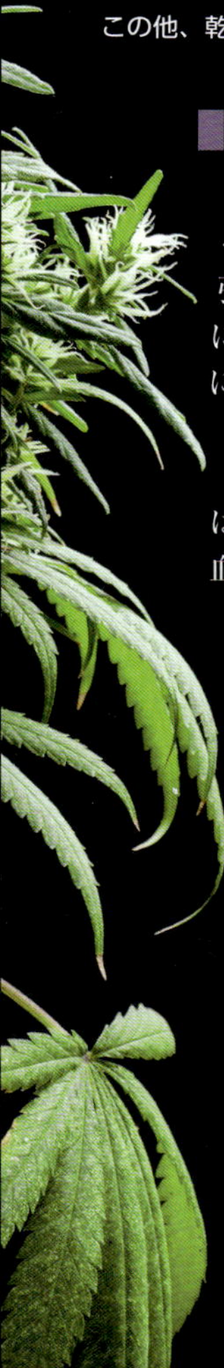

「医療大麻」とは

大麻には様々な成分が含まれる。そのひとつであるTHCが幻覚を引き起こす一方で、中には医学的に有用なものもある。これを医療に利用した薬や治療法を「医療大麻」という。

例えばカンナビゲロール（CBG）は、心理的作用を及ぼすことなく、血圧を下げる作用がある。カンナビジオール（CBD）は、痙攣、炎症、不安や嘔吐感をなくし、同時にTHCの作用を抑える。幻覚作用のもとであるTHC自体も、「気持ちがよくなる」ことから、末期がん患者の苦痛をやわらげるものとして活用できる。

2005年にカナダ政府は、神経疾患の難病のひとつである多発性硬化症の鎮痛剤「サティベックス」の発売を許可した。これはマリファナの成分であるTHCとCBDを含んだもの。後にはイギリスでも許可されて医薬品として販売されている。

アメリカには、がんやエイズ患者向けの薬「マリノール」（商品名）がある。これはドロナビノールという人工的に合成されたTHCの光学異性体（→p215）で、おもに食事や体重のコントロールなどを目的とした薬だ。

こうした大麻の成分を含む薬は、日本では大麻取締法に違反するために使用できない。また、アメリカではいくつかの州で医療大麻が合法的に使用されているが、連邦政府は認めていない。そのため、たとえ州政府がマリファナの使用を許可していても、連邦政府機関が使用者を罰することがある。

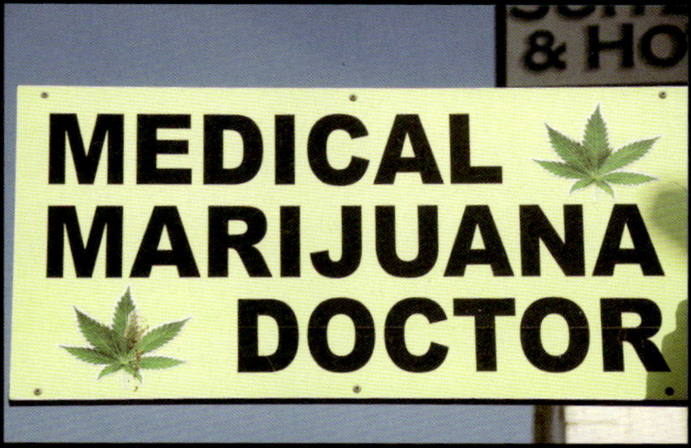

アメリカ・カリフォルニア州の医療大麻取扱い店の看板。州によっては医療大麻の使用や販売が認められている。

麻薬の種類

「脱法」の果てに強烈化した 危険ドラッグ

「ニセ大麻」自販機でも

気分がハイになり、全裸で隣家のフェンスを乗り越えて敷地内に侵入し、住居侵入で逮捕。僧侶が全裸でコンビニにいたところを逮捕され、「台風無災祈願のため危険ドラッグを焚き、全裸で祈祷していたが気づくとコンビニにいた」などと供述……これらはいずれも、とある県警のホームページに掲載された危険ドラッグ（脱法ハーブ）使用者の事例だ。

脱法ハーブのもとをたどれば、ヨーロッパに行き着く。現地で「ニセ大麻」「合法大麻」などと呼ばれて流通した新種のドラッグだ。その中身は、大麻に含まれる陶酔成分を、化学合成でつくり出したもの。脱法とは「違法ではない」ことを意味する造語だ。

日本では大麻の栽培や所持は違法だが、ヨーロッパやアメリカでは「医療大麻」が合法的に使用されている。医療目的で大麻の研究を進めた結果、その陶酔成分テトラヒドロカンナビノール（THC）に似た化学物質が、人工的につくられるようになった。この成分をハーブやお香に混ぜたものが脱法ハーブの正体だ。

脱法ハーブは以前、購入も所持も違法ではなかったため簡単に入手できた。東京や大阪などの繁華街では、販売店はすぐに見つかったし、ネット通販で日本全国どこからでも買えた。ナイトクラブに行けば、たいてい売人がいた。ついには自販機で販売する業者も登場し、横浜、仙台、愛知、大阪などに設置されていた。

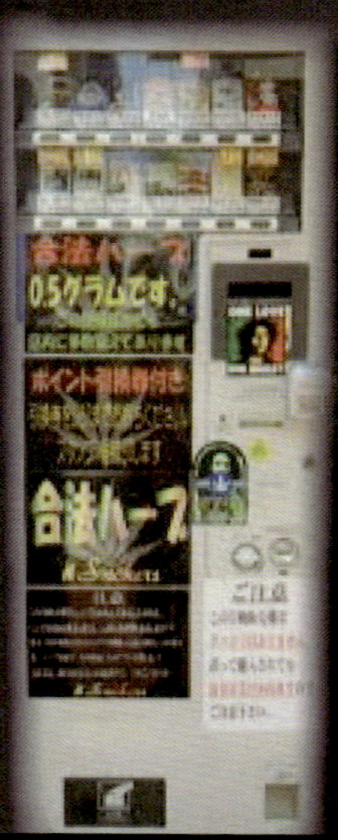

自動販売機や、いわゆる「ガチャポン」でもハーブやジョイント（巻取り紙）が売られ、手軽に購入できた。こうした販売機にも吸引を目的としないよう名目上の注意書きがなされている。

提供＝東京都福祉保健局

売る側も使う側も制御不能に

脱法ハーブは、極めて恐ろしいクスリであるにも関わらず、その恐ろしさがほとんど認識されていない。その結果、脱法ハーブを吸引してクルマを運転し、一般人を巻き添えにするような事故が、あちこちでくり返されている。

実は脱法ハーブの問題は日本で注目を集める前に、すでにヨーロッパで深刻化していた。2004年頃にドイツで広がり始めた「合法大麻」は、またたく間にヨーロッパ中に蔓延した。その危険性に真っ先に気づいたのは、大麻の愛好者だった。

純粋な大麻を吸っていた人たちも、当初は合法大麻にひかれた。ところがそのうち、吸った後には大麻では感じたことのない強い不快感を覚えたという。その理由は、規制薬物に似ていながらも化学構造が微妙に異なる（そのため違法とはいえない）化合物が含まれているからだ。

こうした状況を放置してよいはずもなく、厚生労働省はこれまで何度も規制を強化してきた。ところが、新たな規制は、新たな化合物を生み出す。規制の網をかいくぐるような、新たな化学構造をもった脱法ハー

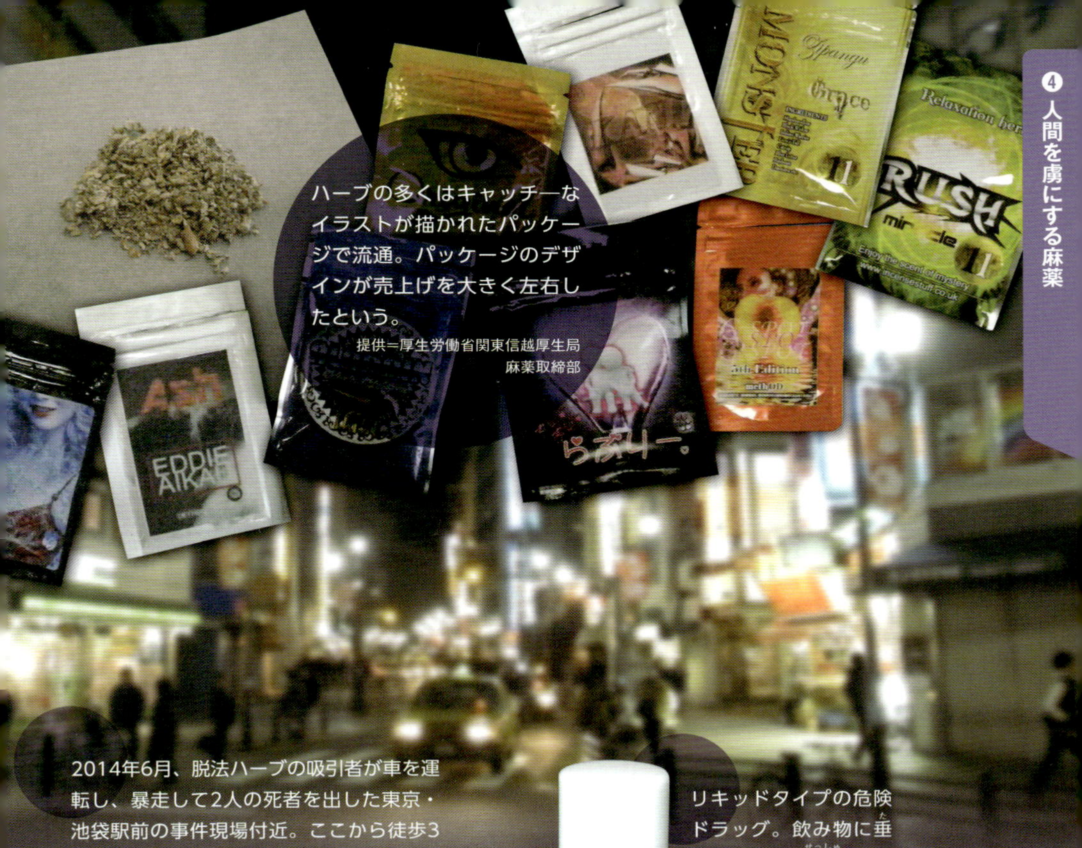

ハーブの多くはキャッチーなイラストが描かれたパッケージで流通。パッケージのデザインが売上げを大きく左右したという。

提供＝厚生労働省関東信越厚生局麻薬取締部

2014年6月、脱法ハーブの吸引者が車を運転し、暴走して2人の死者を出した東京・池袋駅前の事件現場付近。ここから徒歩3分ほどのところに販売店があった。

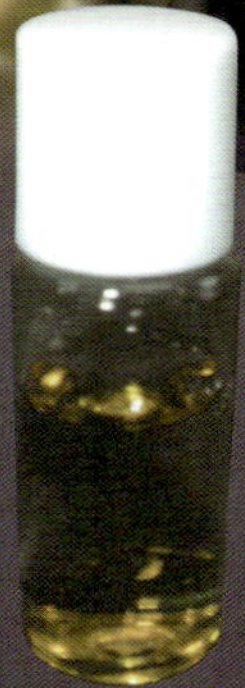

リキッドタイプの危険ドラッグ。飲み物に垂らすなどして摂取する。

ブが登場してくる。このイタチごっこが事態をいっそう深刻化させる。

脱法ハーブの製造者は、規制に応じてマイナーチェンジした化合物を次々に生み出す。その結果、脱法ハーブは製造者にとっても“わけはよくわからないけれども、幻覚作用を引き起こすことだけはわかっている”化合物となったのだ。

古典的な薬物の研究者はいても、脱法ハーブの研究者はいない。覚醒剤など従来の麻薬に対しては、医師もある程度の予備知識があり、対処が可能だ。しかし脱法ハーブには何の知識もないため、対処のしかたが全くわからない。これが脱法ハーブの恐ろしさだ。

パウダータイプもしくは固形にしたものの多くは、「ロケット」と呼ばれる容器に入っている。中身をタバコに詰めるなどして摂取する。

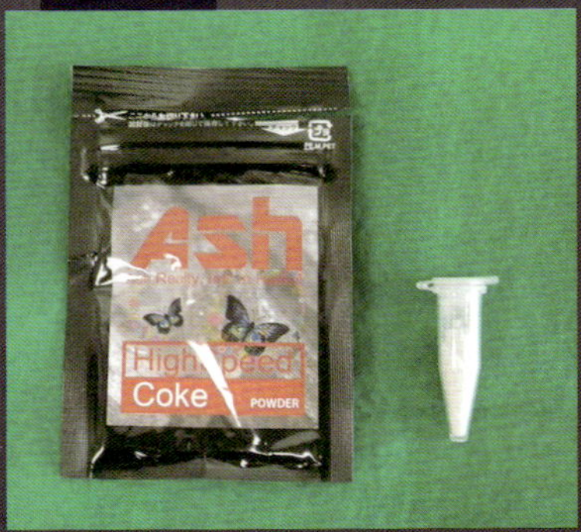

提供＝厚生労働省関東信越厚生局麻薬取締部（2点とも）

医療用麻薬とアヘン・ヘロイン

国を荒廃させたアヘン

アヘンは、ケシの果実からとれる麻薬だ。モルヒネを主成分とする有機化合物が含まれ、痛みをやわらげ、精神を落ち着かせる作用がある。大麻と同様、アヘンと人類の付き合いは長い。古代ローマ時代から鎮痛剤や催眠剤などに使われ、中世以降はヨーロッパでも医薬品として普及した。

ところが19世紀に入り、多幸感を得るためにアヘンが“乱用”されるようになった。イギリスやフランスの詩人や芸術家、作家たちはアヘンの力を借りて創作に励んだ。

アヘンの麻薬としての力に目をつけたイギリスは、これを商売道具として当時の清、今の中国に売りつけた。その対価として中国の銀を受け取り、莫大な利益を得ようとしたのだ。

こうしてアヘンは中国に広まる。しかも、ヨーロッパでの経口摂取とは異なり、より速効性の強い喫煙で吸引する習慣が一般的となった。そのためアヘンにおぼれて廃人となる中毒者が国中にあふれた。

多くの人々がアヘン中毒に苦しむ状況を見過ごせないと、中国はイギリス商人のアヘンを没収して処分した。これに対する報復措置として、1840年にイギリスが仕掛けたのがアヘン戦争だ。中国は戦争に敗け、イギリスへの多額の賠償金の支払い、香港の割譲などを余儀なくされた。

医療に不可欠なモルヒネ

アヘンからモルヒネが見出されたのは1805年、ドイツの薬剤師ゼルチュルネルによる（→ p 200）。その後、ギリシャ神話の夢の神モルフィウスにちなんで「モルヒネ」と命名された。19世紀中期からは医療現場で広く使われるようになり、痛みを消し去る「神の薬」とも呼ばれた。

今もモルヒネは重要な薬で、最大の用途は、がんの激しい痛みの緩和だ。世界で年間230t以上が医療現場で使われている。

モルヒネには精神的・身体的依存性があるが、鎮痛に必要なモルヒネの量では、多

◆ケシからアヘン、モルヒネ、ヘロインへ

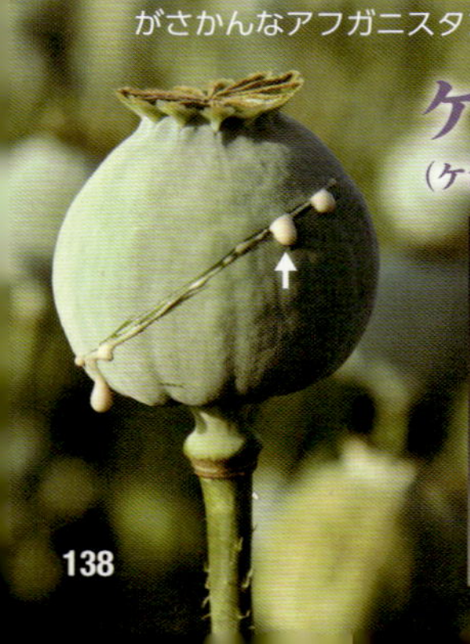

ケシ坊主に傷をつけて一晩待つと、乳状の樹液がにじみ出る。これを採取したものが生アヘンで、時間が経つと黒く変色する（右下）。ケシの栽培がさかんなアフガニスタンで撮影。

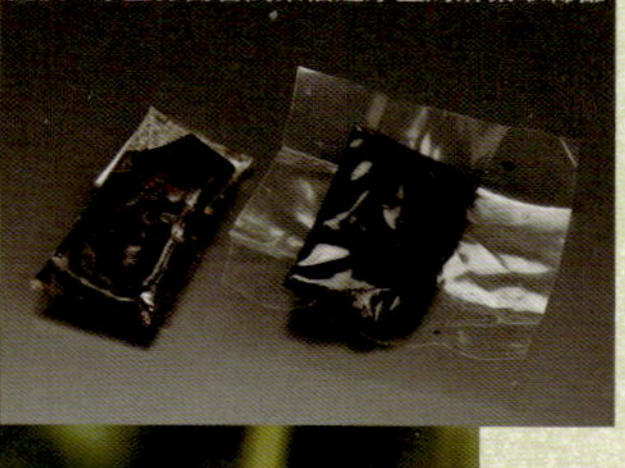

提供＝厚生労働省関東信越厚生局麻薬取締部

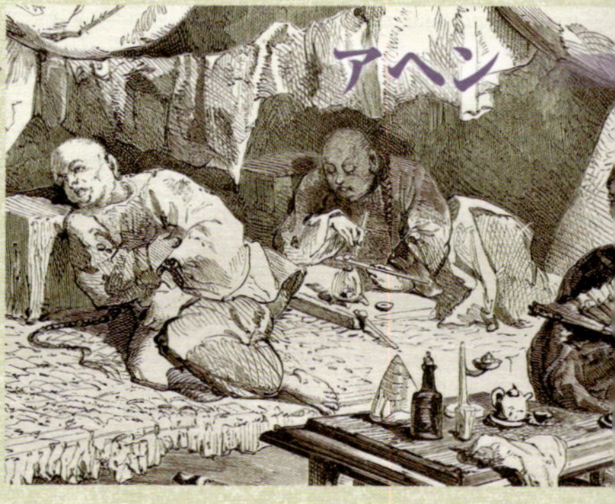

生アヘンから精製されたアヘンをあぶり、その蒸気をパイプで吸引する。身を横たえ、ゆっくりと吸引するのが主流のスタイルだった。

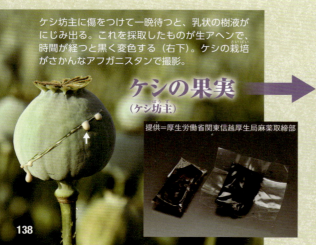

幸感や陶酔感をもたらすまでには至らない。医師は患者の様子を観察しながら、適量しか処方しない。医療現場では、安心して使える薬なのである。

「最悪の麻薬」ヘロインに

1899年、ドイツのバイエル社から、咳止めの薬（鎮咳剤）としてヘロインが発売された。これはモルヒネに無水酢酸という物質を加えて精製したもの。モルヒネよりも強い鎮痛・鎮咳作用が期待されたが、後に、その強い依存性や退薬症候（禁断症状）が判明した。

ヘロインは、あらゆる麻薬の中で快楽性も依存性も最も強く、精神毒性もひどいことで知られる。「最悪の麻薬」「薬物の王様」との異名をとる。モルヒネは血液脳関門の通過率が約2％なのに対し、ヘロインの通過率は約65％と、桁違いの量が脳に取り込まれるからだ。

ヘロイン依存者は、体内からヘロインが抜けると、体中を虫がはい回るような感覚や、全身の筋肉や骨がバラバラになるほどの痛みといった退薬症候に見舞われる。それに耐えかねて自傷行為に及んだり、精神に異常をきたしたりすることもある。また、ヘロインの大量摂取による急性中毒は、呼吸困難、昏睡を経て、死に至る。

退薬症候の苦しさを逃れるために、なんとしてもヘロインを手に入れようとして、悪循環が加速する。ヘロイン中毒は、文字通りの廃人となる。

◆モルヒネとヘロインの構造

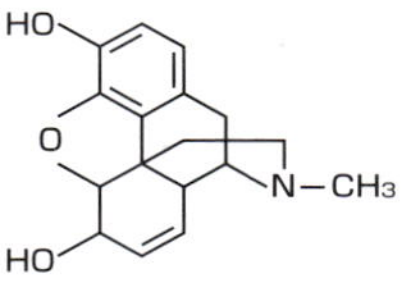

モルヒネ

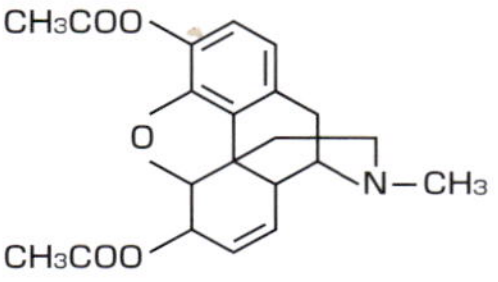

ヘロイン

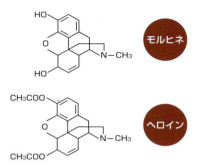

モルヒネを無水酢酸と化合し、水素（H）をアセチル基（CH_3CO）に置き換えるとヘロイン。モルヒネが水溶性なのに対し、ヘロインは脂に溶ける性質となるため、血液脳関門を通過しやすくなる。

アヘンに含まれる様々なアルカロイドのうちのひとつがモルヒネ。アヘンを化学合成してモルヒネの純結晶が得られる。これから医療用のモルヒネがつくられる。

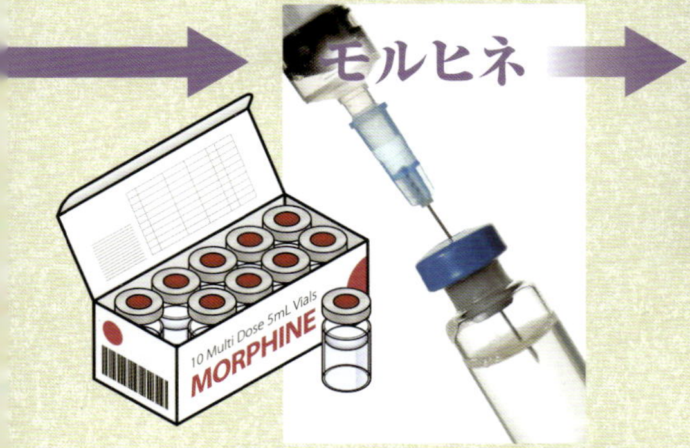

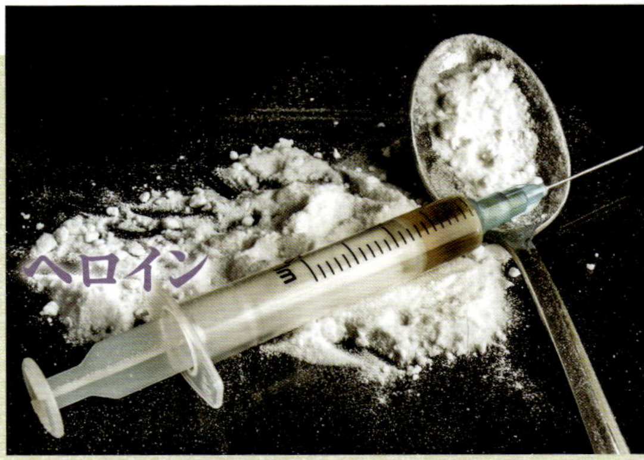

モルヒネを化学合成してヘロインがつくられる。あぶって煙を吸ったり、静脈注射したりして摂取する。

4章 麻薬の法規制

薬物によって法律が細分化

病から人を救う一方で、人を死に追いやることもある薬物は、法律によって厳しく管理される。

医薬品は「医薬品、医療機器等の品質、有効性及び安全性の確保等に関する法律」（旧薬事法）によって、毒物は「毒物及び劇物取締法」によって規制されている。毒物や劇物（強い薬）の取扱いについては、毒劇物取扱責任者として、薬剤師などの資格者が当たらなければならない。

麻薬系の薬物を取り締まる法律には「麻薬及び向精神薬取締法」「覚せい剤取締法」「大麻取締法」「あへん法」「麻薬特例法」があり、総称して薬物五法と呼ばれる。いわゆる“シンナー遊び”に使われ、麻薬に類似する中毒性のある塗料材料などの有機溶剤は、毒物劇物に指定され、薬物五法とは別に規制される。

麻薬に関する日本の法体系は、科学的根拠に基づいたものではない。そのため覚醒剤や大麻、アヘンなどは、法的には麻薬に区分されていない。

以前は、大麻も麻薬に含まれていたことがあったが、その繊維や種子は、布など特定の産業で材料として利用される。この場合は免許制でその栽培を許可するため、大麻は麻薬から除外して「大麻取締法」で規制されることになった。

◆麻薬取締り関係の法律

法律名	制定	対象薬物	罰則の対象
大麻取締法	1948年	大麻	輸出入、栽培、譲渡、譲受、所持など（免許制の大麻の取扱者の管理、監督なども規定）
覚せい剤取締法	1951年	覚醒剤	輸出入、譲渡、譲受、製造、所持、使用など。原料も罰則対象
麻薬及び向精神薬取締法	1953年（麻薬取締法）。1990年現法律名に改称	ヘロイン	輸出入、製造、製剤、小分け、譲渡、譲受、所持、廃棄など
		ヘロイン以外（コカイン、MDMAなど）	輸出入、製造、栽培、製剤、小分け、譲渡、譲受、所持など
		向精神薬	輸出入、製造、製剤、小分け、譲渡および譲受目的の所持など
		麻薬等原料	業務の届出違反、無届の輸出入に罰則
あへん法	1954年	アヘン（ケシ、ケシがら）	栽培、採取、輸出入、譲渡、譲受、所持、使用など
麻薬特例法（通称）	1991年	正式名「国際的な協力の下に規制薬物に係る不正行為を助長する行為等の防止を図るための麻薬及び向精神薬取締法等の特例に関する法律」。規制薬物の職業的な密輸・密売、薬物犯罪のあおり、そそのかし行為などを取り締まり、不正取引の処罰やそれによって得た財産の没収も規定する	

薬物の骨格構造から一気に規制

2014年11月に現法名に改称された旧薬事法は、最近急速に問題となっている脱法ハーブなどの危険ドラッグを取り締まるために、相次いで改正されている。

法に触(ふ)れないものの危険性がある薬物は、2006年以降「指定薬物」とされ、11年段階で68物質が指定されていた。しかし、規制が強化されるたびに、化学構造の一部を改変して、合法化された新しい化合物が登場する。これに対して厚生労働省は13年から、類似する基本骨格（化学構造）をもつ物質群をまとめて規制対象に指定する「骨格規制」を導入した。

14年には厚生労働省と警察庁が、脱法ハーブなどの名称を「危険ドラッグ」に改め、さらなる規制強化に乗り出した。これに伴い指定薬物も増え、15年1月現在で実に1,432物質となっている。指定薬物は、製造・販売・輸入・所持・使用・譲受(じょうじゅ)が禁止される。例えば、インターネット上で指定薬物を「薬物売ります」と書き込むだけで、逮捕されるほどに規制は強化された。

けれども、規制強化と新たな薬物との“イタチごっこ”はやはり続いている。その結果、海外でも使われたことのない化合物が日本に入ってくるなど、新たな問題も起こっている。

◆薬物の骨格規制の例

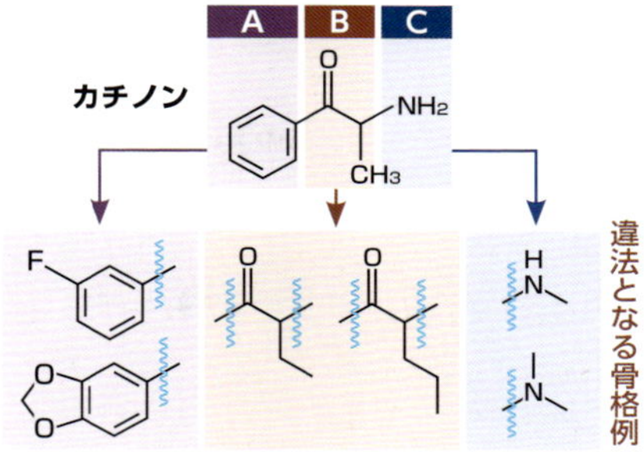

カチノンは規制薬物の一種。カチノンの骨格（化学）構造をA・B・Cに分け、それぞれの部分で類似する骨格を規制することで、これらの組み合わせをもつ薬物が一括(いっかつ)して指定対象となる。こうして、将来的に現れるであろう薬物を先取りして規制する。

海外ではわずかの所持で死刑になることも

麻薬の使用や販売は各国で禁止されているが、日本や欧米では仮に法律を犯しても、死刑になることはまずない。ところがアジアには、薬物に対して厳罰(げんばつ)で臨(のぞ)んでいる国が多い。中国、マレーシア、シンガポールではアヘンを運んだだけでも死刑になる。ヘロインなどは、アヘンよりはるかに少量を持っていただけでも死刑になることがある。

こうした国々を旅行する場合は、間違っても中身の不明なものを人から預かったりしないこと。仮に麻薬が見つかれば、問答無用で死刑となる。

死刑になるヘロインの量

国名	運搬	所持
中国	50g	50g
シンガポール	－	15g
マレーシア	－	15g
インド	1,000g	10,000g
スリランカ	2g	500g

ヘロイン以外の規制薬物の死刑になる最低所持量

国名	大麻	覚醒剤	コカイン
中国	50g	50g	50g
シンガポール	500g	250g	3g
マレーシア	200g	50g	15g
フィリピン	500g	9g	9g

COLUMN

アスリートはなぜドーピングに走る?

オリンピックなどの大きなスポーツ大会が行われるたびに、取りざたされるドーピング問題。過去にも、メダルの剥奪などが行われているが、なぜ根絶されないのだろうか。答えは、「やめられないから」だ。アスリートと薬物との関係は深い。

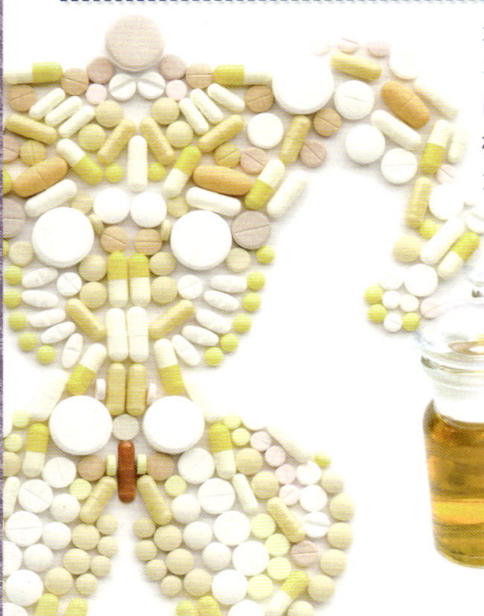

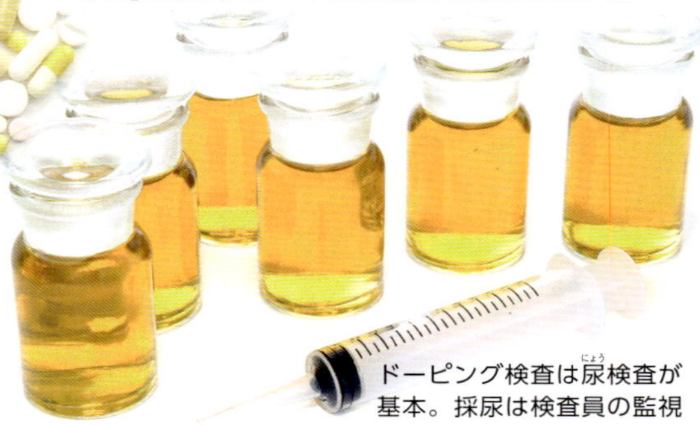

ドーピング検査は尿検査が基本。採尿は検査員の監視のもとで厳正に行われる。

ドーピングとは、おもにスポーツ競技などで、より優れた記録を出すために、薬物を不正に摂取することだ。

使われる不正薬物には、筋肉増強剤としてのステロイド（テストステロンなど）、ペプチドホルモン（たんぱく質ホルモン）、興奮剤や覚醒剤としてのカフェイン、エフェドリン、アンフェタミン、競技前に薬物を体外に排出するための利尿剤などがある。各スポーツを管轄する組織において、厳密に使用を禁止しているにも関わらず、使用する者が後を絶たない。

ドーピングによる違反行為のため、過去にはオリンピックでもメダルの剥奪などが行われた。自転車ロードレースの「ツール・ド・フランス」で、1999年から2005年にかけ7連覇を達成したランス・アームストロングも、ステロイドなどの禁止薬物を恒常的に使用していたとされ、競技からの永久追放と記録の抹消がなされている。

アスリートには強い精神的プレッシャーがのしかかる。そのため、睡眠薬や抗うつ剤などの向精神薬、ひいては覚醒剤などに手を出すこともある。また、筋肉増強などに使われるステロイド剤などは、短時間で劇的な効果を発揮する一方で、使用を中止すれば急激に衰えたり、強い副作用に見舞われることも（→p116）。やめたくても簡単にはやめられないのだ。

一方で、市販の風邪薬などにもドーピングの対象となる薬物が含まれていることがある。治療のために薬を使いたくても使えなかったり、気をつけて使ったのに不本意にも違反になったりする、といった苦労もあるのだ。

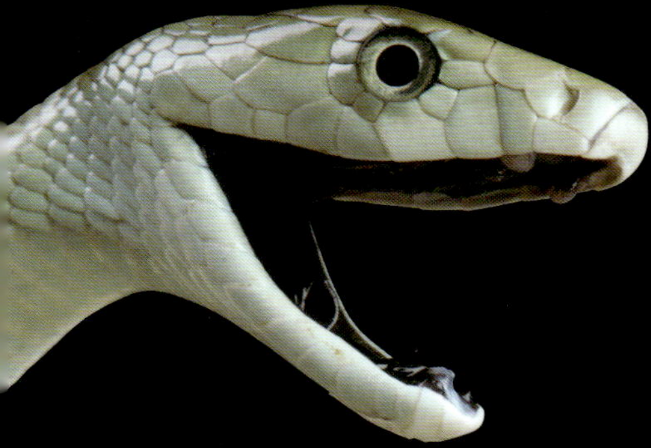
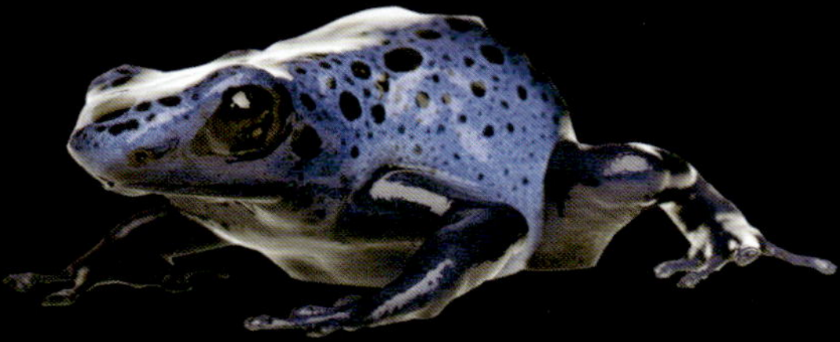
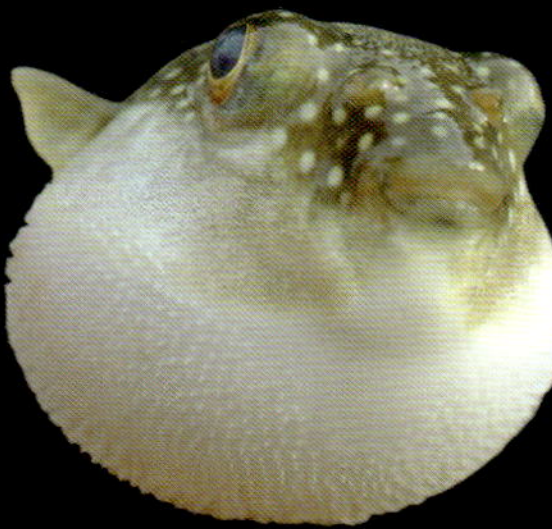
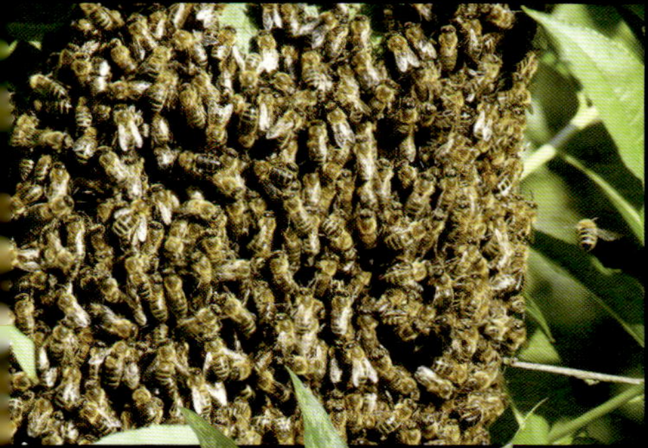

第5章 自然界の毒

陸上や海中の動物、身近な植物やキノコ、病気をもたらす細菌やウイルス、さらには火山から噴出(ふんしゅつ)されるガスまで、地球上のあらゆるところに「毒」がある。この章では、有毒生物や植物など、自然界の様々な毒を探る。

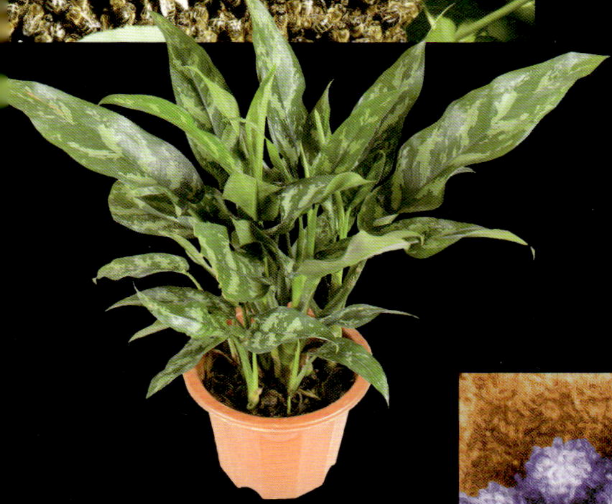
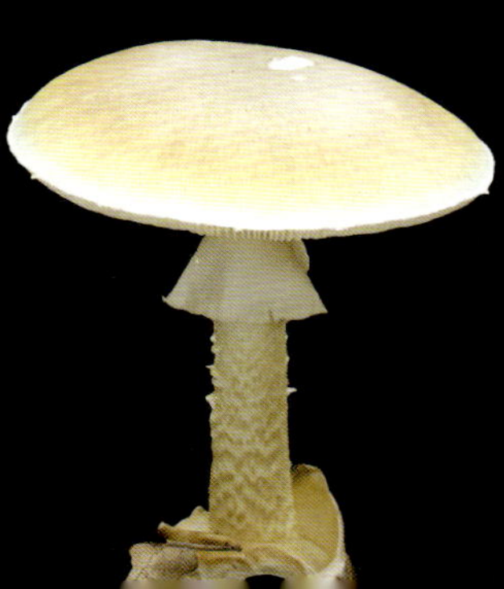
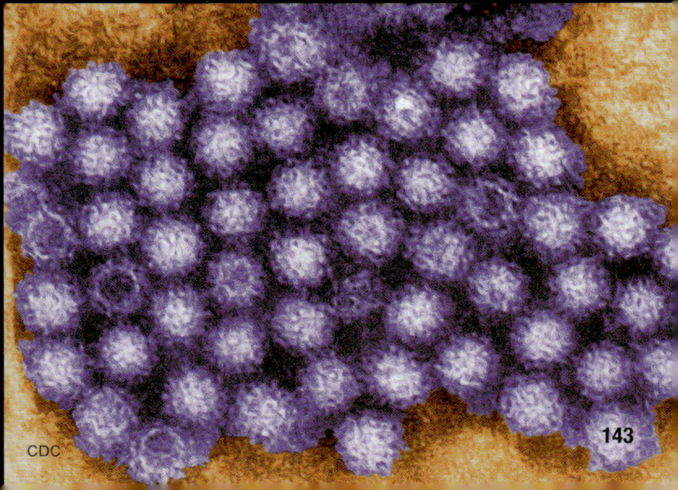

CDC

5章 生き物の毒とは？

毒は「生き残るため」

毒ヘビとして恐れられるコブラは、かまれた人が死んでしまうほど強い毒をもっている。あるいは、高級食材として知られるフグにも、部位によっては命を落としかねない毒が潜んでいる。身近なところでは、スズメバチの毒による死者は、毒ヘビのマムシにかまれて亡くなる人より多いという。もちろん、すべての生き物が毒をもつわけではない。なのに、なぜ一部の生き物は危険な毒をもっているのだろうか。

答えは「生き残るため」である。

動物、植物を問わず、地球上に生きているすべての生き物は、生き残るために進化してきた。その典型が人間だ。人間は2本足で歩くようになったからこそ、頭が大きくなり、体重比で考えれば極めて巨大な脳をもつようになった。地球上に文明社会を築くことができたのは、その結果だ。

特定の動物が毒をもつ理由も同じで、進化した結果として毒をもつようになった。では、毒をどのように使って生き延びようとしているのだろうか。

毒の使い方は、大きく次の4つに分けられる。獲物を狩る、他の動物に食べられることを防ぐ、生きるうえでの障害となる他の動物を寄せつけないようにする、縄張りへの他の動物の侵入を防ぐ。

ある種の動物が毒をもつようになった理由は、毒をもつことが、その動物の生き残りのために必要だったからである。

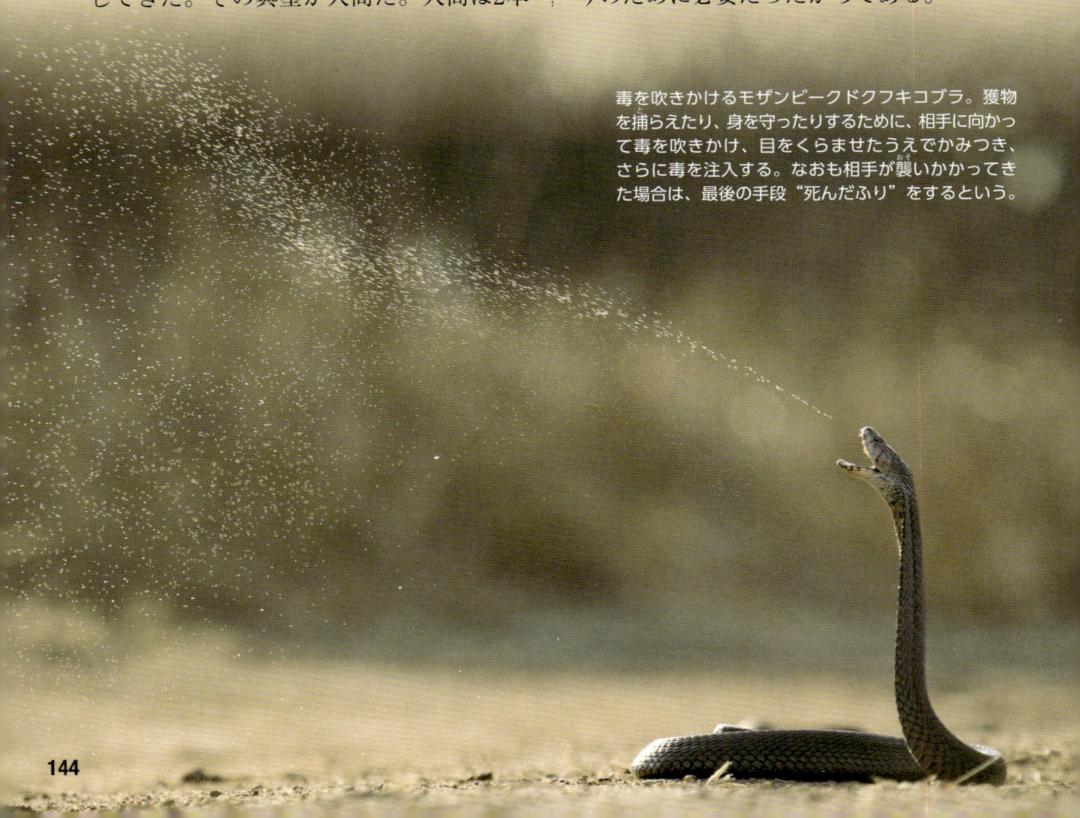

毒を吹きかけるモザンビークドクフキコブラ。獲物を捕らえたり、身を守ったりするために、相手に向かって毒を吹きかけ、目をくらませたうえでかみつき、さらに毒を注入する。なおも相手が襲いかかってきた場合は、最後の手段“死んだふり”をするという。

毒の“でき方”

動物がもつ毒は、「神経毒」「細胞毒」「血液毒」「生命毒」の4つに分けられる。最も多いのが神経毒であり、これは敵の体内で神経に作用し、動きを止める。細胞毒は細胞に、血液毒は血液に作用し、生命毒は遺伝などのしくみにダメージを与える。

ただ、どのようにして毒がつくられているのかは、今のところよくわかっていない。例えばフグや貝類など海洋生物の毒の多くは、自らがつくり出した毒ではなく、毒をもつ微生物を食べた結果、その毒が体内に蓄積される。一方、ヘビの毒は唾液に含まれ、スカンクのおならは体液だが、これらの毒が含まれるメカニズムは不明だ。

フグもフグ毒で死ぬ!?

美食として知られるフグは、猛毒をもつことでも有名。おもに卵巣、肝臓、腸に多く含み、その化学成分は「テトロドトキシン」（TTX）と呼ばれる。これは青酸カリの1,000倍ともいわれる強い毒で、計算上では、平均的なトラフグであれば、その卵巣ひとつで12人を殺すだけの量をもっている。種によっては皮や肉など、全身に毒があるものもいる。

これほど強力な毒を、フグはエサから取り入れている。毒をつくり出しているのは海洋細菌であり、これが食物連鎖を経て、最終的にフグの体内に蓄積される。フグはTTXを含んでいるエサが好物なのだ。では、毒を含むエサを食べることで、フグ自身が毒の影響を受けることはないのだろうか。

フグにTTXを過剰に与えると、さすがにフグも死亡する。けれども毒に対する抵抗力が極めて強いために、自然に存在する程度の量なら影響はない。逆にTTXは、メスのフグがオスを引き寄せるためのフェロモンとして使われることもわかっている。毒をもつ動物にとって、自分の毒が害になることは基本的にないのだ。

◆フグ毒（テトロドトキシン）の伝達ルート

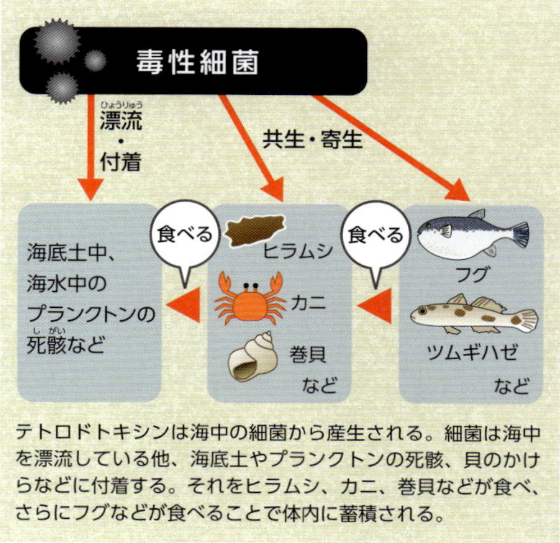

テトロドトキシンは海中の細菌から産生される。細菌は海中を漂流している他、海底土やプランクトンの死骸、貝のかけらなどに付着する。それをヒラムシ、カニ、巻貝などが食べ、さらにフグなどが食べることで体内に蓄積される。

◆フグ以外にフグ毒が確認されたことのある生物の例

類	動物名	毒がある部位
腹足類	バイ（貝）	中腸腺（消化器官の一部）
頭足類	ヒョウモンダコ	後部唾液腺
十脚類	スベスベマンジュウガニ	全体
剣尾類	カブトガニ	卵巣
魚類	ツムギハゼ	皮膚、内臓など
両生類	カリフォルニアイモリ	皮膚、卵、血液など
	アテロパス科のカエル	皮膚

従来テトロドトキシンはフグ特有のものと思われていたが、近年は、左図のような食物連鎖の果てにカエルやイモリといった両生類までテトロドトキシンをもち得ることが確認されている。

両生類の毒

漢方に、武器に、古くから

カエルやイモリなどの両生類は、進化のうえでは爬虫類と魚類の間の存在。「両生」とは、水中での生活と陸上での生活の両方が必要であることを意味する。この両生類にも毒をもつ生き物がいる。

その中で最も身近なのが、ヒキガエル（ガマガエルとも呼ばれる）だろう。体長は約10cmで、林や池、沼地などの湿った場所にいる。ずんぐりとした体つきで、動きも鈍い。だから、毒を出すことで外敵から身を守っている。

ヒキガエルの毒は、目の後ろの耳腺という器官と、外皮のイボから出てくる粘液だ。その毒成分は、心臓の働きを促す強心性ステロイド（→p116）類とアルカロイド（→p77）類で、いずれも薬にもなる。

中国最古の本草書『神農本草経』（→p194）には、ヒキガエルの毒が「蝦蟇」と名付けられて記されている。ヒキガエルの粘液を集めて乾燥させたものが「蟾酥」で、心臓病や高血圧に効く漢方薬の「六神丸」に配合される。

中南米に生息するヤドクガエルも、猛烈な毒をもつことで有名だ。姿は非常に美しいにもかかわらず、毒の強さは1匹で20人殺せるほどだ。

この毒も薬になる。ヤドクガエルの毒を活用した鎮痛薬はすでに開発済みで、さらにアルツハイマーの治療薬への応用も期待されている。

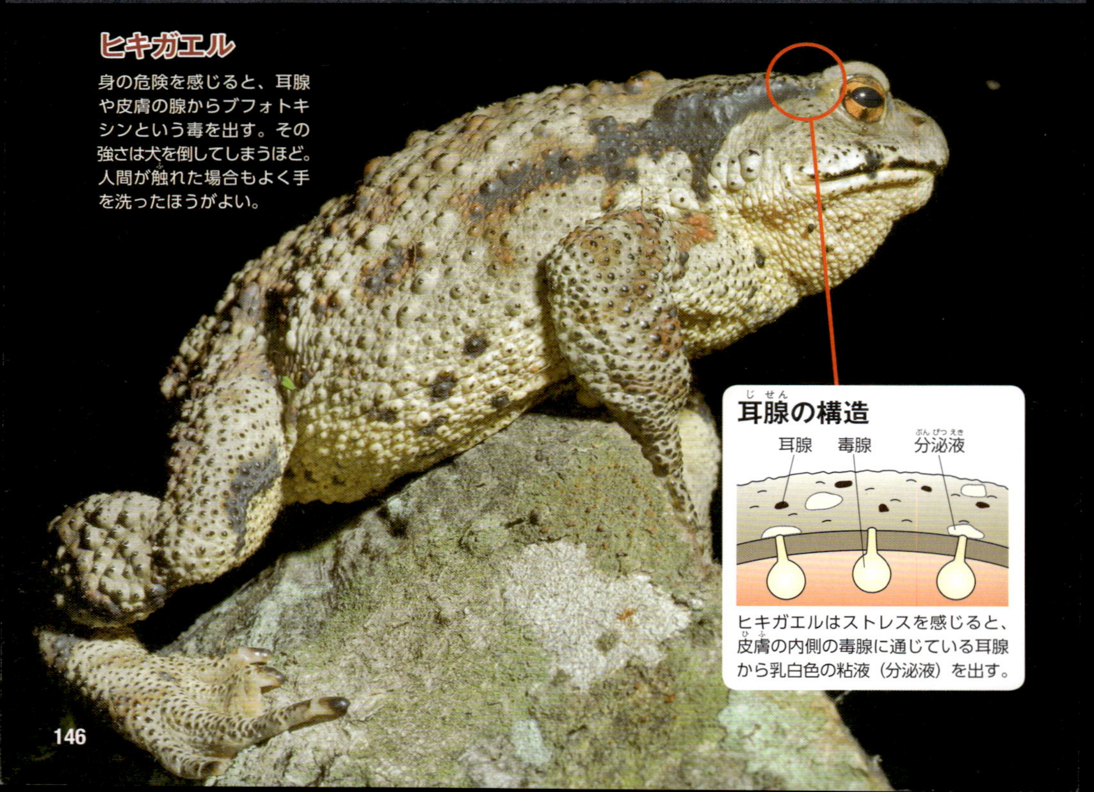

ヒキガエル

身の危険を感じると、耳腺や皮膚の腺からブフォトキシンという毒を出す。その強さは犬を倒してしまうほど。人間が触れた場合もよく手を洗ったほうがよい。

耳腺の構造

耳腺　毒腺　分泌液

ヒキガエルはストレスを感じると、皮膚の内側の毒腺に通じている耳腺から乳白色の粘液（分泌液）を出す。

動物の毒では最強クラス — ヤドクガエル

モウドクフキヤガエル

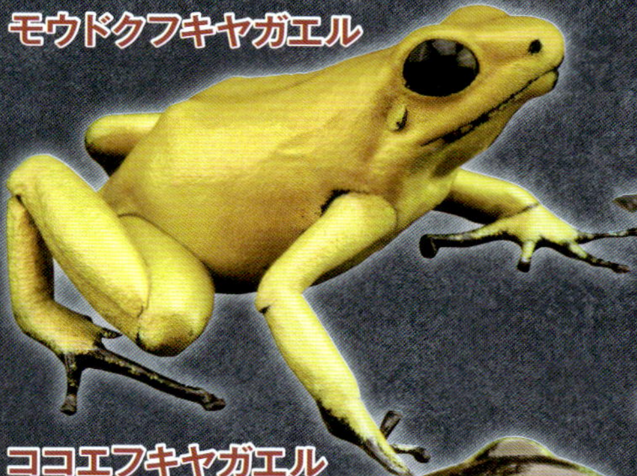

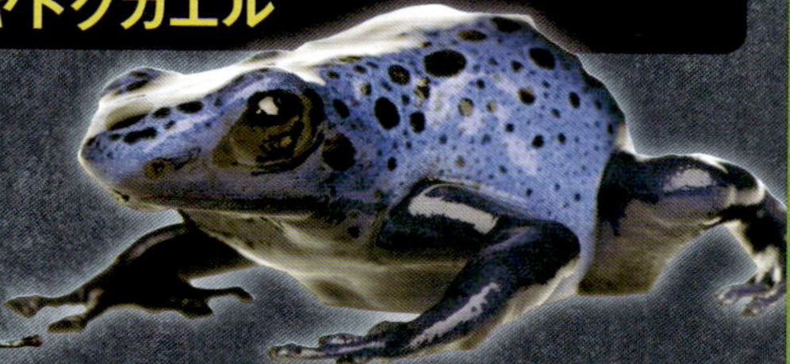

コバルトヤドクガエル

イチゴヤドクガエル

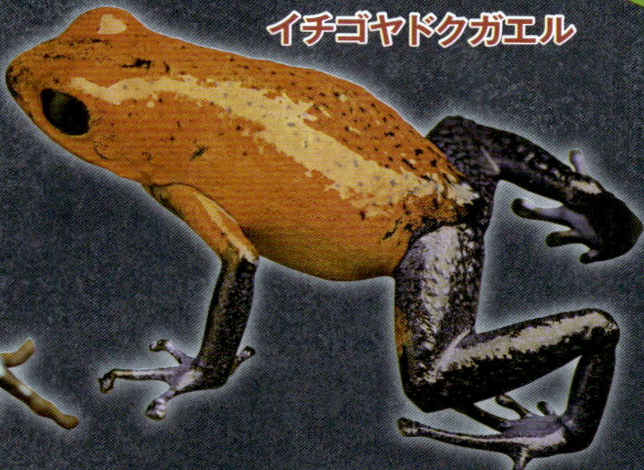

ココエフキヤガエル

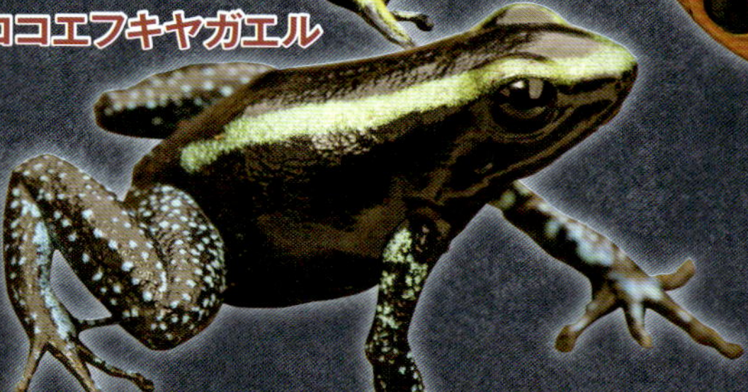

南米に分布するヤドクガエルの仲間は、5cmほどの小型のカエルだが、ほとんどが毒をもつ。中でもモウドクフキヤガエル、ココエフキヤガエルがもつ超猛毒のバトラコキシンは他のヤドクガエルの毒の20倍ともいわれ、0.1mgで成人の致死量に至る。ヤドクガエルの毒は、土中に生息する毒をもつダニに由来するもので、その強さは生息地域や食べ物で変わる。毒の媒介者がいない動物園などで孵化させたヤドクガエルは無毒になる。

卵まで猛毒も — イモリ

ファイヤーサラマンダー

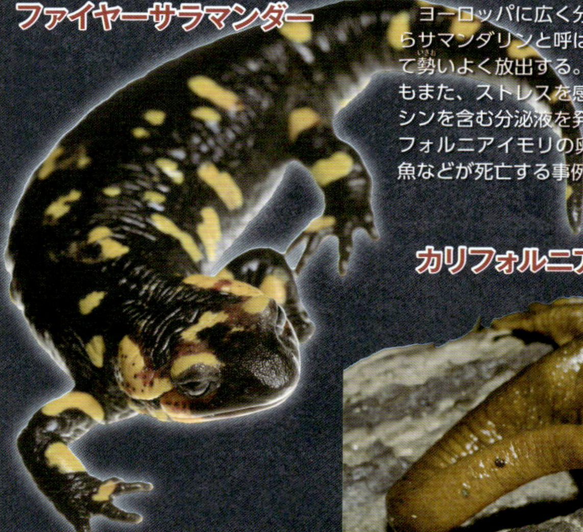

ヨーロッパに広く分布するファイヤーサラマンダーは、耳腺からサマンダリンと呼ばれる毒を主成分とする分泌液を敵に向かって勢いよく放出する。アメリカに生息するカリフォルニアイモリもまた、ストレスを感じると皮膚からフグ毒と同じテトロドトキシンを含む分泌液を発する。卵にもこの毒が含まれており、カリフォルニアイモリの卵が産み付けられた池の水に毒が溶け出し、魚などが死亡する事例が確認されている。

カリフォルニアイモリ

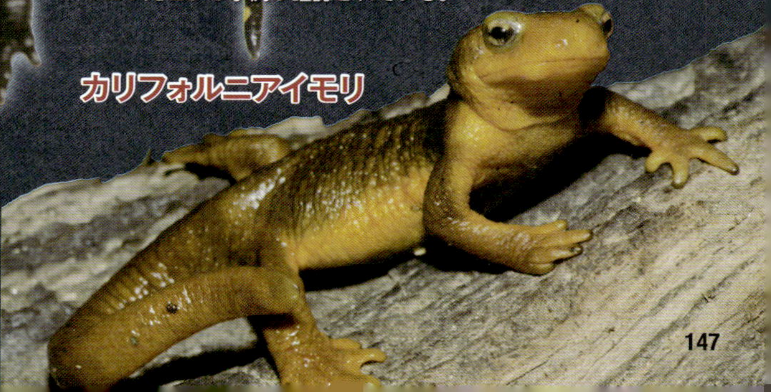

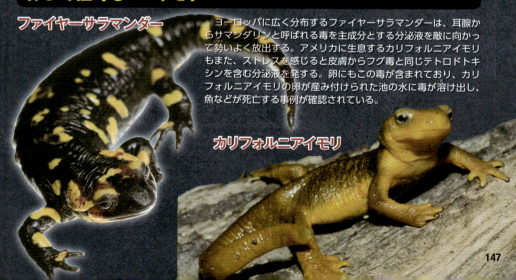

爬虫類の毒

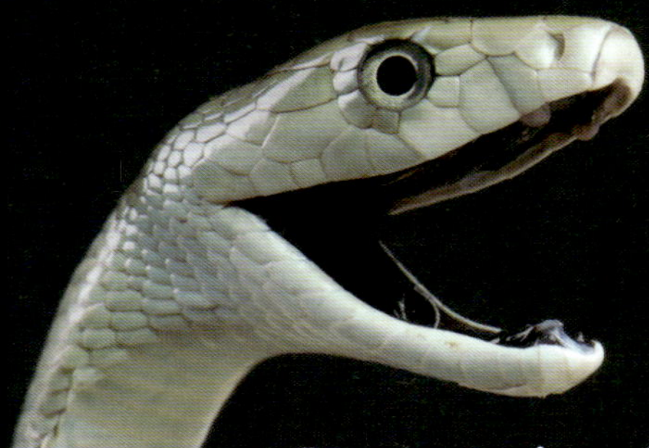

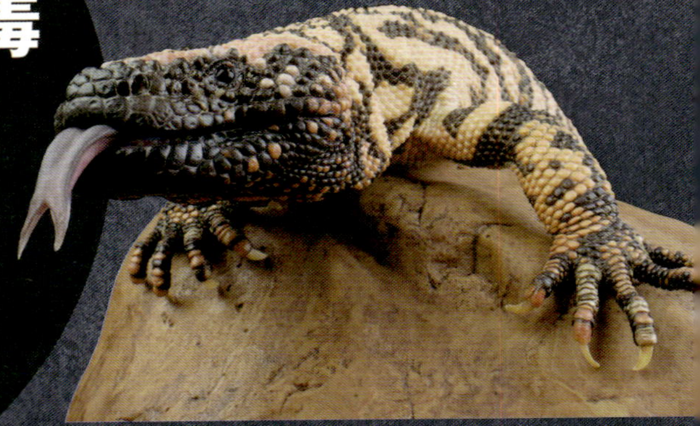

ブラックマンバ

コブラ科の毒ヘビで、体長は大きなもので4.5mにも達する。時速16kmという速さを発揮し、かまれた場合、人間でも未治療ならばほぼ100%死ぬといわれる強力な神経毒をもつ。

アメリカドクトカゲ

アメリカ南西部を流れるヒラ川周辺に生息し、「ヒラ・モンスター」の異名をとる。その神経毒で獲物を麻痺させて捕食する。近年、この毒にインスリンの分泌を促す効果が発見され、それに着目した新しい糖尿病の治療薬が発売されている。

ヘビは3分の1が有毒

絶世の美女と謳われた古代エジプトの女王クレオパトラは、ヘビを使って自殺したといわれる。このとき使われたヘビはコブラか、あるいはマムシのようなクサリヘビ科のヘビかの2説がある。

おそらくクレオパトラほどの美女なら、美しさを保ったまま死にたかったはず。だから使われたのは、数秒で筋肉を麻痺させ、苦しむことなく人を死に至らしめるコブラだと推測されている。

世界の約3,000種のヘビのうち、その4分の1から3分の1程度が毒ヘビだといわれる。日本では、マムシ、ハブ、ヤマカガシなどが知られている。ヘビと同じ爬虫類に属するトカゲにも毒をもつものがいる。

ヘビが毒を使う目的は、エサとなる獲物を弱らせたり、殺したりするためだ。毒の成分はほとんどの場合、タンパク質やペプチドであり、毒の種類でいえば神経毒、出血毒、細胞毒などである。またヘビ類は、1種類の毒ヘビが複数の毒素を含むタイプが多い。可能な限り短時間で相手をしとめるために、様々な毒素で相手を弱らせる。そして倒した相手を丸飲みしてしまう。

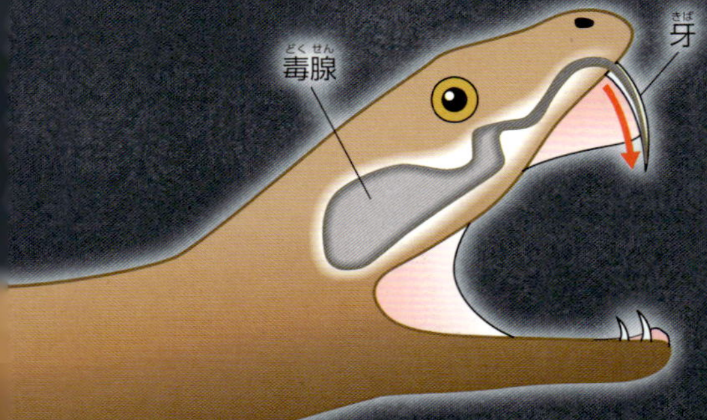

◆ヘビが毒を出すしくみ

ヘビの毒は、消化液であり唾液のようなもの。これを毒腺と呼ばれる器官に溜めておく。獲物にかみつくと、鋭く長い牙を相手に刺し込み、毒腺から牙を通して毒を獲物の体内に送り込む。ヘビは上あごに毒を注入する牙があるが、これに対してトカゲは下あごにある。

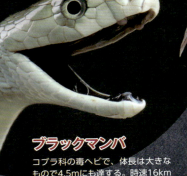

ヘビの毒は神経毒と出血毒に大別される

ヘビの毒は、コブラなどがもつ神経毒と、マムシなどクサリヘビ科のヘビがもつ出血毒に大きく分けられる。神経毒の成分はタンパク質で、獲物の体内に入ると筋肉への情報伝達が妨げられる。そのために運動麻痺を起こし、呼吸困難に陥る。一方、出血毒は血球の細胞や血管の組織などを破壊し、皮膚の壊死を引き起こす。

毒ヘビにかまれた場合はすぐに病院に行き、同種のヘビ毒を動物に摂取して得られた抗体を含んだ「抗血清」を注射してもらう。これによって毒が中和される。

ヘビの毒	
神経毒	コブラ科全種、 ウミヘビ科全種、 モールバイパー科全種
出血毒	クサリヘビ科全種、 一部のユウダ科

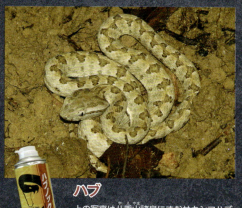

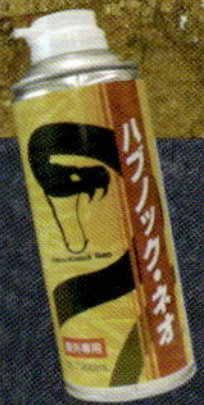

提供=住化エンバイロメンタルサイエンス株式会社

ハブ

上の写真は八重山諸島にすむサキシマハブ。日本固有種であるハブの仲間は人間も死に至らしめる強い神経毒をもち、ネズミをエサとすることから人家付近での被害も多い。沖縄では駆除のために殺蛇スプレー（左）も売られているほど身近にいる。

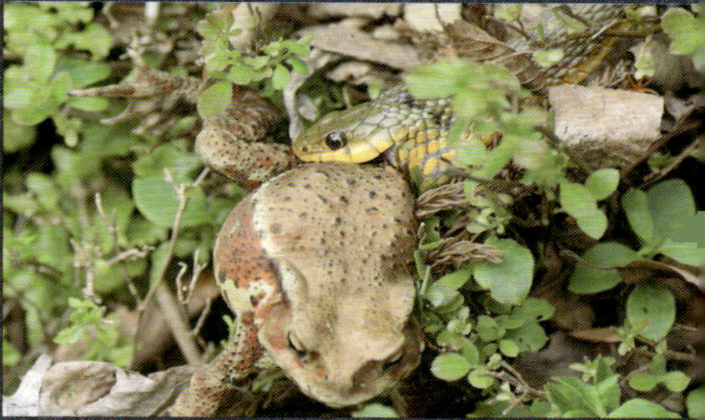

ヤマカガシ

ヤマカガシをはじめとするユウダ科のヘビは口の奥に毒牙があり、その毒は血液の凝固を妨げる出血毒。これとは別に、頸部にもヒキガエルに似た毒の腺があり、毒液を飛ばすことがある。この頸部の毒は、自らが食べたヒキガエルの毒をそのまま貯蔵し、利用している。

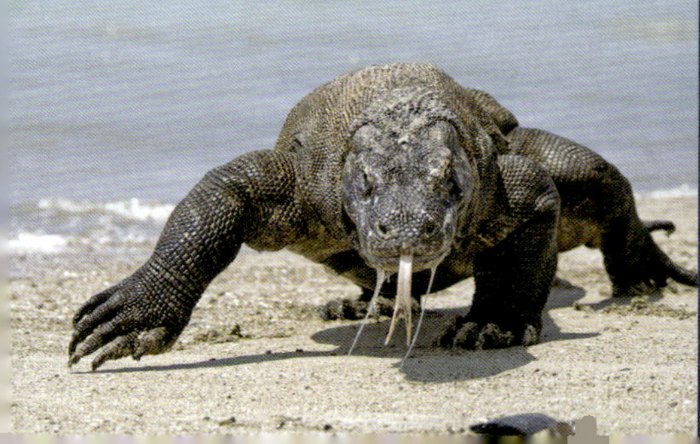

コモドオオトカゲ（コモドドラゴン）

コモド島などインドネシアの一部にのみ生息し、全長2～3m、体重約70kgと世界最大のトカゲ。複数の牙と複数の毒腺を有し、強力な牙によるかみ傷に神経毒を流し込む合わせ技で、大型哺乳類をもしとめる。

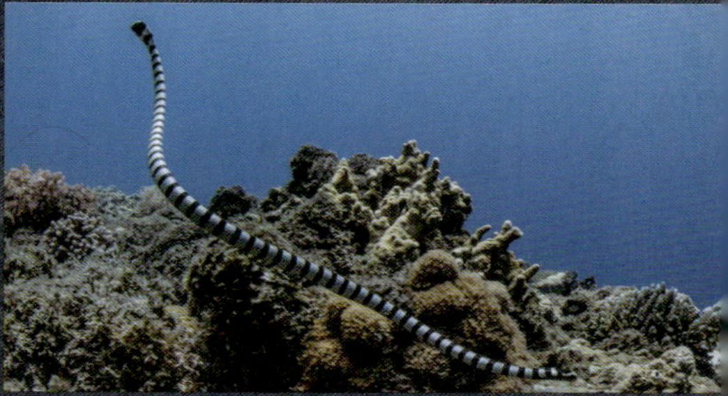

ウミヘビ

写真はアオマダラウミヘビ。「ウミヘビ」は、ウナギの仲間である魚類と、海生に適応したコブラ科の爬虫類の2種が存在し、後者はほとんどが強力な神経毒をもつ。陸上のコブラの毒より強いといわれるが、頭が小さく牙も短いため毒が注入されにくい。性格も温厚。

哺乳類の毒

数少ない有毒種は個性派揃い

爬虫類から分かれた哺乳類は、進化の頂点に位置する。そのため哺乳類は、毒に頼らなくとも、エサを手に入れる身体的能力に恵まれている。逆に考えれば、運動能力や判断力で劣るために、エサの確保が難しかったり、外敵から身を守る必要があったりする生き物が、毒をもつようになったのだ。

だから、哺乳類で毒をもつものは少ない。とはいえ中には、十分に進化しきれなかったために、毒をもつことで生き延びてきた哺乳類もいる。例えば地中に暮らすモグラや、水中に暮らすカモノハシなどである。

また、哺乳類と同じく爬虫類から進化した鳥類では、長い間毒をもつものはないとされてきたが、1990年代に入ってニューギニアで毒をもつ鳥が見つかっている。

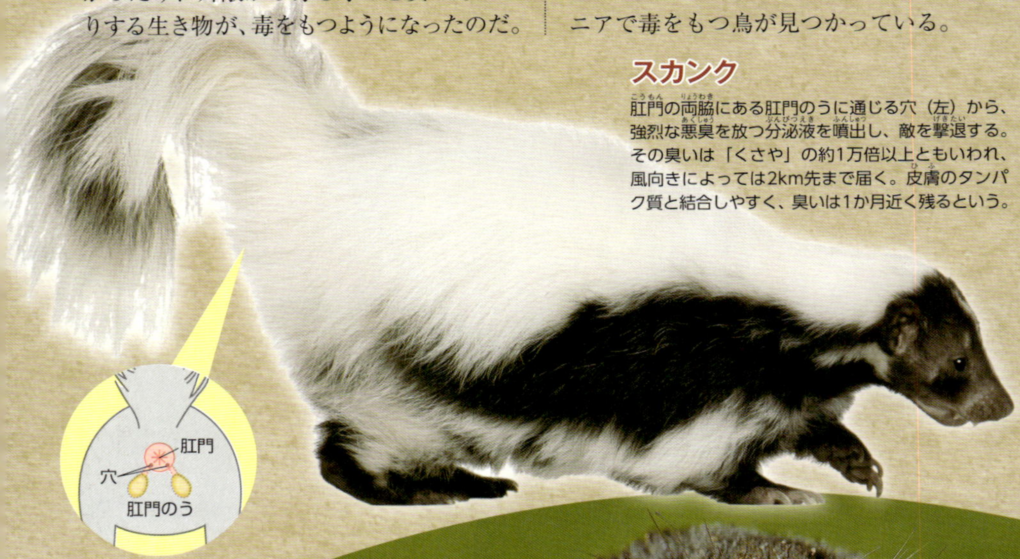

スカンク

肛門の両脇にある肛門のうに通じる穴（左）から、強烈な悪臭を放つ分泌液を噴出し、敵を撃退する。その臭いは「くさや」の約1万倍以上ともいわれ、風向きによっては2km先まで届く。皮膚のタンパク質と結合しやすく、臭いは1か月近く残るという。

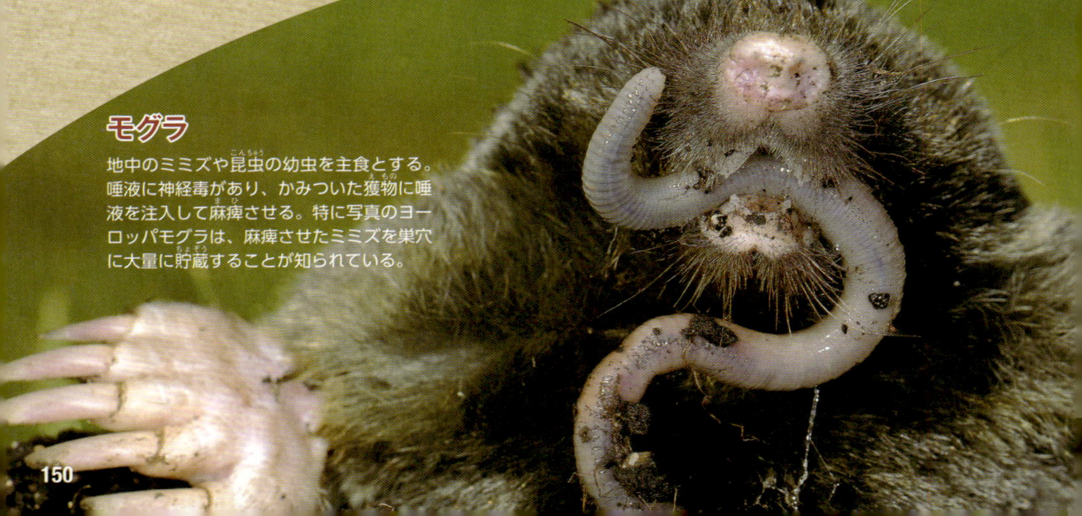

モグラ

地中のミミズや昆虫の幼虫を主食とする。唾液に神経毒があり、かみついた獲物に唾液を注入して麻痺させる。特に写真のヨーロッパモグラは、麻痺させたミミズを巣穴に大量に貯蔵することが知られている。

トガリネズミ・ソノレドン

北米に生息するブラナリトガリネズミ（下）は唾液に毒があり、1匹分の毒で200匹のマウスを殺せるといわれる。トガリネズミの近縁のソノレドンもまた、唾液に毒があることが知られている。特にキューバソノレドンは6,500万年前から骨格がほとんど変わらないことから「生きた化石」と呼ばれ、キューバの切手（右）にもなっている。

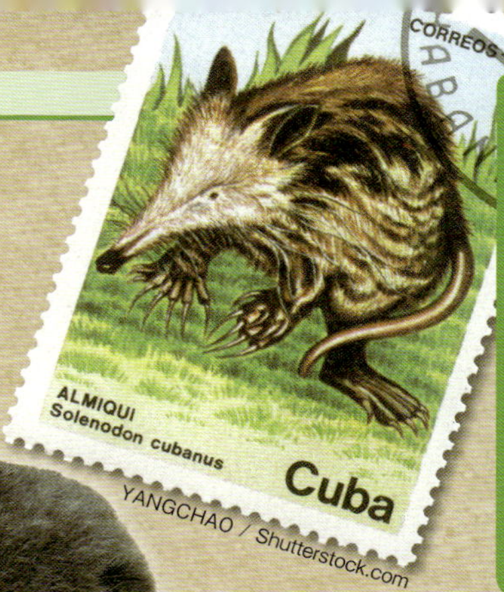

YANGCHAO / Shutterstock.com

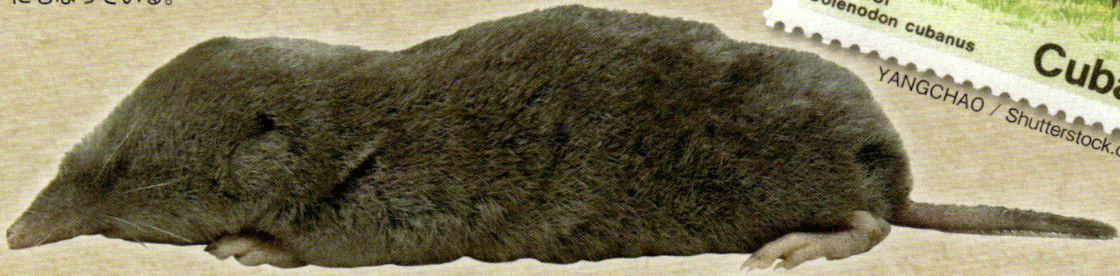

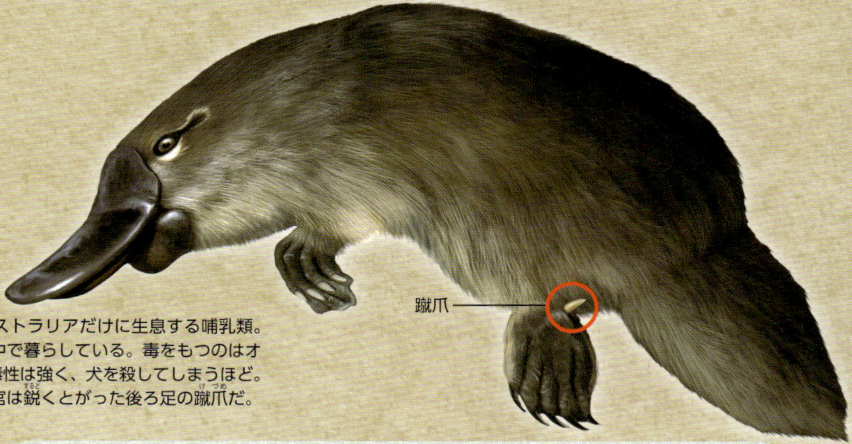

カモノハシ

カモノハシはオーストラリアだけに生息する哺乳類。夜行性で、ほぼ水中で暮らしている。毒をもつのはオスだけだが、その毒性は強く、犬を殺してしまうほど。毒液を注入する器官は鋭くとがった後ろ足の蹴爪だ。

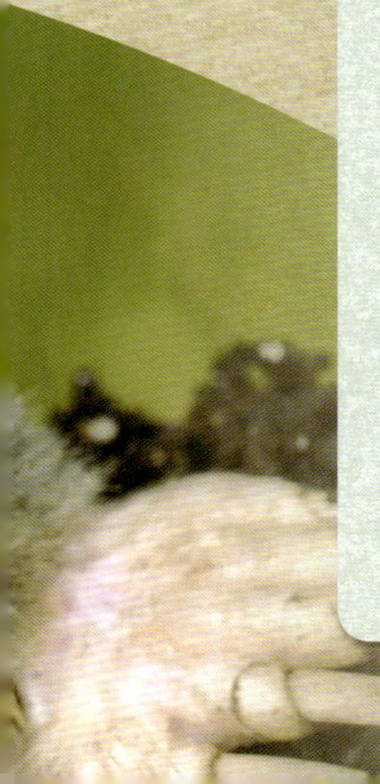

毒をもつ“鳥類”は実在した！

鳥類に毒をもつものはいないと、長い間考えられてきた。『韓非子』など古代中国の文献には「鴆」と呼ばれる毒鳥がいたと記されているが、あくまでも伝説上の生き物であり、実在した証拠はなかった。

ところが、1992年にニューギニアで毒をもつ鳥が3種類同時に発見された。ズグロモリモズ、カワリモリモズ、サイビイロモリモズである。その後、同じニューギニアに生息するズアオチメドリも毒をもつことが判明した。その毒がどのようにしてつくられるのかは未だ不明。ただ毒は強力で、ヤドクガエルの毒に似ていることがわかっている。

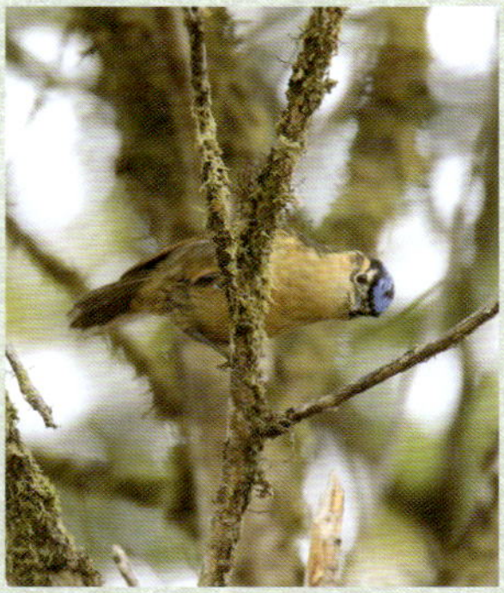
ニューギニアのズアオチメドリ

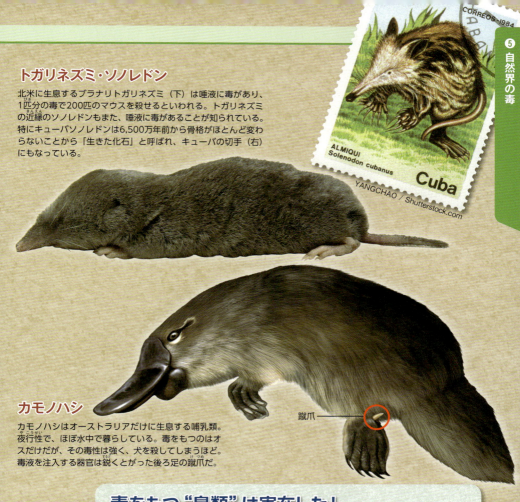

節足動物の毒

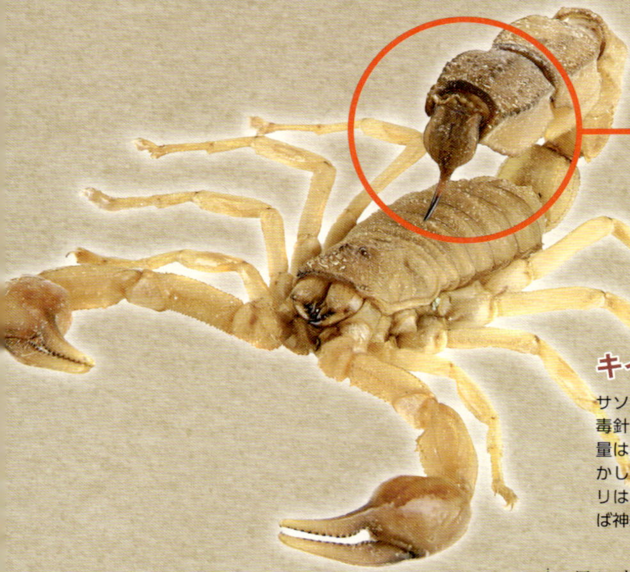

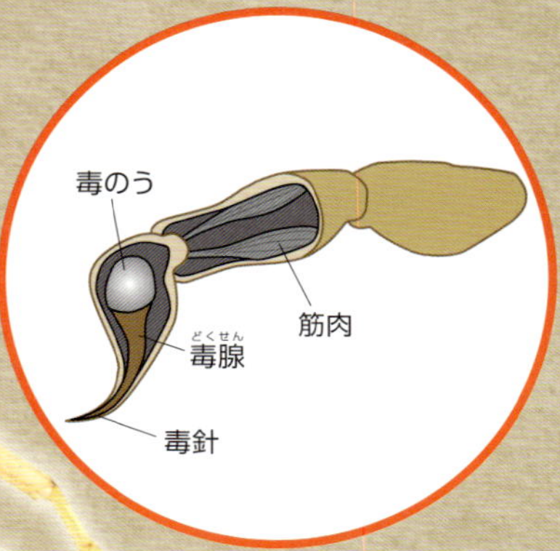

キイロオブトサソリ

サソリは後腹部（尻尾）の後端に毒腺をもち、先端の毒針から注入される（上図）。毒性は強いものの注入量は少なく、用途はあくまで昆虫類の捕食のため。しかしこのアフリカ北部の砂漠にすむキイロオブトサソリは強力で、毎年数人が命を落としている。刺されれば神経毒により痙攣から全身の麻痺、やがて死に至る。

クモやサソリよりも怖いハチ

節足動物、すなわち虫の中で毒をもつものといえば、まず思い浮かぶのはタランチュラなどの毒グモではないだろうか。いかにもグロテスクな姿に恐ろしいイメージをもつ人も多いだろう。

日本ではなじみがないが、砂漠などに生息するサソリも強力な毒をもつ。サソリは主に昆虫などを捕食する際に毒を使う。

実際、ほとんどのクモやサソリが何らかの毒をもっているが、一部を除いて毒性はそれほど強くない。むしろ、節足動物で恐ろしいのは、タランチュラよりもサソリよりもずっと身近なハチだろう。日本では毎年、ハチに刺されて命を落とす人が30人前後いるという。この場合のハチとは、たいていがスズメバチだ。

刺されると激しい痛みを引き起こすスズメバチの毒だが、ただちに危機的な状況に陥るわけではない。本当に怖いのは、2度目に刺された時だ。1度刺されると、体内にハチ毒に対する抗体ができる。この抗体が、2度目に刺された時のハチ毒を排除しようと激しく抵抗する急速なアレルギー反応「アナフィラキシーショック」（→p93）を引き起こす。その結果、血圧低下や呼吸困難で死亡することもあるのだ。

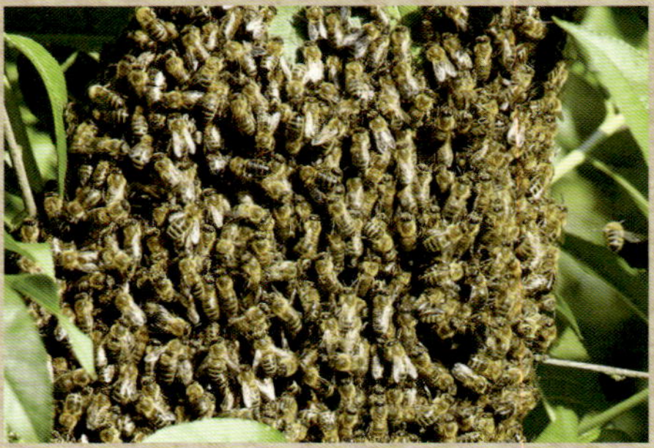

ミツバチ

ミツバチ類も毒をもち、人によってはアナフィラキシーショックで血圧低下や意識障害を引き起こし、命に関わることも。写真はアフリカミツバチとセイヨウミツバチの混雑種「キラービー」。獰猛な性格で、アメリカでは野生化したものが家畜や人間を襲うなど問題となっている。

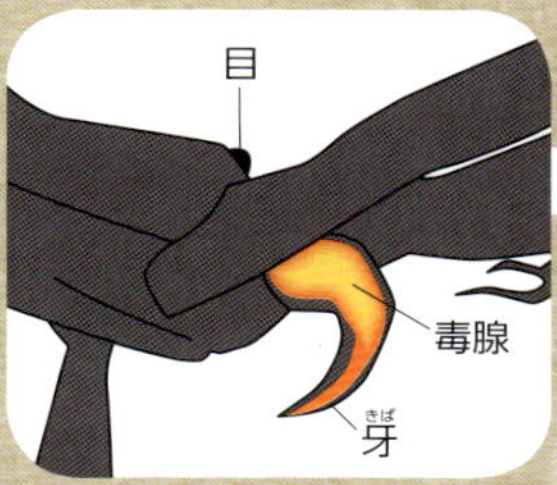

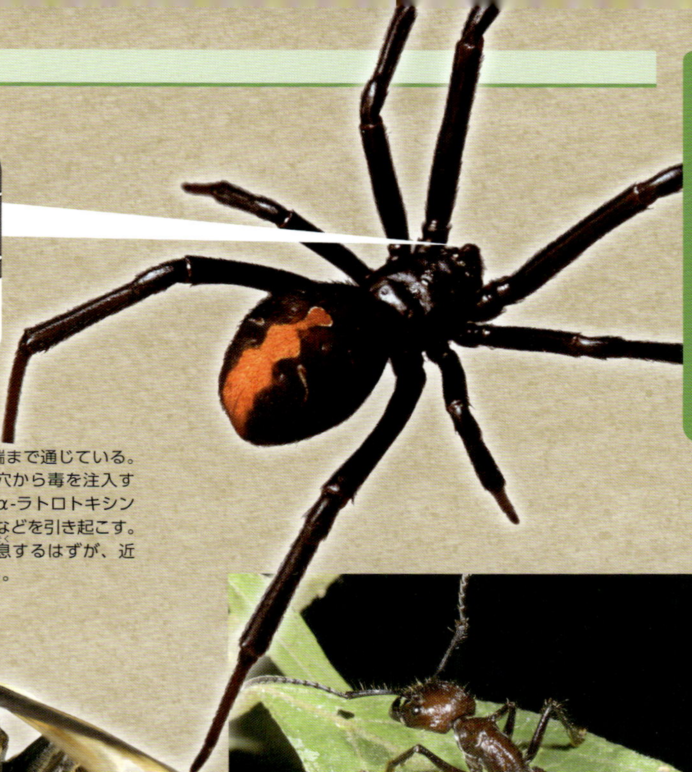

セアカゴケグモ

クモは上顎に毒腺をもち、牙の先端まで通じている。相手をかむと、牙の先端の小さな穴から毒を注入する（上図）。セアカゴケグモの毒はα-ラトロトキシンという神経毒で、痛みや発汗、嘔吐などを引き起こす。東南アジアやオーストラリアに棲息するはずが、近年日本で発見され問題となっている。

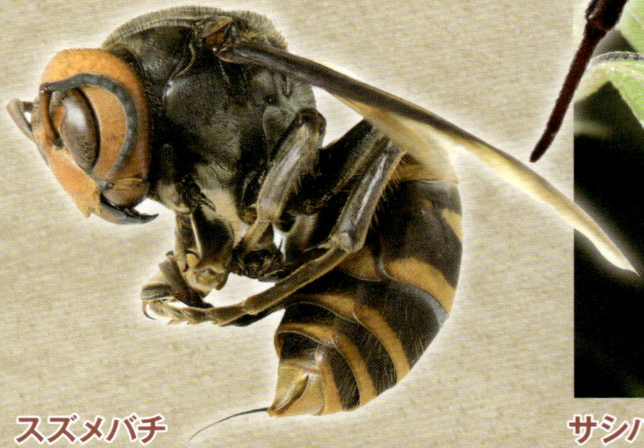

スズメバチ

スズメバチに刺されると激痛とともに患部が腫れ、さらにアナフィラキシーショックによって嘔吐や腎障害なども引き起こされる場合がある。なお、ハチ類の毒のう、毒針は産卵管が変化したもので、刺すのはメスだけだ。

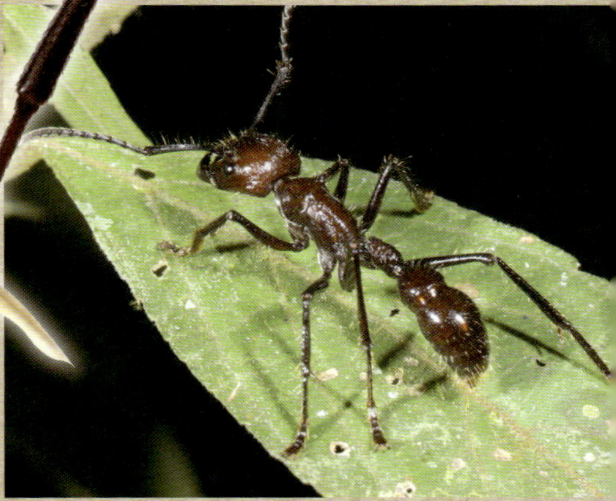

サシハリアリ（パラポネラ）

アリは生物学上はスズメバチの仲間で、尾部に毒針をもつ。日本のアリは毒針がほとんど退化しているが、積極的に捕食に用いる種もあり、南米原産のサシハリアリもそのひとつ。人間も刺されると激痛が24時間続く。

酒に入れても大丈夫?

アジアでは様々な生き物の毒が薬として活用されている。中国では毒サソリの姿揚げが疲れを癒やす薬膳として食べられてきた。東南アジアでは生きた毒サソリをウォッカに漬け込んだ酒も見られる。サソリに刺されると、毒は血液を通じて作用するが、飲む場合は胃腸から吸収するので、毒性はほとんどないのだ。

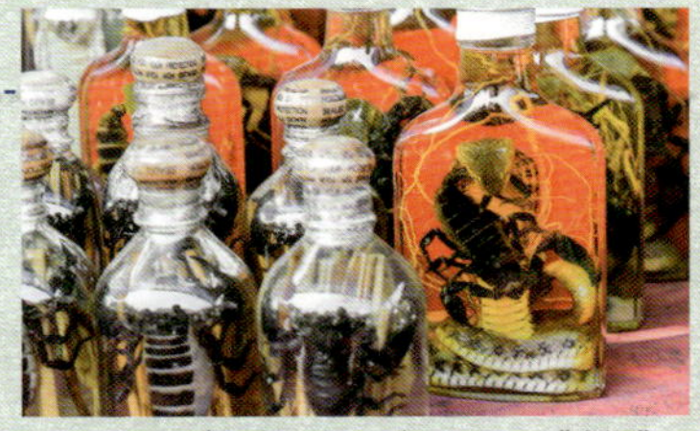

サソリ、ヘビを漬け込んだラオスの“毒酒”。

海洋生物の毒

プランクトン由来の強い毒

人が食べて食中毒を起こしやすいのは、何といっても魚介類。特に冬、魚のおいしい季節に最も人気を集めるフグだろう。毎年必ずといっていいほど、フグの毒による中毒が新聞記事になる。

食中毒を引き起こすような魚介類は、フグの他にもいろいろいる。魚類ならイシガキダイやアオブダイなどが、最近注目を集めている。一方、貝類ではマガキやムラサキガイ、ホヤなどを食べて起こるケースがある。

こうした魚介類は、自分で毒成分をつくり出しているのではない。毒そのものは食物連鎖により蓄積されたものだ。エサとして食べる、自分より小さな魚や海藻に付着した植物プランクトンに潜んでいる細菌が毒をつくる。その毒が、食物連鎖を経る中で凝縮されて濃度が高まっていく。これは、魚介類に限らず海洋生物全般に共通する。

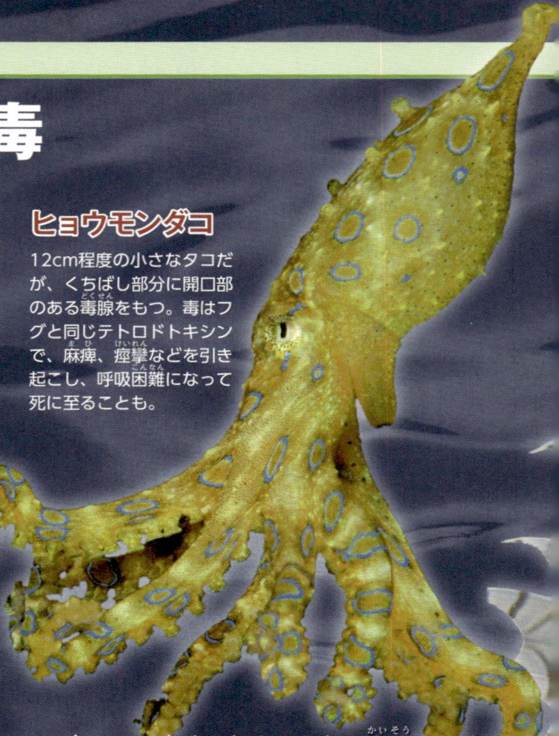

ヒョウモンダコ

12cm程度の小さなタコだが、くちばし部分に開口部のある毒腺をもつ。毒はフグと同じテトロドトキシンで、麻痺、痙攣などを引き起こし、呼吸困難になって死に至ることも。

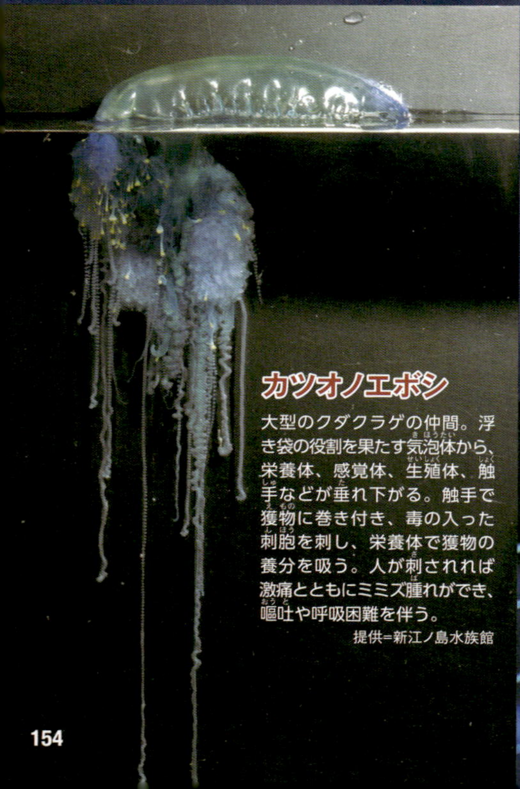

カツオノエボシ

大型のクダクラゲの仲間。浮き袋の役割を果たす気泡体から、栄養体、感覚体、生殖体、触手などが垂れ下がる。触手で獲物に巻き付き、毒の入った刺胞を刺し、栄養体で獲物の養分を吸う。人が刺されれば激痛とともにミミズ腫れができ、嘔吐や呼吸困難を伴う。

提供=新江ノ島水族館

アンドンクラゲ

沖縄で海水浴客の被害が多発しているハブクラゲなど、アンドンクラゲの仲間はいずれも強い毒をもつ。中でもオーストラリアで「殺人クラゲ」と呼ばれるオーストラリアウンバチクラゲ（キロネックス）の毒はクラゲの中で最強で、多数の死亡例がある。

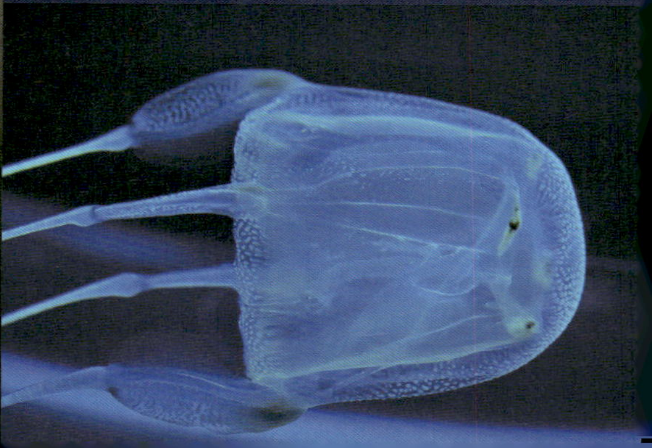

毒をもつ魚類

魚の毒は、フグのように卵巣や肝臓などの臓器や身だけにあるとは限らない。魚の中には、エサを取る手段や外敵から身を守るために棘や牙などに毒をもつものもある。例えば夜釣りなどをしている場合は、うかつに触らないよう気を付ける必要がある。

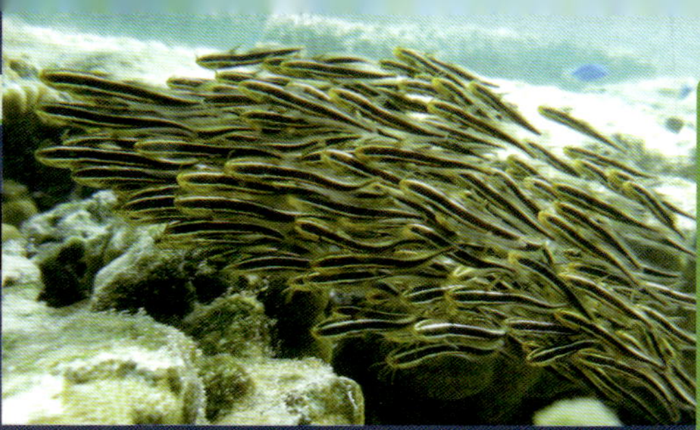

ゴンズイ

群れをなして行動するナマズの仲間。背びれと胸びれに毒棘をもち、刺されると激しい痛みと嘔吐、しびれなどに襲われる。海岸近くで夜によく釣れ、誤って掴んで刺される例が多い。

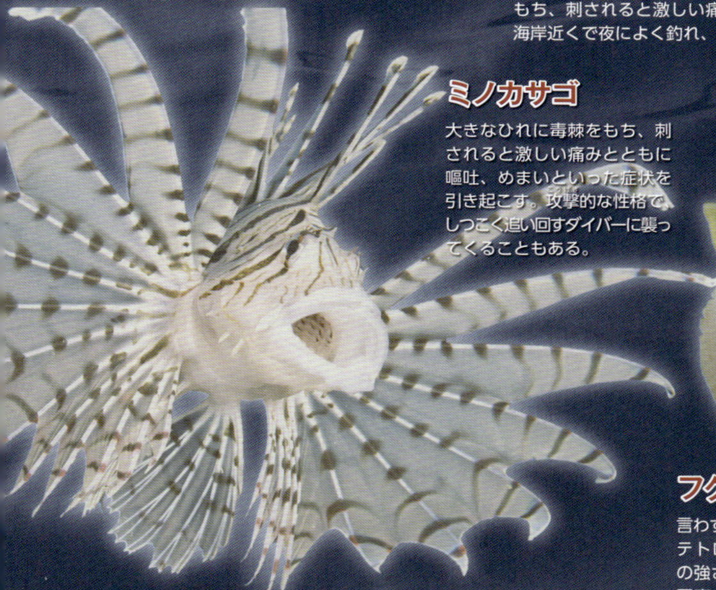

ミノカサゴ

大きなひれに毒棘をもち、刺されると激しい痛みとともに嘔吐、めまいといった症状を引き起こす。攻撃的な性格で、しつこく追い回すダイバーに襲ってくることもある。

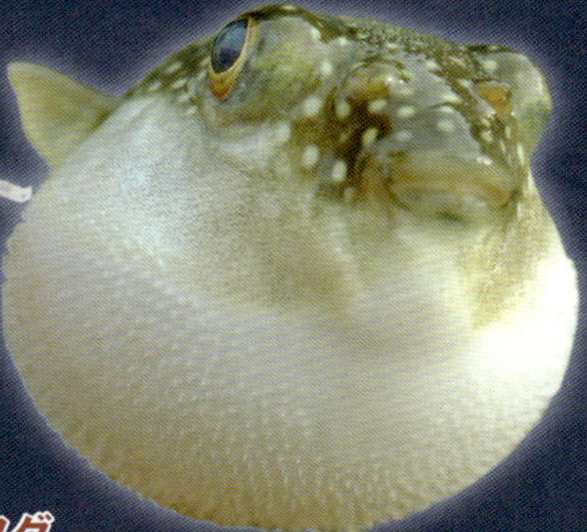

フグ

言わずと知れた有毒魚の代表格で、その毒、テトロドトキシンは青酸カリの1,000倍の強さ。特に内臓や卵巣が毒が最も強い。写真のクサフグは皮にも強毒をもつ（食用部位は筋肉のみ）。

オニダルマオコゼ

ひれの毒棘から出される毒は魚類では最強。強烈な痛みを伴い麻痺などの全身症状が現れる。手で触れれば即死する恐れもあるという。岩礁やサンゴ礁に棲息し、巧妙な擬態でエサとなる小魚を待ちぶせている。

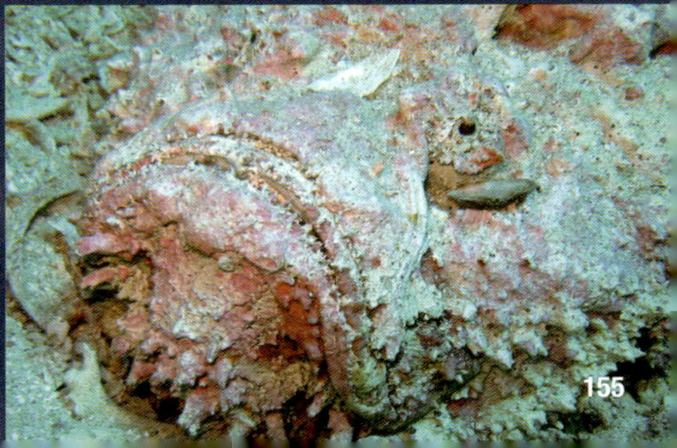

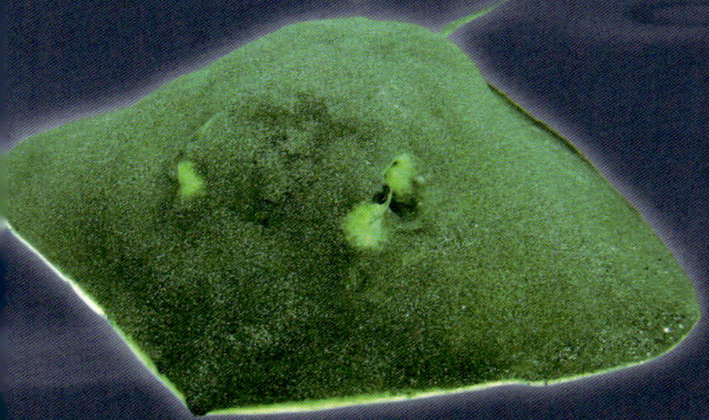

アカエイ

ムチのような細長い尾柄に大きな毒棘をもつ。毒は神経毒で、刺されると激痛が走り、細胞が壊死する。普段は浅い海底の砂にまぎれてじっとしているため、誤って踏みつけてしまい、刺される例が多い。

海洋生物の毒

毒をもつ貝類

貝類の毒は、下痢性貝毒と麻痺性貝毒に分けられる。いずれも毒成分は、プランクトンによってつくり出されたものだ。下痢性貝毒は命に関わることはないが、麻痺性はまれに死亡することもあるので注意が必要だ。

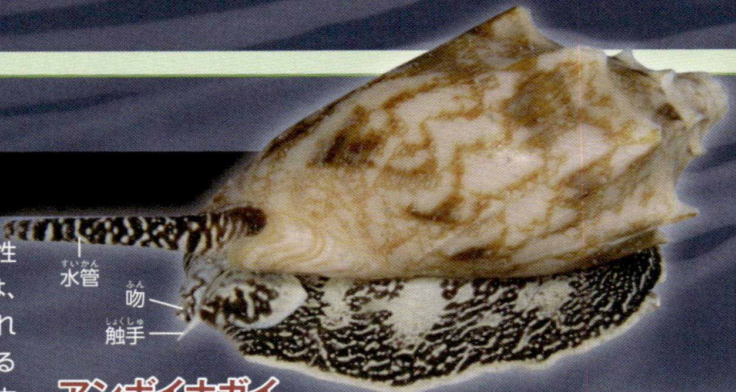

アンボイナガイ

インドネシアのアンボン島が原産のイモガイ科の巻貝。人間でも死亡率20％という強力な麻痺性の毒がある。長く伸びた水管の根本に吻（口）があり、ここから矢の形をした歯舌（矢舌）を突き出し、毒を注入する。

毒をもつヒトデ・ウニ

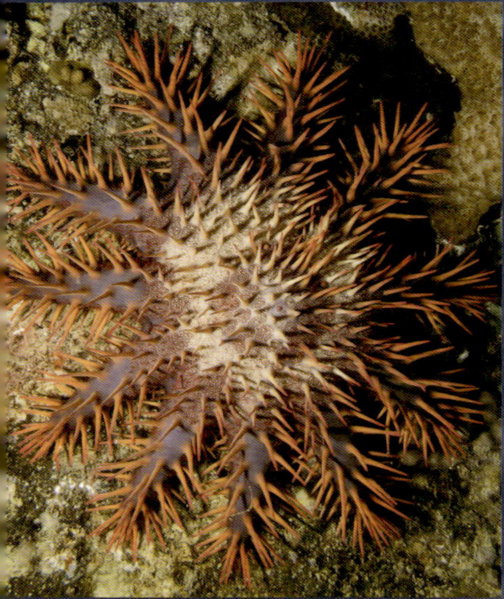

自ら攻撃することのないウニやヒトデの中にも、毒をもつものがいる。ダイビング中に誤って触れる事故が起きている。

オニヒトデ

全長60cmにもなる大型のヒトデで、毒棘にびっしりと覆われている。刺されると激しい痛みと腫れが起こり、アナフィラキシーショックで死に至った例もある。

ガンガゼ

通常のウニより棘が長く、30cmにもなる。この棘が有毒で、刺されると激しい痛みに襲われる。刺さった棘が折れて傷口に残り、痛みを助長する。

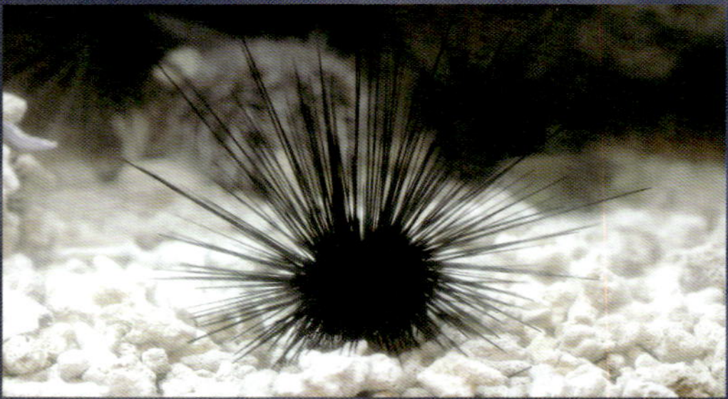

毒をもつイソギンチャク

おもに岩などに定着して暮らすイソギンチャクは、エサをとるために毒を使う。中には、人間が触れれば死亡することもあるような強力な毒をもつものもいる。

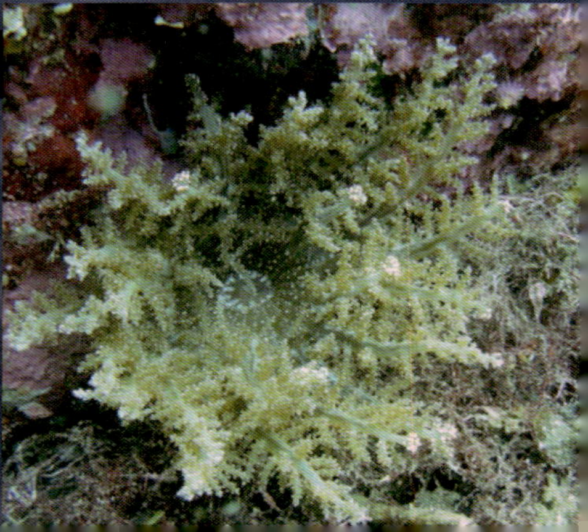

ウデナガウンバチ

周囲のサンゴや海藻に擬態する大型のイソギンチャクで、誤って触れて刺される例が多い。触手の先に刺胞があり、刺されると毒針が射出されるのはクラゲと同じしくみ。激痛としびれが襲い、患部が壊死することもある。

無毒な魚でも有毒になる「シガテラ」の恐怖

フグのような有毒魚ではないのに、まれに食中毒を引き起こすことがある。主に熱帯や亜熱帯などのサンゴ礁にすむ魚に多く、この毒は「シガテラ」と呼ばれる。

日本では高級魚として知られるイシガキダイの他、オニカマス、カンパチ、ヒラマサ、バラハタなど一般的に食卓に上る魚でも食中毒事例が報告されている。実際には世界で300種類以上の魚によるシガテラ中毒が報告されており、食中毒者数は年間数万人規模に上るといわれる。

シガテラ毒も、フグの毒と同様に魚が自分でつくるのではない。毒をつくるのは、魚のエサとなる植物プランクトンだ。このプランクトンを食べた小魚を、さらに大きな魚が食べることで毒素が蓄積されていく。

本来なら温かい海に棲むプランクトンの生息域が、地球温暖化による潮の流れの変化により、日本の本州以北まで広がってきている。その結果、近年日本でもシガテラ中毒が増えている。

◆シガテラ毒をもつしくみ

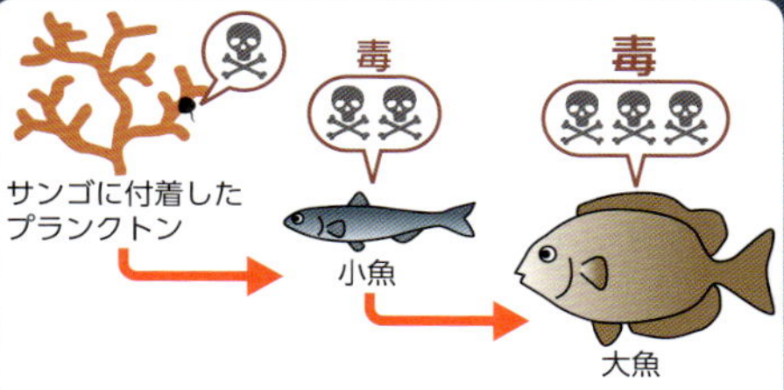

シガテラ毒の生産者は、サンゴに付着した植物プランクトンの一種。それを小魚が食べ、その小魚を食べた大魚へと食物連鎖によって濃縮されて伝わる。毒の有無は地域や個体によって異なる。

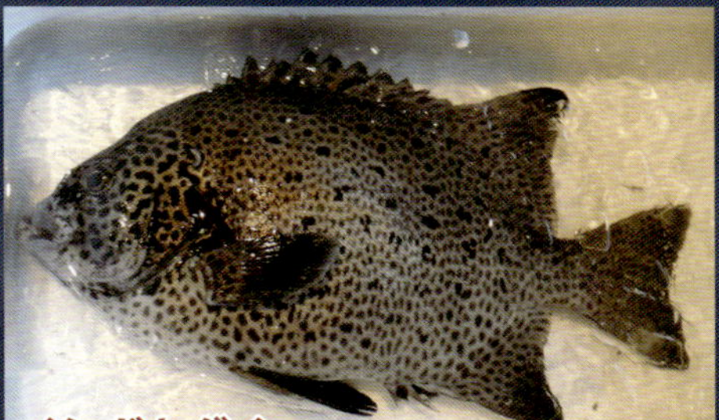

イシガキダイ

日本でシガテラ中毒を引き起こす代表的な魚。食用としても釣りの対象としても人気が高い。中毒が起きた地域はおもに沖縄や九州だったが、1999年には千葉県で12件、2007年には神奈川県で7件と、本州でも報告されている。

イソギンチャクから魚へ伝わる超猛毒「パリトキシン」

微生物を除けば生物界で最強といわれるのが、ハワイに生息するイワナスギンチャクがもつ毒素パリトキシンだ。青酸カリの6,000倍、フグ毒の60倍といわれる猛毒で、わずかに4μgで人を死に至らしめるほど。しびれ、筋力低下、痙攣などの神経症状を引き起こす。

この毒をつくり出しているのもプランクトンの一種だと推定されているが、まだ確定しているわけではない。ただ、イワナスギンチャクをエサとするアオブダイなどは、パリトキシンを体内に蓄積している恐れがあり、これを食べて中毒を引き起こして死亡した例が報告されている。

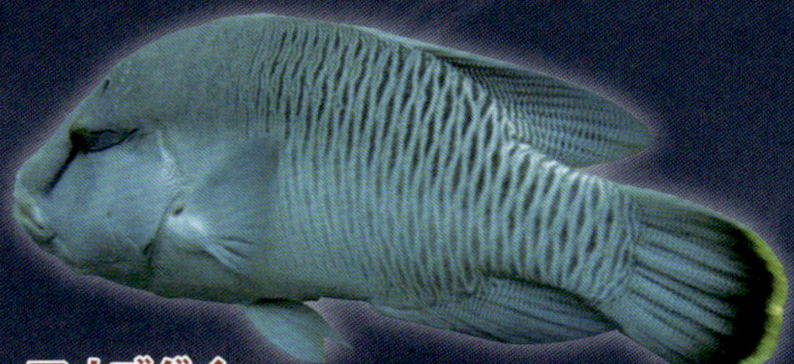

アオブダイ

日本ではこれまでにアオブダイによる食中毒で7人が死亡している。いずれも筋肉痛や歩行・呼吸困難、赤褐色の尿が出るミオグロビン尿症などを伴い、一部の事例でパリトキシンによる中毒であると結論づけられている。

5章 植物の毒

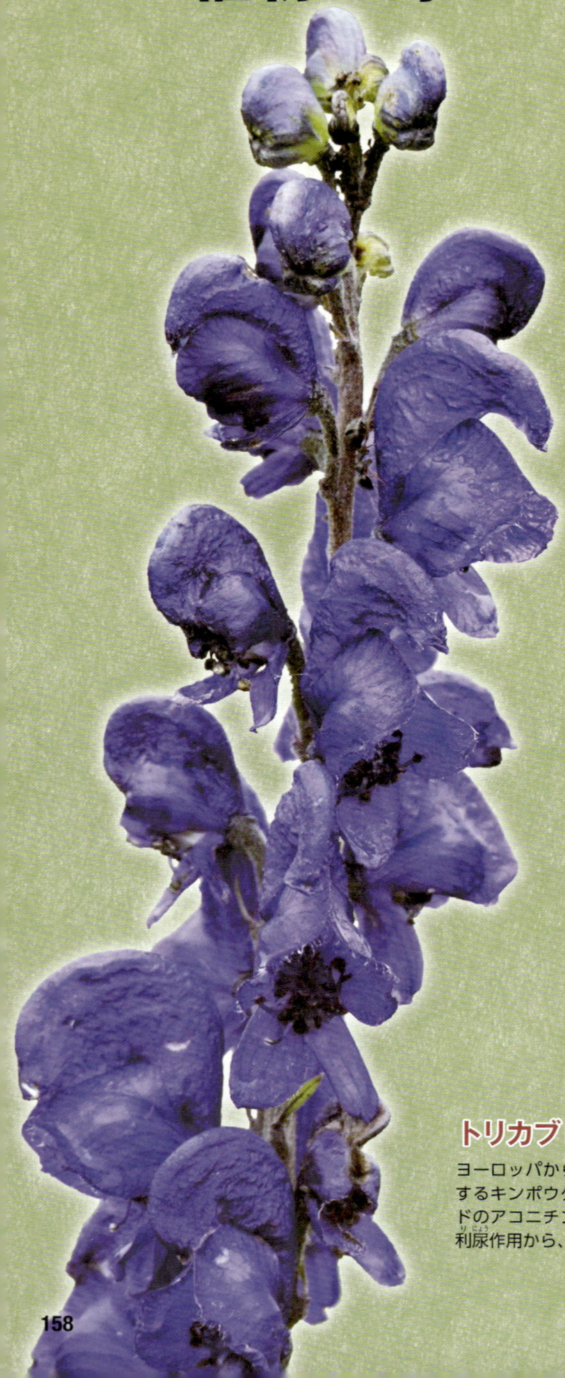

歴史が育ててきた毒と薬の“宝庫”

植物の毒と動物の毒とでは、人との関わり方が大きく異なる。自ら動くことのない植物は人が扱いやすい存在で、古くから人に利用されてきた。その毒は、人を殺めるために使われる一方で、人を生かすための薬としても使われてきた。

毒の植物で最も有名なのは、古代ローマ帝国において「継母の毒」と呼ばれ、暗殺に使われたトリカブトだろう。日本でも奈良時代の『古事記』や『日本書紀』に、この植物の毒を矢に使った殺人物語がいくつも残されている。北海道のアイヌも、トリカブトの矢毒を熊猟に使っている。

「毒は薬、薬は毒」という言葉が示すように、強い毒は薬にもなる。トリカブトは漢方では、鎮痛や強壮、興奮や新陳代謝を高める目的などで使われている。

人の体は約60兆個の細胞の集まりであり、個々の細胞が行うタンパク質合成が生命の実態ともいえる。そのタンパク質合成システムを害する化学物質が毒であり、逆にシステム異常を正常に戻すのが薬。だとしたら、同じ化学物質が状況次第でシステム異常を引き起こすことがあれば、正常化することもあり得るのだ。

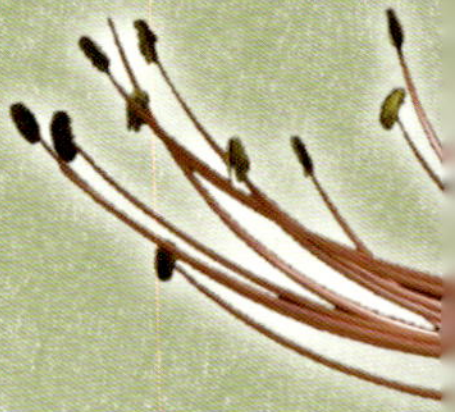

トリカブト

ヨーロッパからアジアにかけて500種以上が分布するキンポウゲ科の植物で、その毒はアルカロイドのアコニチンを主成分とする。その強心作用や利尿作用から、市販の漢方薬にも使われている。

強毒揃いのアルカロイド

植物毒の代表がアルカロイド。窒素を含む有機化合物で、強い生体反応を起こす性質（生物活性）がある。窒素化合物は、酵素や核酸のように生体反応に直接関わったり、神経の伝達に作用したりする。そのためアルカロイドが体内に取り込まれると、急速に毒性を発揮して生体反応を起こす。

タバコ

ナス科の一年草で、葉にはニコチンが含まれている。ニコチンは中枢神経、末消神経をいったん興奮させつつ麻痺させ、鎮静効果が現れる。このため日本に伝来した当初は薬と見なされていた。しかし毒性は強く、中毒が進むと呼吸停止、心臓麻痺に至る。

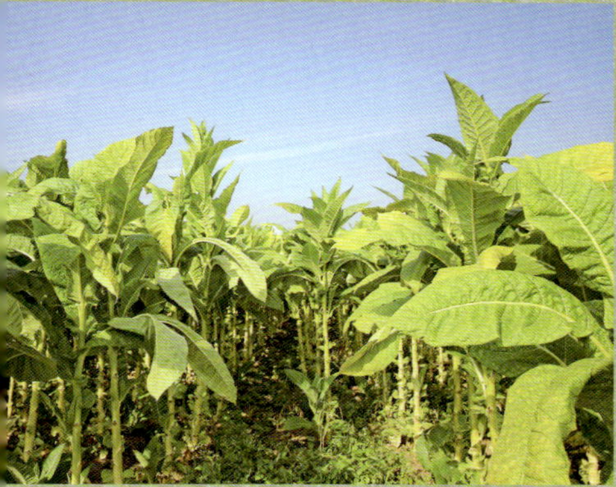

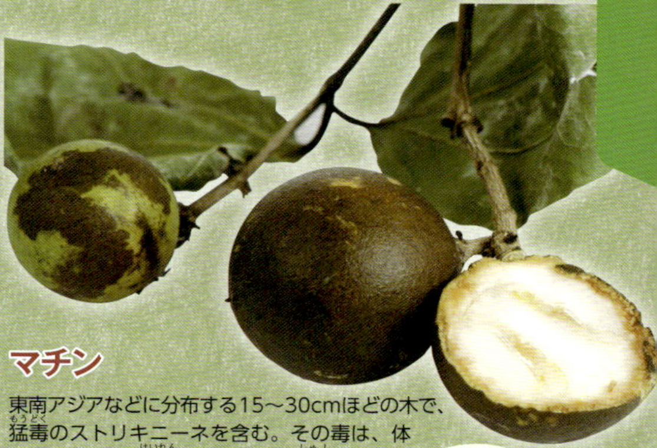

マチン

東南アジアなどに分布する15～30cmほどの木で、猛毒のストリキニーネを含む。その毒は、体がピンと伸びる痙攣を引き起こし、種子（右）1個で成人の致死量に達する。一方で消化液の分泌を促進する効果もあり、古来から漢方の健胃薬として、近年ではがん治療にも用いられる。

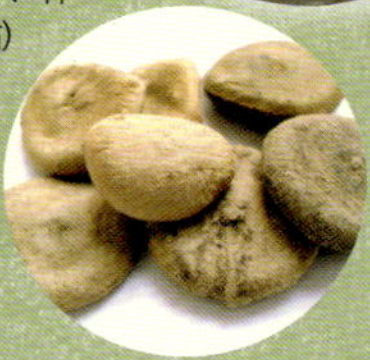

ベラドンナ

有毒アルカロイドのアトロピンを含み、食べると嘔吐や散瞳、異常興奮を引き起こす。名前は「美しい淑女」を意味し、ルネサンス期の女性たちがこの植物の汁を瞳孔を開く目薬として使っていたことに由来。現在でも眼科手術で用いられる。

ヒガンバナ

球根にガランタミンなどの有毒アルカロイドを含み、下痢や嘔吐などの中毒を引き起こす。この毒性のため、田の畦道などでモグラの害を防いだり、墓地では埋葬後に野犬に荒らされるのを防いだりする目的で植えつけられたといわれる。

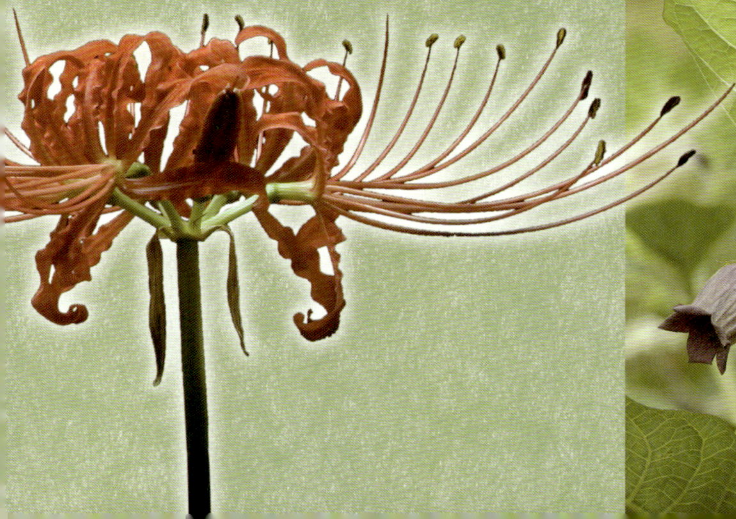

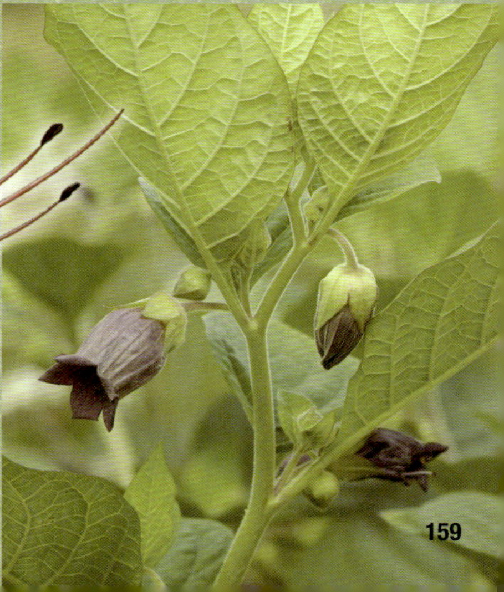

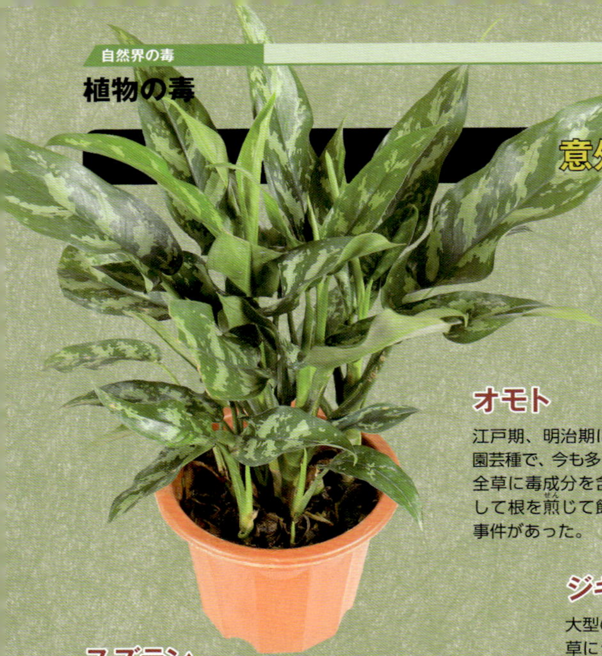

意外にも強心作用のある植物

身近に見られるスズランやオモトなどは、いずれも心臓の働きを促す強心成分を含む毒草として知られている。ジギタリスの毒成分ジギトキシンなどは心不全の特効薬ともなる。ただし、使い方によっては毒となることもあるので注意が必要だ。

オモト

江戸期、明治期にしばしばブームとなった園芸種で、今も多くの家庭に植えられている。全草に毒成分を含み、心臓によいと勘違いして根を煎じて飲んだ老夫婦が中毒死した事件があった。

ジギタリス

大型の花を咲かせ、ヨーロッパでは園芸種として人気。全草にジギトキシンなどからなる強力な毒があり、食べると胃腸障害、嘔吐、心臓障害などを引き起こす。葉は古代からヨーロッパでは民間薬として用いられた。

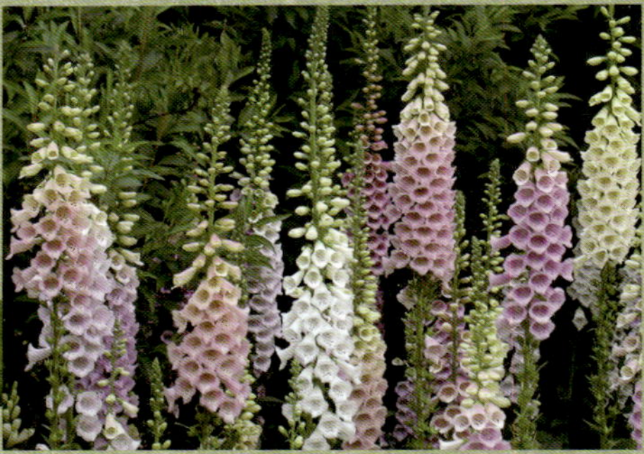

スズラン

オモトと同じキジカクシ科（もとはユリ科）に属する。オモトと同じく全草に毒成分を含み、大量に摂取すると呼吸不全や心不全を引き起こす。この毒は水溶性で、スズランをたくさん挿したコップの水を飲んだ子が死亡した例がある。

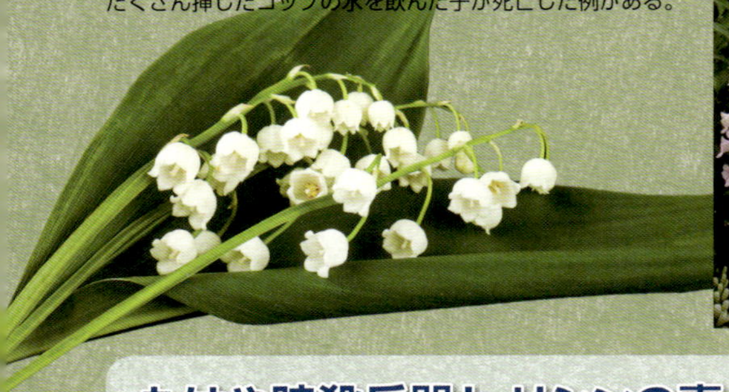

もはや暗殺兵器！ リシンの毒

トウゴマの種子からはヒマシ油が取れる。ヒマシ油は下剤として知られるほか、塗料や石けんなどの原料としても使われる。ところが、このトウゴマの種子から油を絞った後のかす（種子の皮）には、恐るべき毒成分「リシン」が潜んでいる。

リシンはサリンよりも毒性が強い猛毒であり、服用から症状が出るまでの時間が長い。しかも体重50kgの人を殺すのに必要な量は1.5mgにすぎない。こうした特性を悪用してリシンを使った暗殺事件が、1978年にロンドンで起こっている。

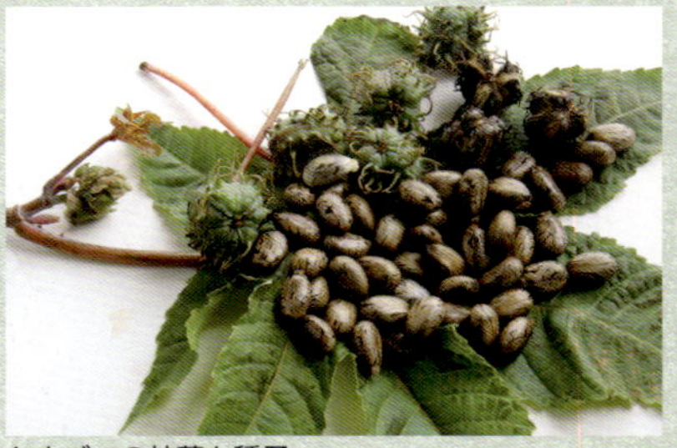

トウゴマの枝葉と種子

アレも!? よく食べるけど有毒な植物

ジャガイモ、ワラビ、ウメなど、ごく一般的に食べる植物にも毒が含まれている。ただ毒は少量だから、芽を取る、よく洗う、アク抜きするなどして食べれば心配無用だ。

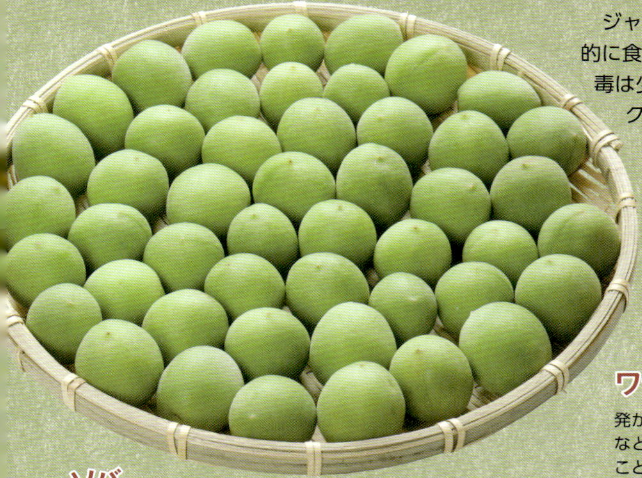

ウメ

熟していないアオウメの状態の果実や種子には、青酸カリと同じ毒素のアミグダリンなどが含まれており、そのまま食べれば呼吸困難から死に至ることも。梅干しや梅酒にすれば、毒性はほぼ失われる。

ワラビ

発がん物質のブタキサロイドを含み、ウシなどで急性出血性の中毒症状も引き起こすことが知られている。アク抜きをすれば毒はほぼ分解されるが、食べすぎはよくないとされる。

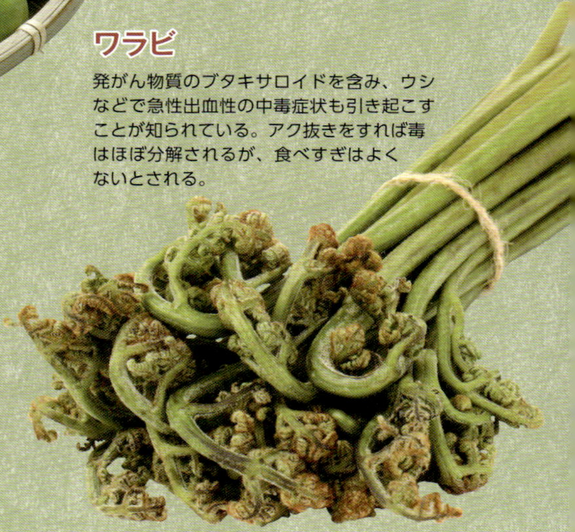

ソバ

種子や茎葉にファゴピリンなどの物質を含む。そばを食べた後に日光に当たると口元がピリピリすることがあるのは、これらの物質が引き起こす光線過敏症のため。また、ソバはアナフィラキシーショックを起こしやすい食材でもある。

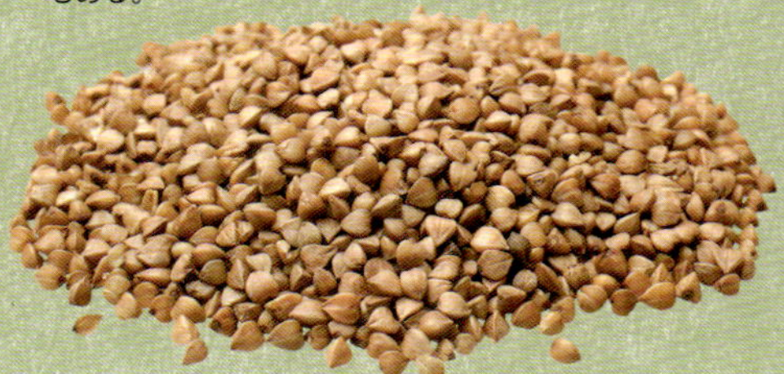

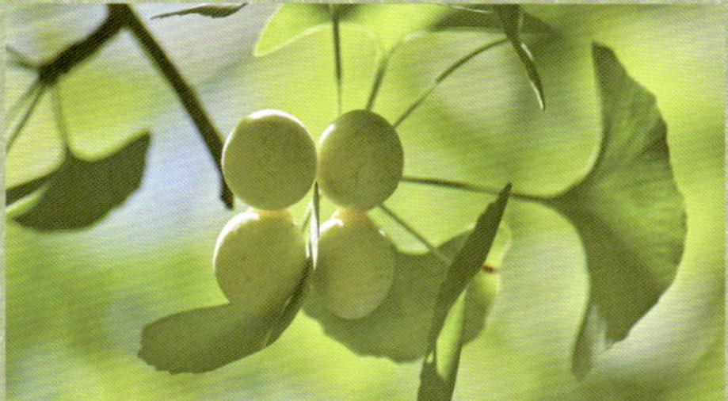

イチョウ

種子であるギンナンに、脳内の神経伝達物質の生成に重要な役割を担うビタミンB6の働きを阻害するアルカロイドが含まれている。一度に多く食べすぎると痙攣などの中毒症状を引き起こすことがある。

フキ

フキノトウにアルカロイドのフキノトキシン（ペタシテニン）が含まれており、肝機能障害を引き起こす。ワラビと同様にアク抜きをして、食べすぎに注意すべき食材。

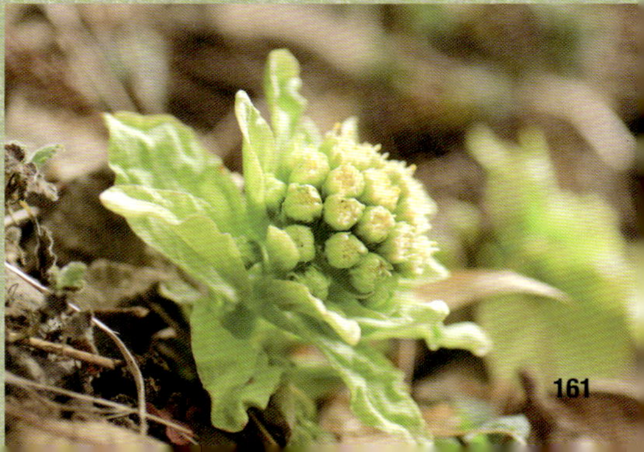

キノコの毒

食中毒の原因の多くを占める

日本人は、キノコ大好き民族である。しかも日本には、5,000種ともいわれるほど多くのキノコがある。ところが、その約3分の1が毒キノコだといわれる。キノコシーズンの秋になると、毎年毒キノコによる中毒事故が多発する。

キノコによる中毒は、食中毒の7割を占めており、死亡例の6割に上る。毒の種類により症状は3つ。嘔吐や下痢など胃腸に出るもの、腹痛や下痢から肝臓や腎機能の障害に至るもの、さらに神経系に作用して幻覚症状を引き起こすものもある。

ドクツルタケ

日本で最も強力な毒キノコのひとつ。食べると6～24時間でコレラのような激しい腹痛や下痢が起こるが、これはやがて回復する。症状が落ち着いて4～7日経つと、肝臓の肥大や胃腸の出血が始まり、重篤な場合は昏睡状態に。この2段構えの症状の後者で命を落とすことが多い。

タマゴテングタケ

ヨーロッパではキノコ中毒の9割以上がこのキノコによるものといわれる。症状はドクツルタケと同じ2段構え。タマゴテングタケからテングタケ系の有毒成分が詳しく研究され、アマニチン類と判明している。

シロタマゴテングタケ

タマゴテングタケの変種と考えられている。毒は左の2種と同様にアマニチンを主成分とする猛毒で、日本での中毒例も多い。ドクツルタケ、タマゴテングタケとともに「猛毒キノコ御三家」に数えられる。いずれも、かさの下に「つば」、根本に「つぼ」がある。

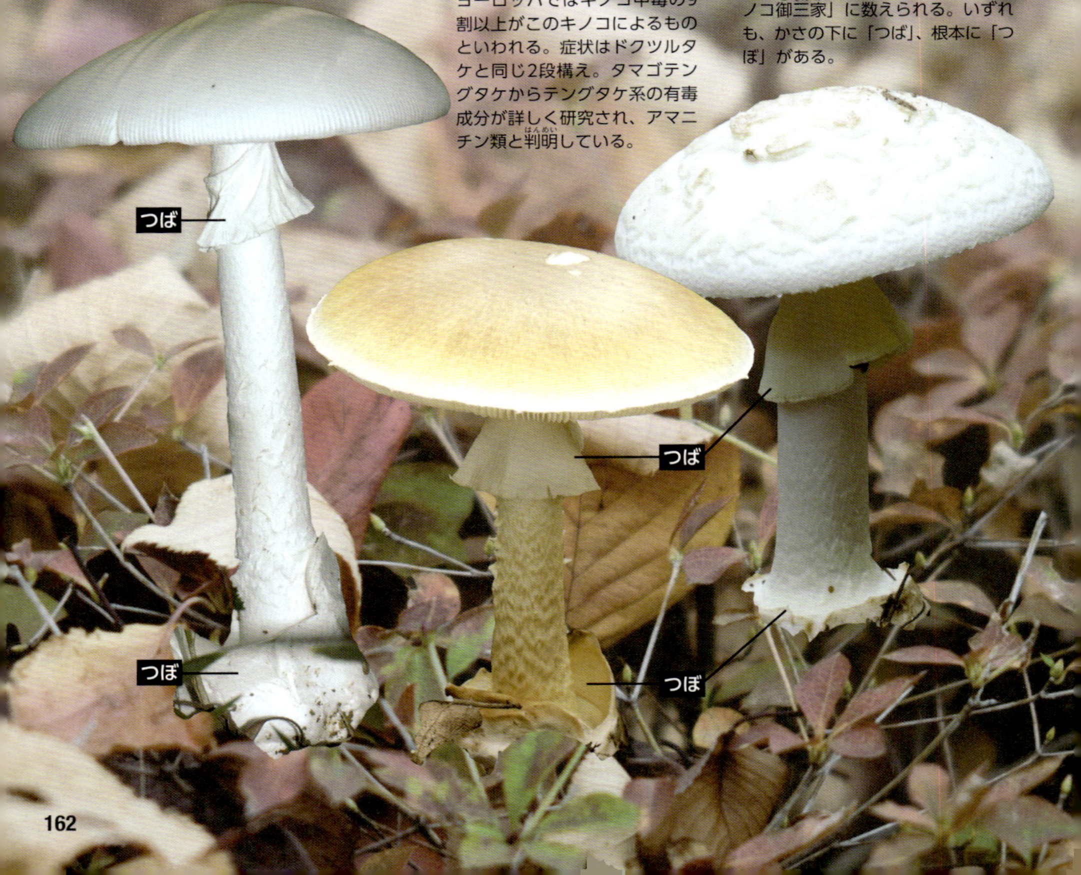

煮た湯気すら危険なものも

数多くの毒キノコがあるにもかかわらず、どうして人はキノコを食べようとするのだろうか。答えは簡単で、「おいしい」キノコがたくさんあるからだ。

そこで昔から、様々なキノコの見分け方が伝えられてきた。例えば、縦に裂けるもの、虫がついているもの、犬やネコに食べさせて大丈夫なものは人も食べられる、などである。

こうした俗説に科学的根拠は全くない。さらに、生で食べると有害だが、煮沸するなどの毒抜きを行えば安全に食べられておいしいキノコもあるということも、人々をその気にさせる。ものによっては、この煮た湯気にすら毒成分が含まれるため、調理にも細心の注意が必要だ。

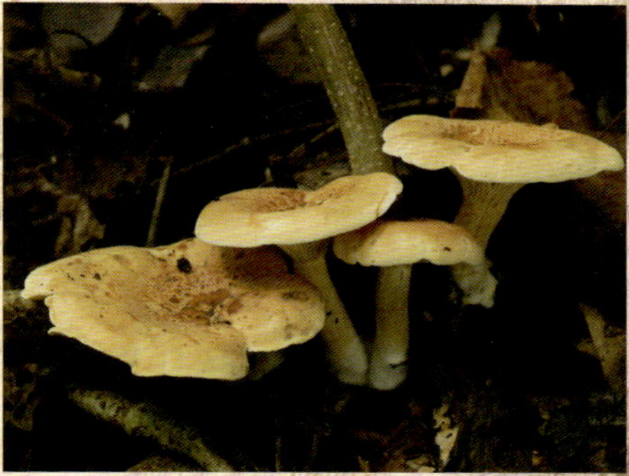

提供=浅井郁夫

ドクササコ

秋に木の根元や竹やぶ、笹やぶの中に生えるシメジの仲間。食べてしばらくすると、手足の先端が赤く腫れ上がり、激痛が1か月以上も続く。この症状からヤケドタケとも呼ばれる。本州の日本海側地域で特に中毒例が多い。

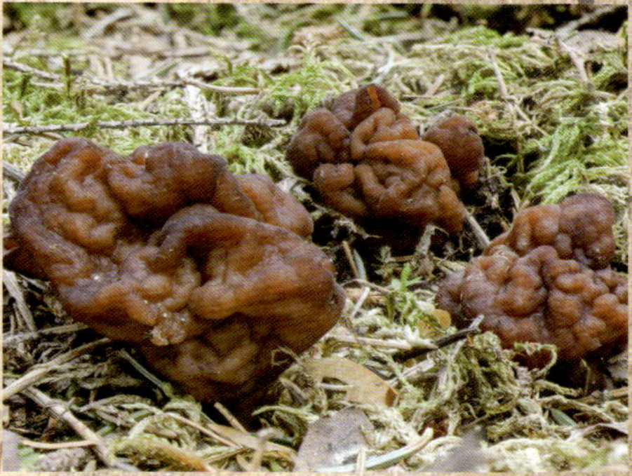

シャグマアミガサタケ

フィンランドでは食材として売られていることもある。そのまま食べれば下痢、腎機能障害などを起こし、最悪の場合2～4日で死に至る。毒成分が水に溶けやすく、沸点も低いので、毒抜きのために煮た汁も、その湯気も有毒。

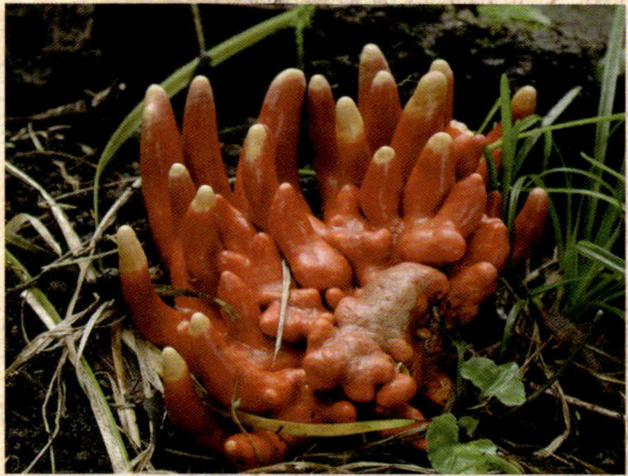

提供=浅井郁夫

カエンタケ

近年日本で発見例が増えている猛毒キノコ。ブナやコナラの木の枯れた根の部分などから生える。カビ毒の一種であるトリコテセンなどが検出されており、触るだけでも皮膚がただれる。3g食べれば致死量に達する。

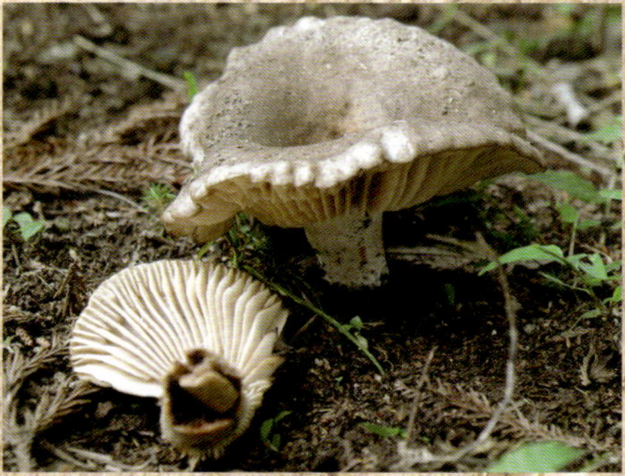

ニセクロハツ

食用キノコのクロハツなどとの見分けが極めて困難で、1950年代以来、西日本で5人が中毒死している。赤褐色の尿が出るミオグロビン尿症が起こるのが、このキノコの中毒症状の特徴。

キノコの毒

“幻覚キノコ”の正体

幻覚をもたらすキノコの代表が、ベニテングタケと、シビレタケなどいわゆるマジックマッシュルームの仲間。どちらも宗教儀式に用いられてきた。ベニテングタケが幻覚症状を引き起こすのは、神経伝達物資のグルタミン酸によく似たイボテン酸を含むためで、体内でグルタミン酸の受容体に作用して興奮状態となる。シビレタケも神経伝達物質のセロトニンに似たシロシビンが、神経伝達を阻害して幻覚を見せる。

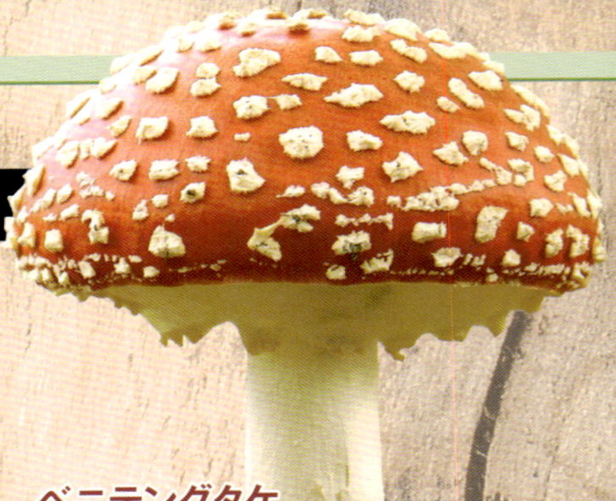

ベニテングタケ

欧米ではポピュラーで、そのビジュアルから毒キノコにもかかわらず「幸せを呼ぶキノコ」と呼ばれる。食べると下痢や嘔吐、幻覚などの症状を引き起こす。

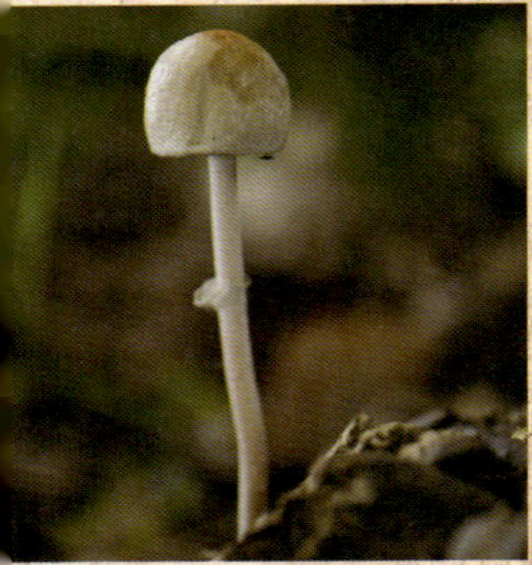

ワライタケ

写真はほぼ同種のヒカゲタケ。ワライタケの仲間は中枢神経に作用する神経毒シロシビンなどを有する。食べた人々が全裸になって踊り、飛び跳ね、笑い出すといった異常行動が見られたことからこの名がついた。現在では法律で所持が禁止されている。

シビレタケ

いわゆるマジックマッシュルームの多くはこのシビレタケの仲間で、幻覚や精神錯乱を引き起こす。現在、日本では麻薬原料として採取や所持が規制される。

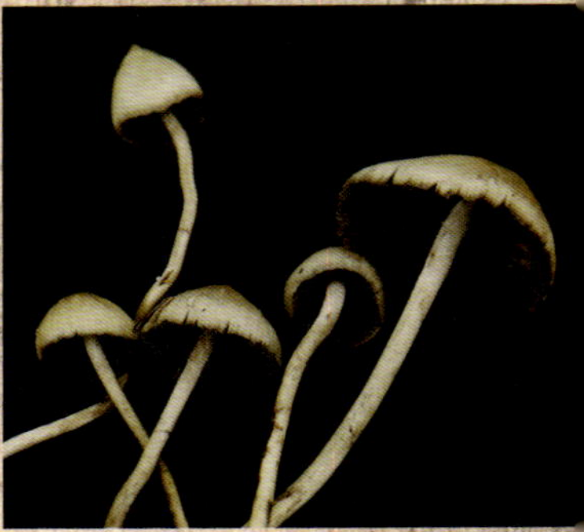

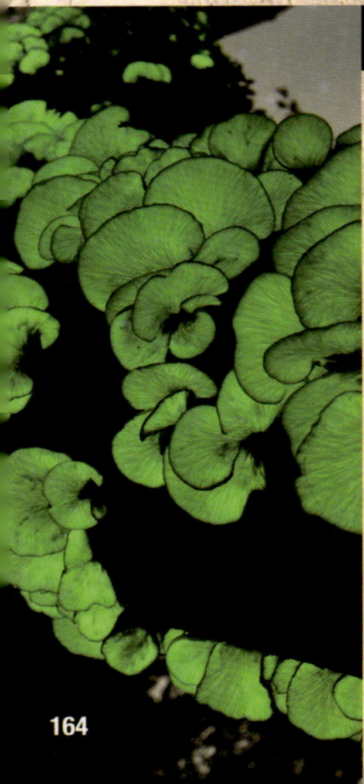

“誤食注意！”なキノコ

ツキヨタケ

食用のムキタケ、シイタケなどと似ているうえ、それらに混じって生えることもあるため、誤食による中毒例が日本で最も多い。症状は腹痛や下痢、人によっては幻覚も。ランプテロフラビンという物質を含み、夜に光るのが特徴。

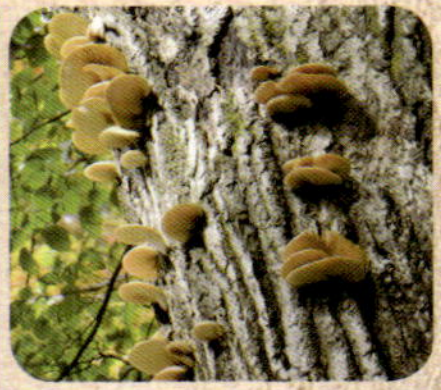

無毒のムキタケ。生え方も形状もツキヨタケによく似ている。

まれに、売っているキノコでも中毒事故を起こすことがある。食用キノコと似ている毒キノコが誤って販売されることがあるからだ。過去には食用のウラベニホテイシメジに似たクサウラベニタケが店先で売られ、これを買って食べた人が中毒を起こしている。

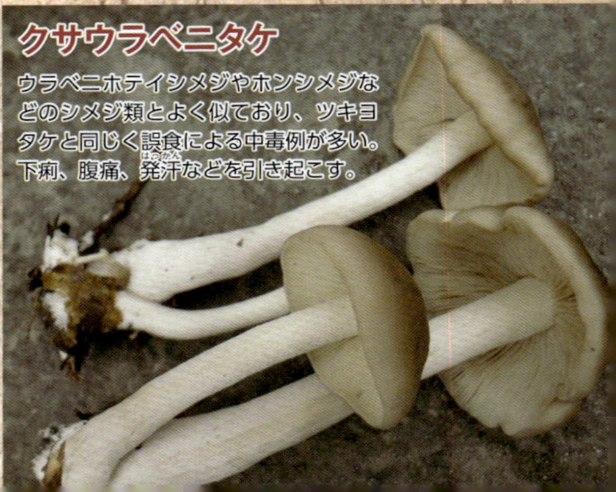

クサウラベニタケ

ウラベニホテイシメジやホンシメジなどのシメジ類とよく似ており、ツキヨタケと同じく誤食による中毒例が多い。下痢、腹痛、発汗などを引き起こす。

COLUMN

食用から一転、「毒キノコ」と判明したスギヒラタケ

2004年に19人死亡

地域によっては、市販されるほどではないものの、地元の人たちが昔からずっと食べ続けてきたキノコがある。長い間食べてきても中毒を起こすことがなかったのだから、安全な食用キノコと思われていたものが、突然、人に牙(きば)をむく事件が起こった。

2004年秋、秋田県、山形県、新潟県などで19人の脳症患者(のうしょうかんじゃ)が相次いで亡くなった。原因不明の奇病として注目を集め、調査が行われた。その結果、死亡患者に共通していたのが、スギヒラタケを食べていたこと。このキノコは食用として知られており、これ以前に中毒事故が起こったことはない。

ただ、この年は普段とは気象条件が異なっていた。直前の夏に雨が多く、患者が発生した時期には台風が3つ来ている。その影響か、スギヒラタケはいつもより3か月早く発生し、ヒダが明らかに例年よりも大きかった。

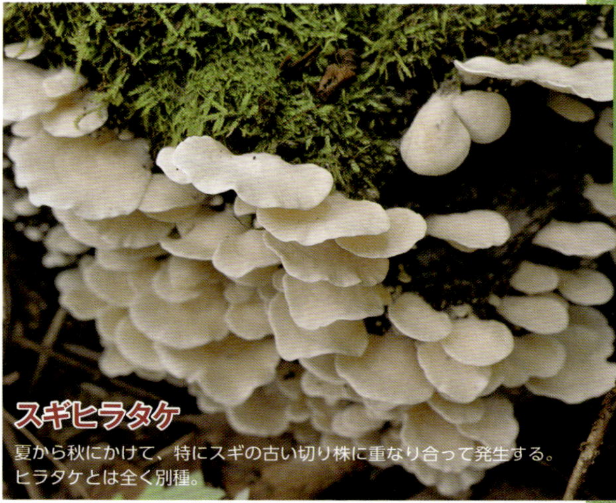

スギヒラタケ
夏から秋にかけて、特にスギの古い切り株に重なり合って発生する。ヒラタケとは全く別種。

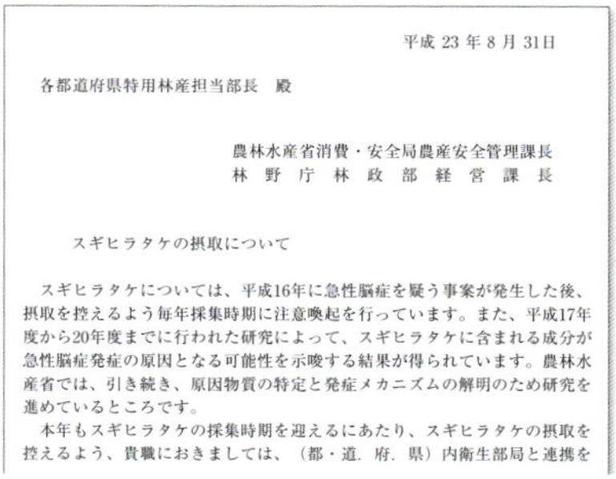

平成 23 年 8 月 31日

各都道府県特用林産担当部長　殿

農林水産省消費・安全局農産安全管理課長
林　野　庁　林　政　部　経　営　課　長

スギヒラタケの摂取について

スギヒラタケについては、平成16年に急性脳症を疑う事案が発生した後、摂取を控えるよう毎年採集時期に注意喚起を行っています。また、平成17年度から20年度までに行われた研究によって、スギヒラタケに含まれる成分が急性脳症発症の原因となる可能性を示唆する結果が得られています。農林水産省では、引き続き、原因物質の特定と発症メカニズムの解明のため研究を進めているところです。

本年もスギヒラタケの採集時期を迎えるにあたり、スギヒラタケの摂取を控えるよう、貴職におきましては、（都・道.府.県）内衛生部局と連携を

近年は毎年、農林水産省、林野庁から各都道府県の関係者に対してスギヒラタケの摂取(せっしゅ)の自粛(じしゅく)を呼びかけるよう通達が出されている。

8年越しの結論「脳を破壊(はかい)」

事故を受けて国は、スギヒラタケを食べないよう注意を呼びかけている。けれども、これが毒キノコである科学的根拠(こんきょ)はなかった。そこで農林水産省が2009年から3年の研究プロジェクトを立ち上げ、スギヒラタケの毒性を追求した。

静岡大学をはじめとする7団体によって行われた研究により、意外な結果が明らかになっている。

まず脳症を発症して亡くなった患者の脳を調べたところ、神経細胞の軸索(じくさく)を包む髄鞘(ずいしょう)が破壊(はかい)されていた。そこでスギヒラタケから抽出(ちゅうしゅつ)した物質をマウスに投与した結果、マウスの脳でも髄鞘の破壊が見られた。さらに研究が進められ、毒活性物質が脳内に入り込むメカニズムも確認された。この3年間の研究成果を受けて、2012年、農水省での報告会において、スギヒラタケは脳の髄鞘を破壊する毒キノコと認定された。

これで、国内の食用キノコは現在、栽培(さいばい)キノコが68種、野生キノコが約300種となっている。

細菌・ウイルスの毒

病と戦い、毒を利用してきた

「外から帰ったら、必ず手洗い、うがいをすること」。誰もが子どもの頃に言われて育ったのではないだろうか。理由をたずねれば、親は「ばい菌が入らないようにするため」と答えたはず。目には見えないばい菌が、様々な病気を引き起こすことを人は経験で学んでいた。

しかも、病気は人から人へとうつる。最も身近な伝染病は風邪だろう。病気をうつすのもばい菌のしわざである。だから病気になった人は、他の人とは別の部屋で寝起きするなど、病気をうつさない工夫もしてきた。中国では、長い歴史の中で培われた経験に基づいて、特定の症状について効果を発揮する漢方薬がつくられている。

このように人の歴史は病気との戦いの歴史でもある。その中でいくつか画期的な発見もあった。例えば感染症治療の特効薬ペニシリンだ。ブドウ球菌の培養をしていたとき、たまたま混入したアオカビの周りのブドウ球菌が死んでいることを、イギリスの学者フレミング（→p202）が発見した。アオカビが細菌を破壊する作用をもつことがわかり、これがペニシリンにつながる。

さらに毒をもって毒を制するのが、ワクチンだ。毒性を弱めた病原菌を人体に入れて、その毒を排除する免疫をつくる。これにより、次に同じ毒に攻撃を受けた時に毒を排除するしくみができる。その一例がインフルエンザワクチンだ。

CDC / Courtesy of Larry Stauffer, Oregon State Public Health Laboratory

ボツリヌス菌で“しわ取り”

ボツリヌス菌には、筋肉を適度に弛緩させる成分がある。この成分を抽出した薬は、脳卒中の際の過度の筋肉の緊張緩和などに使われている。筋肉をやわらげる効果があることから、美容整形や“しわ取り”注射にも用いられている。

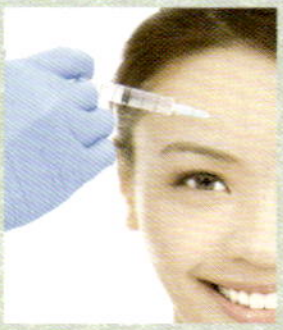

ボツリヌス菌

ボツリヌス菌は酸素が存在するところでは生きていけない嫌気性のため、内部に空気のないハムやソーセージの中で繁殖する。その毒素は極めて強く、わずか1gで2,000万人もの人を殺せる計算だ。

食中毒の原因生物

P166のボツリヌス菌は、ラテン語で「ソーセージ」を意味する。昔からヨーロッパでハムやソーセージを食べた後に、ボツリヌス菌が原因で激しい食中毒を起こすことがあったことに由来する。

食中毒の原因生物は、ボツリヌス菌のような細菌だけではない。ウイルスやキノコ毒、フグの毒などによっても食中毒は起こる。

細菌による食中毒は、「感染型」と「毒素型」の2種類に分けられる。感染型は、食物についていた細菌が、人の腸内で繁殖することによって起こるもの。サルモネラ菌や腸炎ビブリオなどが知られている。

これに対して、食品の中で細菌が出した毒素を人が体内に取り入れた時に起こるのが毒素型だ。これはボツリヌス菌やブドウ球菌、O-157などが知られている。

毒素型はさらに、つくった毒素を細菌が外に出す「外毒素型」と、細菌そのものが毒素になる「内毒素型」に分けられる。外毒素型はボツリヌス菌、コレラ菌などがあり、内毒素型として知られるのがO-157や赤痢菌などだ。

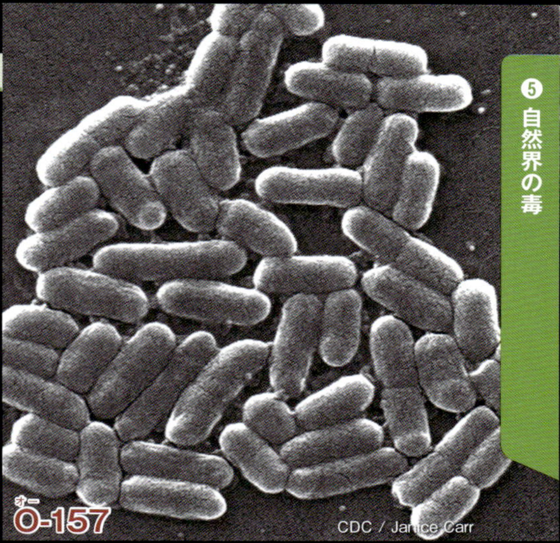

O-157 CDC / Janice Carr

家畜の腸管の中にいる細菌で、糞便が食品や水を通して人の口に入ることで感染する。O-157が出す毒素（ベロトキシン）が体内に入ると、激しい腹痛や出血性の下痢を引き起こし、重症の場合は死に至ることもある。

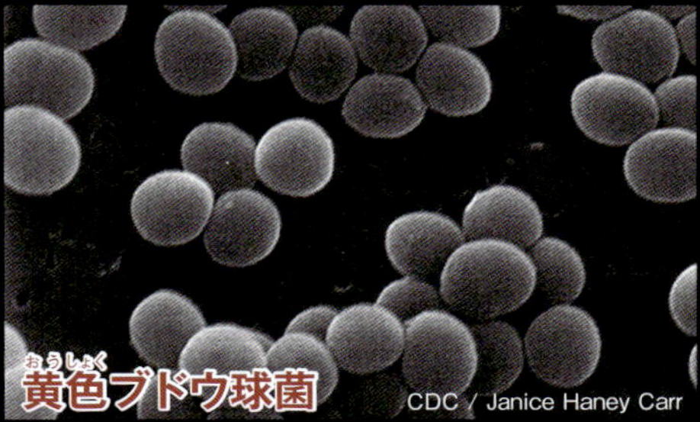

黄色ブドウ球菌 CDC / Janice Haney Carr

顕微鏡で見るとブドウの房のような形をしていることから名付けられた。タンパク質系の毒素を出し、激しい嘔吐や下痢、さらには著しい脱水症状も引き起こす。

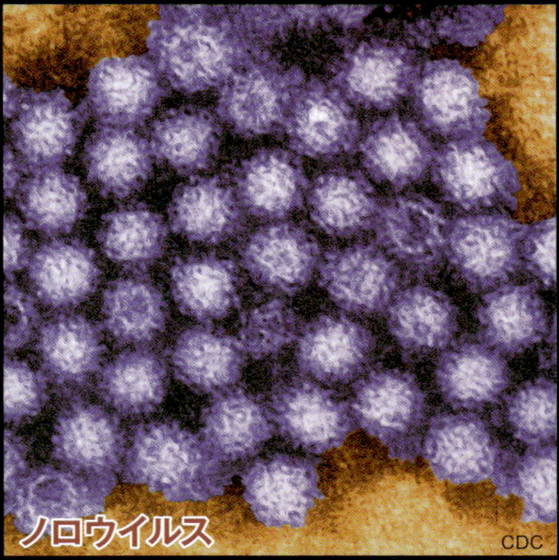

ノロウイルス CDC

主に冬季、カキなどの二枚貝によく発生して、体内に入ると急性の胃腸炎などを引き起こす。感染者の吐瀉物や糞便などからも経口感染することもある。

赤痢菌

ヒトとサルだけに宿る腸内細菌。菌に汚染された食物や水によって経口感染し、血や膿、粘液などを頻繁に排出する赤痢を引き起こす。日本では1950年前後に流行した。

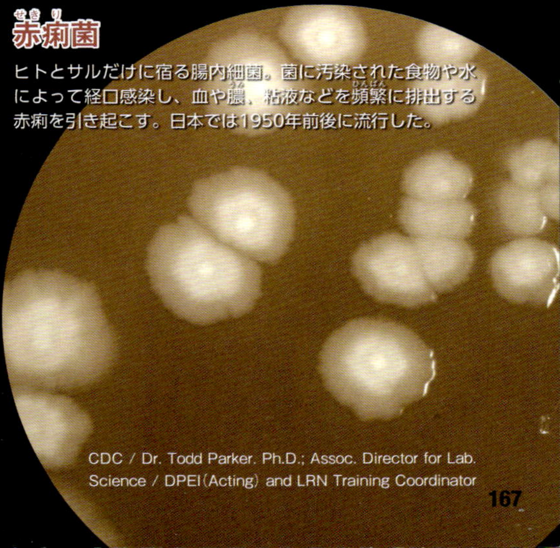

CDC / Dr. Todd Parker. Ph.D.; Assoc. Director for Lab. Science / DPEI(Acting) and LRN Training Coordinator

細菌・ウイルスの毒

伝染病の原因生物

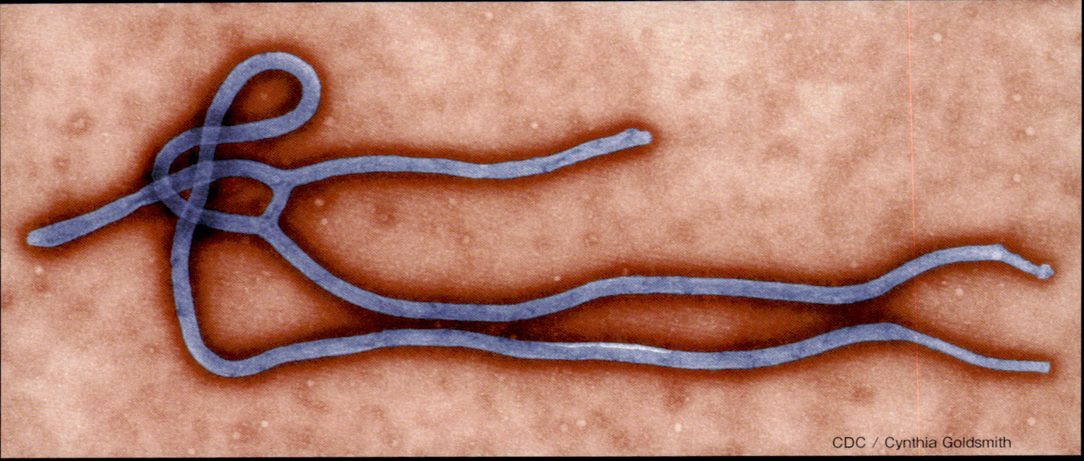

CDC / Cynthia Goldsmith

エボラウイルス 恐ろしい感染症「エボラ出血熱」を引き起こすウイルス。重度の出血に始まり、嘔吐、腹痛、筋肉痛などから死に至る。致死率は50%から80%にも上る。2014年には西アフリカで大流行している。

かつてヨーロッパでは、皮膚が黒くなり、リンパ節が腫れて痛む奇病で多くの人が亡くなった。「黒死病」と呼ばれたこの病気にかかると、5割から7割の確率で死に至った。しかも、一度病気が流行すると、多くの人に伝染する。現代ではペストとして知られ、ペスト菌のしわざであることがわかっている。

最近ではエボラ出血熱の流行が見られたが、このように特定地域で同じ病気が流行する場合、原因は細菌かウイルスと考えてほぼ間違いない。

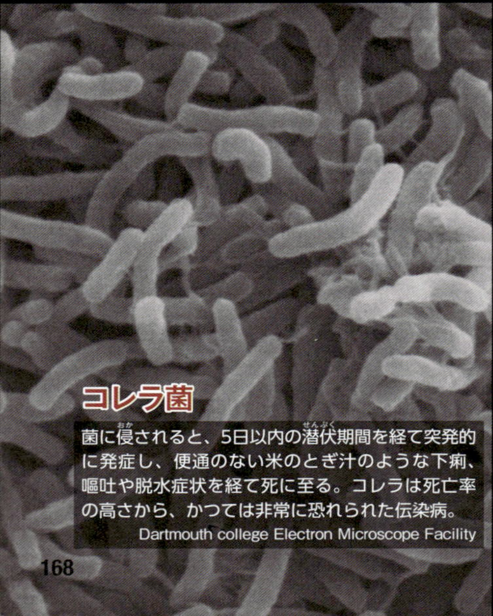

コレラ菌

菌に侵されると、5日以内の潜伏期間を経て突発的に発症し、便通のない米のとぎ汁のような下痢、嘔吐や脱水症状を経て死に至る。コレラは死亡率の高さから、かつては非常に恐れられた伝染病。

Dartmouth college Electron Microscope Facility

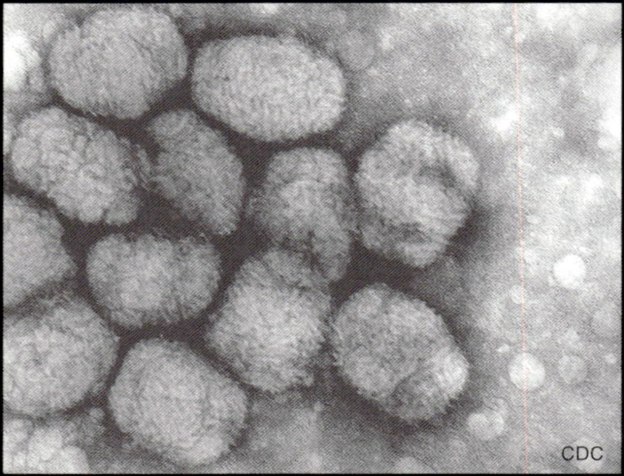

CDC

天然痘ウイルス

くしゃみやせきなど、感染者が発する飛沫からうつる感染力の強さで恐れられた。20世紀には撲滅宣言が出されており、2013年時点で自然界に天然痘ウイルスは存在しない。

細菌とウイルスの違い

コレラの原因はコレラ菌。これに対してインフルエンザの原因はインフルエンザウイルスだ。病気がうつる原因には、細菌によるものとウイルスによるものがある。

細菌とウイルスは全く異なる存在として理解しなければならない。なぜなら、細菌は微生物、つまり生き物であるのに対して、ウイルスは生物ではないからだ。

生物とは、細胞によって構成され、代謝を行い、遺伝情報に基づく自己複製能力をもつもののこと。細菌はこの3つの条件を満たすが、ウイルスには細胞がなく、代謝も行わない。ただ生物の細胞内に入り込んで、自分のコピーをつくらせるだけの存在だ。細胞内にウイルスのコピーが増えると、細胞が破壊され、そこから放出されたウイルスがさらに他の細胞に侵入していって病気を引き起こす。

これに対して細菌は、環境が整えば自分で細胞分裂して増殖できる。宿主の中で自己増殖し、毒素を放出することで、宿主の細胞を破壊して病気を引き起こす。

細菌は抗生物質（→p114）で殺せるが、やがて細菌が進化し、薬物に耐性をもったものが出現することが問題となっている。ウイルスに対しては現状では決定的な治療薬はなく、ワクチン接種によって体内に抗体をつくるのが最善の防護策だ。

◆細菌の増殖

細菌には毒素分泌型と侵入型の2種類がある。前者はあらかじめ外部で増殖し、体に取り込まれた際に毒素を分泌して疾患を引き起こす。後者は、菌が体に取り込まれた後、特定の組織で増殖して毒素を分泌する。増殖の過程で細胞を破壊したり、別の毒素をつくったりして様々な症状が現れる。

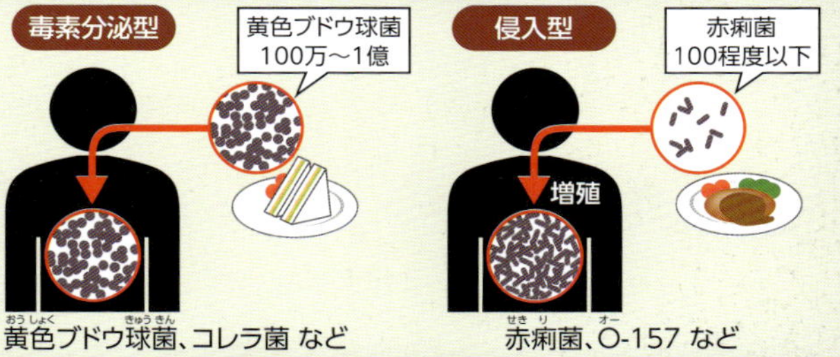

◆ウイルスの増殖

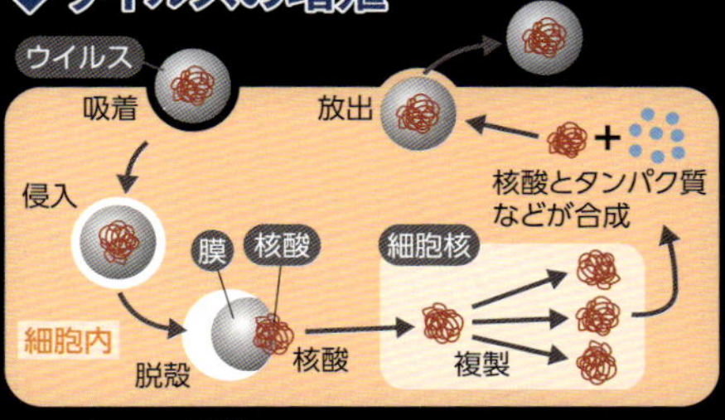

細胞内部に侵入したウイルスは、遺伝子情報をもった核酸（DNAやRNA）を膜から切り離し、さらに細胞核内に侵入させることで、その細胞を乗っ取る。ウイルスの核酸のコピーがつくられ、タンパク質などの合成を経て新たなウイルスが細胞外に放出される。

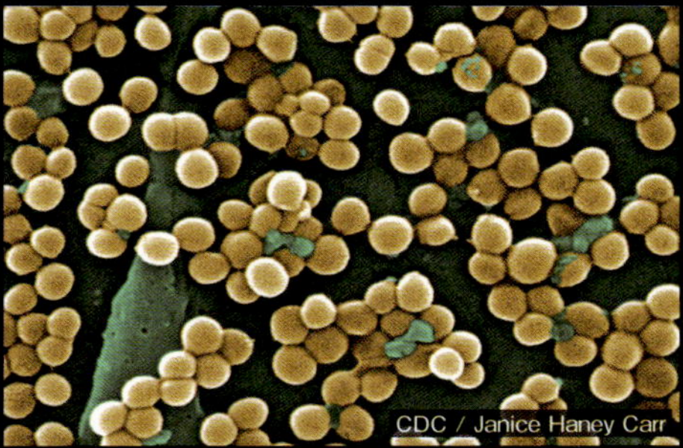

薬剤耐性をもった細菌

メシチリン耐性黄色ブドウ球菌（MRSA）

メシチリンに耐性をもった黄色ブドウ球菌。メシチリンのみならずほとんどの抗生物質が効かないため治療が困難。

火山性ガスの毒

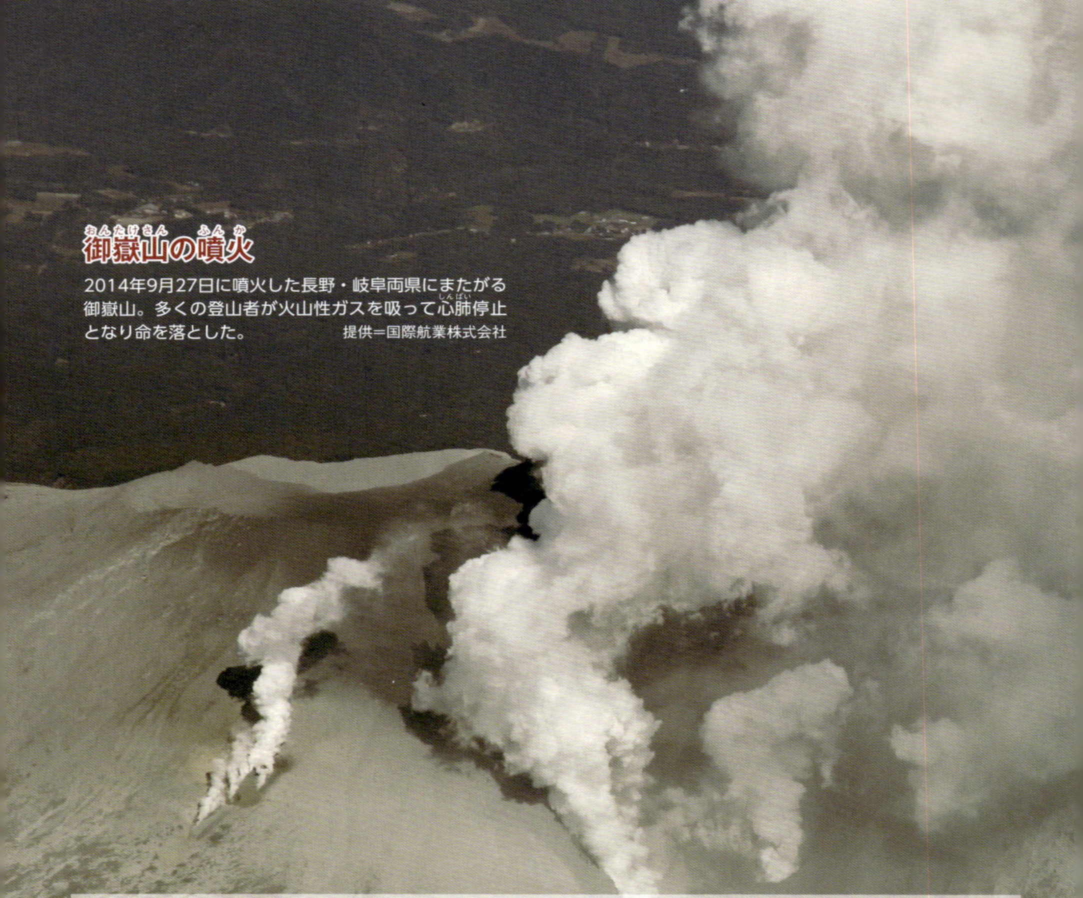

御嶽山の噴火

2014年9月27日に噴火した長野・岐阜両県にまたがる御嶽山。多くの登山者が火山性ガスを吸って心肺停止となり命を落とした。　提供＝国際航業株式会社

正体は地球のマグマのエネルギー

日本は火山国である。2014年には御嶽山の噴火により多くの犠牲者が出た。歴史を振り返れば、1707（宝永4）年に富士山が大噴火を起こし、遠く離れた江戸にも大量の火山灰が降ったという。

火山の近くに「殺生石」という史跡や、「殺生」とつく地名があるのも、火山国日本ならではだろう。これは、火山地帯で噴出する有毒な火山性ガスの存在を知らなかった昔の人々が、そのそばを歩き、ガスにやられて命を落としたことを物語っている。

火山性ガスは、地球の内部を流れるマグマの成分が気化し、地表まで押し出されてきたもの。硫化水素や二酸化炭素などがおもに含まれる。硫化水素は卵の腐ったようなにおいがして、濃度が高くなると命に関わる。人の吐く息にも含まれる二酸化炭素も、空気中の濃度が25％を超えると、中枢神経が抑制されて麻酔にかかったような状態となり、やがて死んでしまう。

火山性ガスの影響

硫化水素ガスは空気より重いので、低いところに溜まる。だから、火山や温泉地の近くに低い窪地があると、その一帯が危険地帯となる。濃度が高まっているところに知らずに入り込むと中毒に陥るので要注意。

また、多くの場合、硫化水素とともに亜硫酸ガス（二酸化硫黄）を伴う。これは自動車の排気ガスにも含まれる大気汚染の原因物質で、人体に有害だ。

●亜硫酸ガス

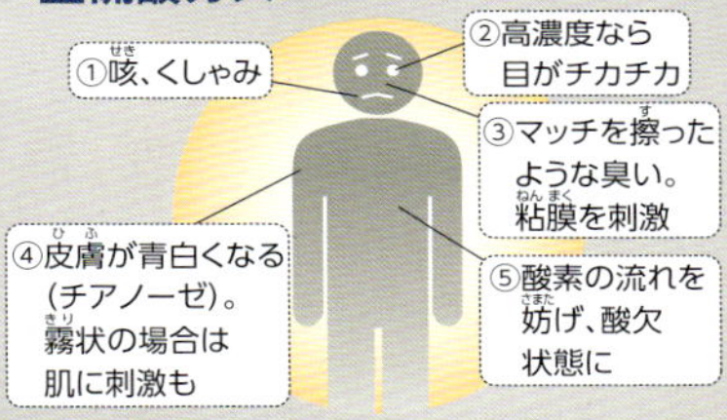
①咳、くしゃみ
②高濃度なら目がチカチカ
③マッチを擦ったような臭い。粘膜を刺激
④皮膚が青白くなる（チアノーゼ）。霧状の場合は肌に刺激も
⑤酸素の流れを妨げ、酸欠状態に

亜硫酸ガス、硫化水素は様々な影響を及ぼす。特に、いわゆる「硫黄臭さ」のもとである硫化水素はミトコンドリアに酸素を送るチトクロームオキシダーゼと結合し、細胞呼吸を阻害する。一命を取り留めても重い障害が残る。

●硫化水素

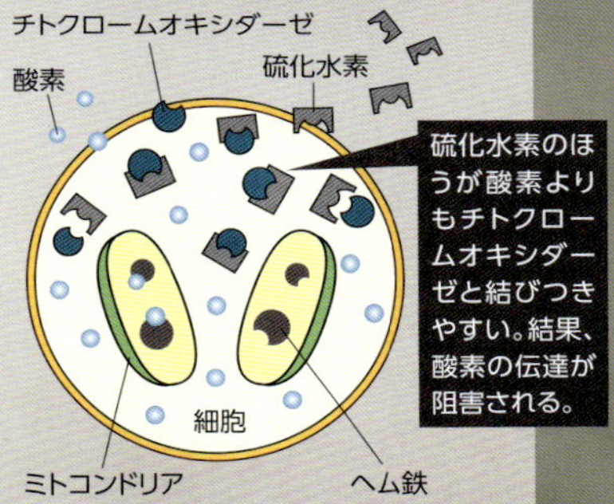
チトクロームオキシダーゼ
酸素
硫化水素
硫化水素のほうが酸素よりもチトクロームオキシダーゼと結びつきやすい。結果、酸素の伝達が阻害される。
細胞
ミトコンドリア
ヘム鉄

体の機能を高める効果も

火山は有害なガスを出すと同時に、温泉も噴き出し、人に様々な恩恵ももたらしている。温泉に入ると、疲れが癒やされたり、けがや病気が治ったりすることは、すでに奈良時代から知られていた。

入浴によって得られる効能は多種多様で、神経痛や関節痛をやわらげたり、慢性の消化器病を治したりする働きがある。効能は泉質、つまりその温泉に含まれている成分によって決まる。

体によい効果をもたらす火山性温泉の成分は、雨水などからの地下水に、火山性ガスなどが溶けて形成されると考えられている。ただし、湧き出す場所のすぐ近くで高濃度のガスが噴出していることも多いので注意が必要だ。

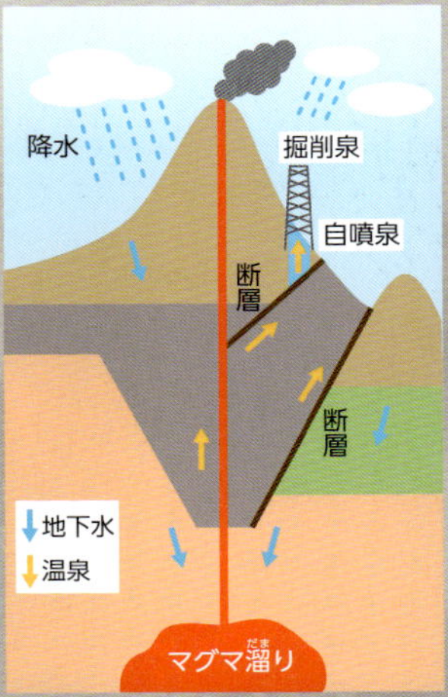
降水
掘削泉
自噴泉
断層
断層
地下水
温泉
マグマ溜り

◆火山性温泉の構造

地中に溜まった地下水をマグマが温めて温泉となる。マグマのガス成分や、流動中の温泉が岩石の成分を溶解することなどで泉質が形成される。

COLUMN

身近な危険「一酸化炭素」

酸素が欠乏した状態での不完全燃焼によって発生する一酸化炭素。密閉された場所での暖房器具の使用などでも充満し、気づかないまま急性の中毒に陥る危険性もある。

一酸化炭素は、タバコの煙や自動車の排気ガス、さらに木炭などの炭素を含んだ燃料が不完全燃焼したときに発生する。有毒ガスの中でも毒性が強く、空気中に0.001％でも含まれていると中毒を起こす恐れがある。しかし、無色・無臭なので、充満していることに気づかない場合が多い。

一酸化炭素は血液中の赤血球に含まれるヘモグロビンと結合する。ヘモグロビンは本来、酸素を運搬する働きを担うが、酸素をおしのけて一酸化炭素と強く結合し、その結果、酸素が各組織の細胞に供給されなくなる。わずかな量の一酸化炭素が空気中に存在していても、ヘモグロビンと酸素の結合率が著しく下がってしまう。

中毒症状は、まず頭痛やめまい、吐き気などをもよおす。その後は、自分の意志で体を動かすことが困難になり、そのまま死に至る。中毒になってしまった場合は、なるべく早く新鮮な空気の場所に移し、人工呼吸や酸素吸入を行う。

日本では古来、囲炉裏や七輪、火鉢など一酸化炭素が排出しやすい道具を使ってきた。通気性に優れた伝統的な日本家屋では、これらを使用しても一酸化炭素が空気中にこもることは少なかったが、気密性を求める現代の住宅では、十分な換気が必要だ。ストーブの排気でも、だんだんと酸素濃度が低下して不完全燃焼が進み、一気に一酸化炭素濃度が高まることがある。

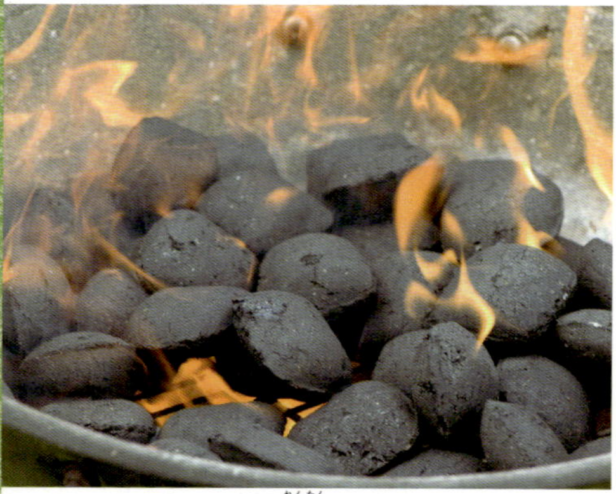
炭の燃焼ガスは、特に練炭など低温で焼かれたものほど一酸化炭素の濃度が高い。室内では十分な換気が必要だ。

◆一酸化炭素の濃度と影響

空気中の一酸化炭素濃度（%）	吸入時間と中毒症状
0.02%	2時間から3時間で前頭部に軽度の頭痛
0.04%	1時間から2時間で前頭部の頭痛・吐き気
	2時間30分から3時間30分で後頭部の頭痛
0.08%	45分間で頭痛・めまい・吐き気・痙攣
	2時間で失神
0.16%	20分間で頭痛・めまい・吐き気
	2時間で死亡

東京都福祉保健局ホームページをもとに作成

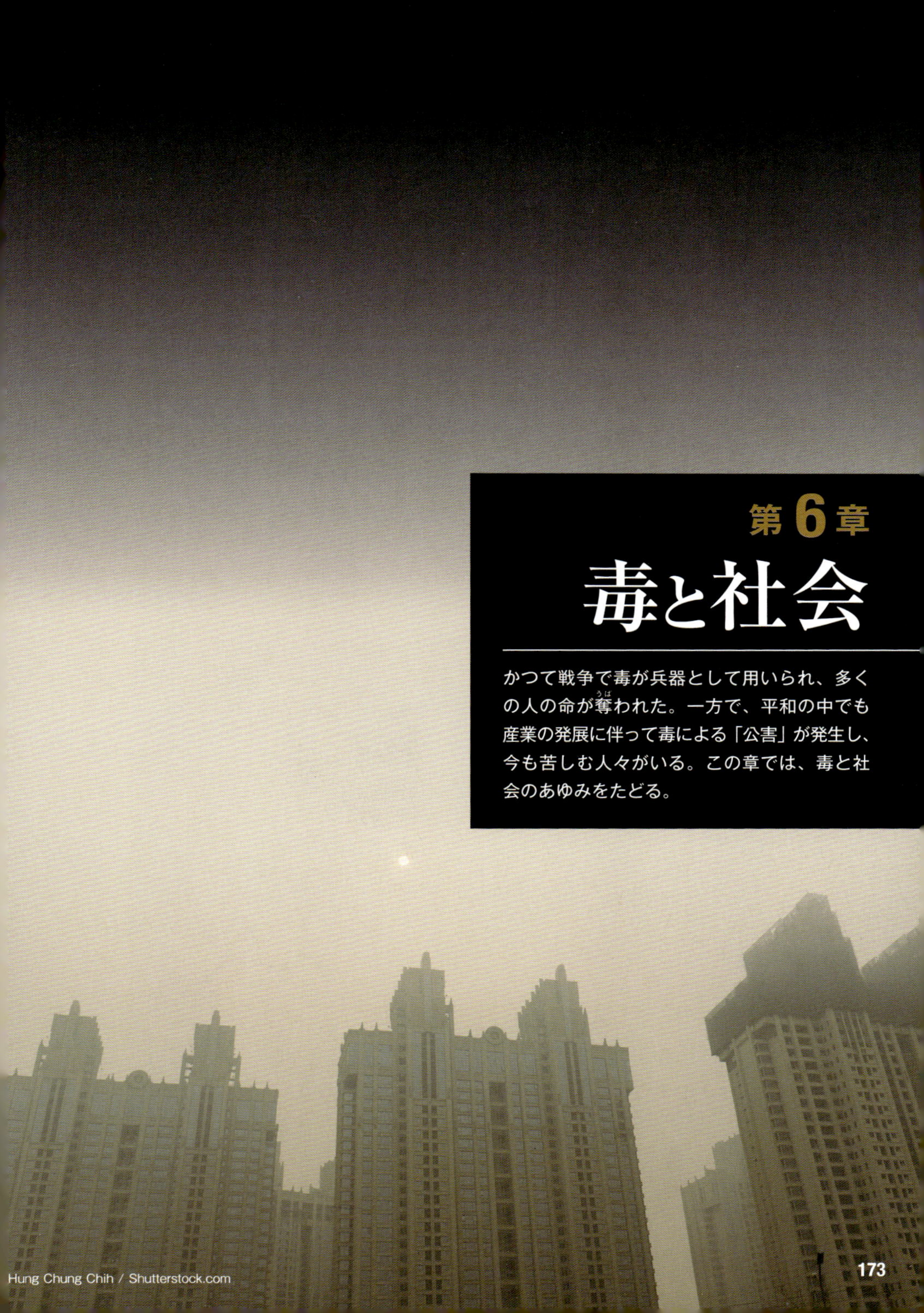

第6章

毒と社会

かつて戦争で毒が兵器として用いられ、多くの人の命が奪われた。一方で、平和の中でも産業の発展に伴って毒による「公害」が発生し、今も苦しむ人々がいる。この章では、毒と社会のあゆみをたどる。

Hung Chung Chih / Shutterstock.com

6章 兵器としての毒

毒による大量殺戮の幕開け

戦争の目的は、敵を倒すことである。そのために人類は、様々な武器を発明してきた。石を投げたり、石を縛り付けた棒で人を殴ったりした時代に始まり、鉄を使えるようになってからは、人を刺し殺す剣を生み出した。

そして毒ガスである。紀元前5世紀には早くも、アテネとスパルタの戦いで使われた「ギリシアの火」と呼ばれる毒ガスの元祖が登場している。これは、アテネ軍が石油や石灰を燃やして発生させたものだった。その後の戦争でも、硫黄の混合物などを燃やして発生させた毒ガスが使われている。

時代が下り化学が発達するにつれて、多様な化学薬品が人工的につくられるようになった。その中には毒性の強いガスも含まれている。毒ガスを戦争で使いたいと考えるグループがある一方で、毒性の強さがあまりに非人道的であるため、人に対して使ってはならないと主張する人たちもいた。

両者の均衡が破れ、ついに人類は人に対して毒ガスを使うようになった。そのキッカケは第一次大戦（1914～18）である。

フランス軍がシャンパーニュで催涙ガスを使用し、これに対抗してドイツ軍が「くしゃみ粉」をばらまいた。さらにドイツ軍は強力な塩素ガスをつくり、フランス軍に放った。塩素ガスは強力な毒性を有し、ガスを吸ったフランス兵のうち実に約5,000人が死亡、14,000人が倒れたと記録される。

その後、塩素を原料とするホスゲンなどの毒ガス製造競争が起こる。さらには、より強力で、瞬間的な死をもたらす青酸ガスもつくられた。あまりにもむごい結果をもたらす毒ガスは、第一次大戦の反省から国際的に使用が禁止されるが、その後も開発は続けられ、タブンやサリンなどの神経ガスがつくられている。

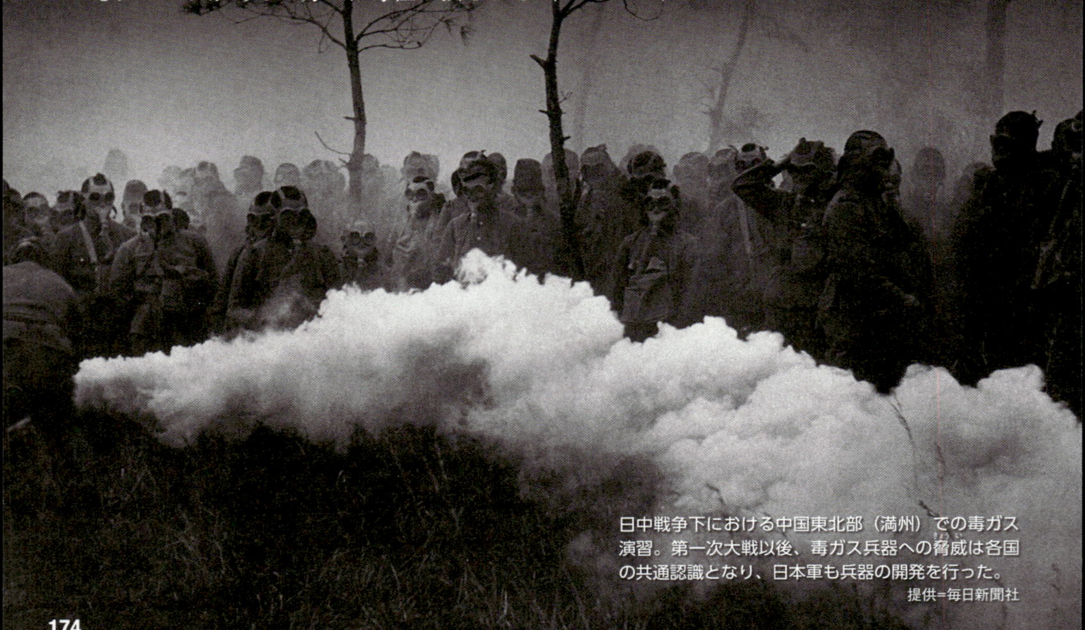

日中戦争下における中国東北部（満州）での毒ガス演習。第一次大戦以後、毒ガス兵器への脅威は各国の共通認識となり、日本軍も兵器の開発を行った。
提供=毎日新聞社

化学兵器と生物兵器

科学の発展は人間にとって喜ばしいことだが、反面では恐ろしい兵器の開発にもつながる。毒ガスなど化学物質を使う化学兵器にとどまらず、人類は生物兵器も開発している。

化学兵器は、有毒な化学物質を吸収させることで人を死に追いやったり戦意を喪失(そうしつ)させたりするもの。生物兵器とは、病原菌や微生物がつくり出す有害物質を兵器として応用し、殺傷(さっしょう)能力をもたせたものだ。両者を合わせて「生物化学兵器」と呼ぶ。

生物化学兵器は、核兵器に比べると大がかりな製造設備や巨額の開発費用が不要。けれども殺傷(さっしょう)力は核兵器並みにあるため「貧者(ひんじゃ)の核兵器」といわれることもある。

前述の通り、第一次大戦で毒ガスの破壊(はかい)的な威力(いりょく)を世界が目の当たりにしたことから、1928年に「ジュネーブ議定書」が結ばれ、戦争での生物化学兵器の使用が禁止された。その後、1975年に「生物兵器禁止条約」、1997年には「化学兵器禁止条約」が締結(ていけつ)。現在は多くの国で生物化学兵器の開発、生産、そして保有も禁止されている。

「テロ」の道具へ

国際条約が締結されたとはいえ、過去に生産された生物化学兵器の全てが完璧(かんぺき)に廃棄(はいき)された保証はない。また、民間での兵器製造も可能だ。簡単につくれるにもかかわらず、殺傷能力が強力な生物化学兵器は、テロの格好の道具となる。

1994年の「松本サリン事件」、95年の「地下鉄サリン事件」(→p206)は、まだ記憶に新しいところ。今後も人類は毒ガステロの恐怖と戦わなければならない。

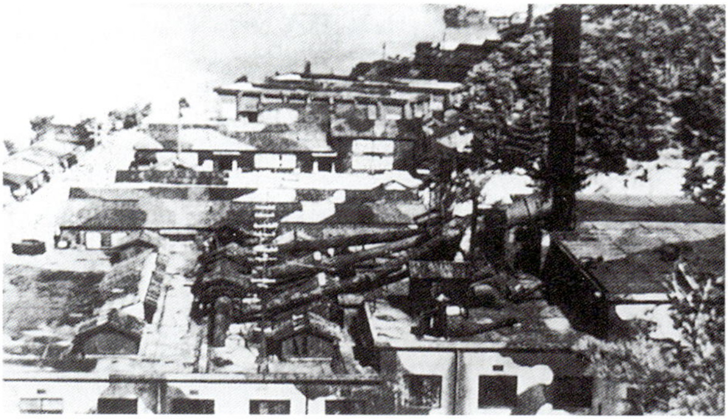

◀毒ガス兵器の製造・開発が秘密裡(ひみつり)に行われていた広島県竹原市(たけはらし)の大久野島(おおくのじま)。戦時中、この島は地図から消された。　提供=竹原市

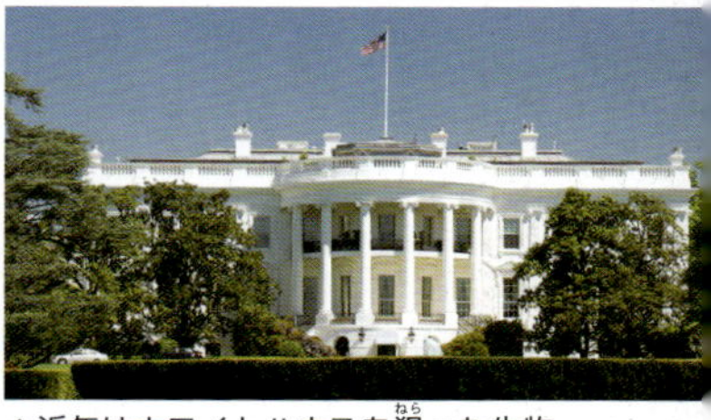

▲近年はホワイトハウスを狙(ねら)った生物兵器によるテロも起こっている。

◆化学兵器・生物兵器の禁止を定めた条約

一般人をも巻き込み大きな被害をもたらす無残さから、その使用を禁止する国際条約が締結されている。

発効年	条約名	正式名称	備考
1928年	ジュネーブ議定書 (Geneva Protocol)	窒息(ちっそく)性ガス、毒性ガスまたはこれらに類するガス及(およ)び細菌学的手段の戦争における使用の禁止に関する議定書	制限は使用のみ。開発、生産、保有は制限されなかった
1975年	生物兵器禁止条約 (Biological Weapons Convention / BWC)	細菌兵器(生物兵器)及び毒素兵器の開発、生産及び貯蔵(ちょぞう)の禁止並びに廃棄に関する条約	2011年12月時点で165か国が締約
1997年	化学兵器禁止条約 (Chemical Weapons Convention / CWC)	化学兵器の開発、生産、貯蔵及び使用の禁止並びに破棄(はき)に関する条約	当条約に基づき1997年ハーグに化学兵器禁止機関が設立。2009年5月時点で188か国が締約

兵器としての毒

化学兵器・生物兵器の種類

目的に応じて毒性も様々

生物化学兵器は、極めて多種多様だ。今後の科学技術の進歩に伴い、どのようなものでも開発可能といってもいいだろう。これまでにつくられた毒ガス兵器についてだけでも、大きく分けて「神経剤」「糜爛剤」「窒息剤」「血液剤」がある。それぞれ特有の効果があり、使用法も異なる。例えば、神経剤のサリンやVXガス、マスタードガスなどは空気中にまくだけで拡散していく。飛行機やヘリコプターから投下したり、毒ガス入りの砲弾を発射したりすれば、広い範囲に大きな被害をもたらすことができる。

その毒性についても、強さや人体に及ぼす効果は様々だ。毒性の強さで群を抜くサリンを、東京の上空で7tまけば、山手線内の人間と動物はすべて死に絶える。生物兵器の中にはワクチンがないものもあり、壊滅的な被害をもたらす恐れがある。

化学兵器 神経剤

サリンやVXガスなどの神経ガスは、毒ガスの中でも特に毒性が強いことで知られる。殺虫剤の研究開発中に発見された神経ガスの成分は、有機リン化合物である。これは通常は液体であり、無味無色無臭であるため、仮にまかれたとしても人が気づくことはない。

いったん体内に吸収されると、コリンエステラーゼという酵素と結合する。その結果、神経伝達物質の機能が阻害されるために、筋肉が収縮したまま戻らなくなる。筋肉は痙攣を起こし、呼吸できなくなり、死に至る。神経ガスには決め手となる治療法がないのが恐ろしいところだ。

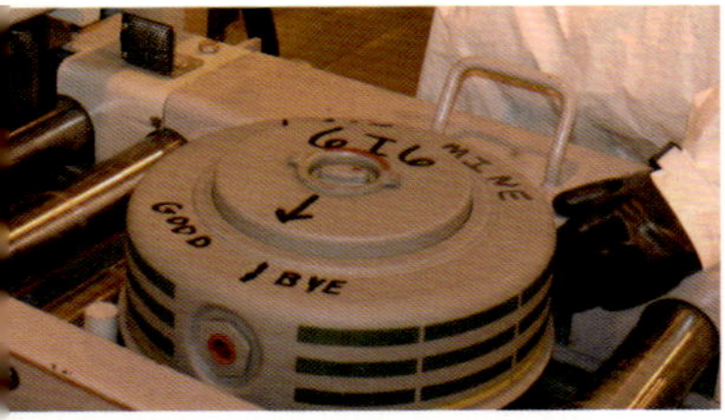

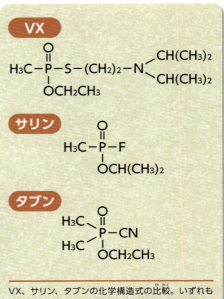

◀VXガスを充填したM23化学兵器地雷。起爆と同時にVXガスを噴射する。アメリカ軍は1960年代に約4,400tのVXを製造した。 U.S.Army

▼アメリカのロケット弾「オネスト・ジョン」(MGR-1)には、サリンを充填する小型の化学弾を詰め込んだクラスター弾頭を搭載できた。なお、これはデモ用の弾頭で実弾ではない。1960年代。 Library of Congress

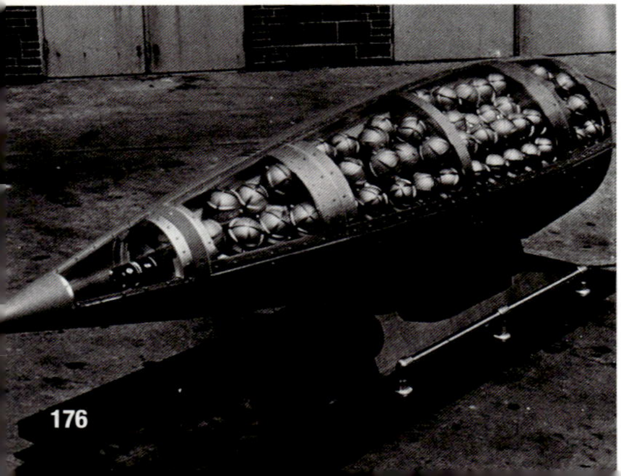

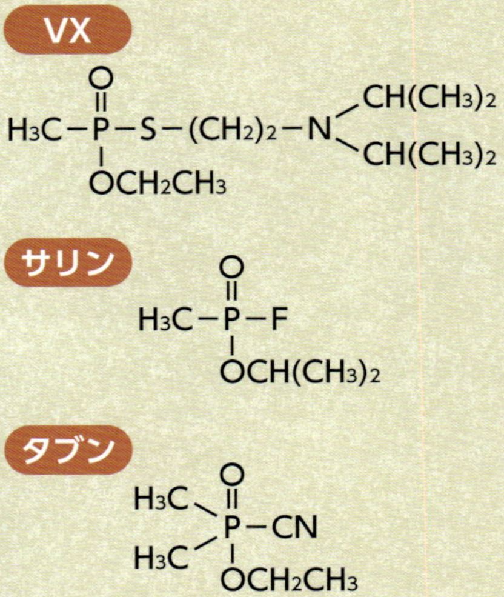

VX、サリン、タブンの化学構造式の比較。いずれもリン(P)を中心とし、農薬などで使用される有機リン剤の一種である。有機リン化合物は人体にとって有毒だ。

化学兵器 糜爛剤

糜爛性すなわち皮膚をただれさせる効果があることから名付けられた。マスタードガス（別名イペリット）が代表的で、カラシに似たにおいがあることが名前の由来となっている。この毒物の恐ろしさは、体内に入ってから細胞分裂を阻害したり、タンパク質やDNAの構造を変えてしまったり、遺伝子を傷つけること。その結果、がんを発症する恐れがある。強い毒性をもつにもかかわらず、ガスにさらされても痛みなどはないために、人が気づくこともない。

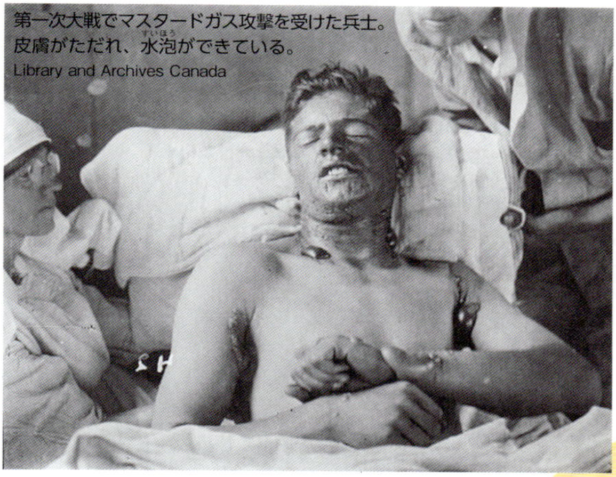

第一次大戦でマスタードガス攻撃を受けた兵士。皮膚がただれ、水泡ができている。
Library and Archives Canada

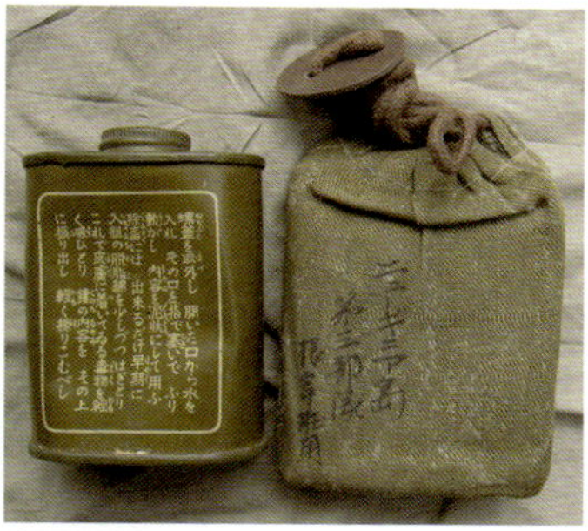

太平洋戦争中、日本の兵士が携行していた糜爛剤の中和剤。中の粉末を水に混ぜて皮膚に塗布する。　提供=HP「帝国陸空軍と銃後」

化学兵器 窒息剤

窒息剤の代表は、第一次大戦で使われた塩素ガスだ。史上初めて大規模な戦争で使用された毒ガスであり、わずか1日で2万人もの死傷者を出した。このガスは黄緑色で空気より重い。

ガスを吸い込むと0.05ppmで刺激臭を感じ、3～5ppmで涙や鼻汁が流れてせき込むと同時に灼熱感を感じるようになる。7ppmで肺炎や肺水腫を引き起こす。100ppmは完全な致死量であり、瞬間的に呼吸困難を引き起こし、まず助かることはない。

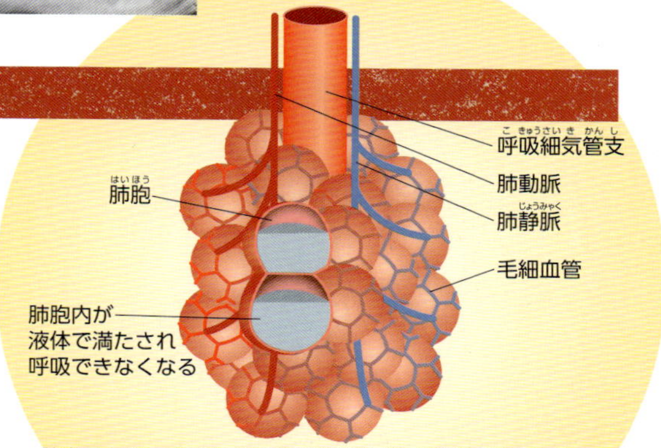

肺水腫とは、肺の中で血液中の液体成分が血管の外にしみ出した状態のこと。肺の中に大量の液体が溜まるため、ガス交換が阻害される。肺水腫に侵されると、ピンク色の泡のようなたんを吐いて呼吸困難に陥る。

化学兵器 血液剤

血液剤は、青酸カリなど様々な青酸化合物の総称。青酸化合物は血液に入り、臓器細胞を低酸素状態にして壊死させ、人を死に至らしめる。

また青酸イオンは、血液中で酸素を運ぶ役割を果たすヘム鉄と結合する。これにより、本来ならヘム鉄が結合するはずの酸素との結合が妨げられる。その結果、呼吸をしていても酸素を得ることができなくなる。

兵器としての毒

化学兵器 無力化ガス―催涙剤、嘔吐剤

毒ガスの中には、人を殺すほどの強力な毒性はないものの、生理的、精神的なダメージを強く与える無力化ガスがある。吐き気を起こさせたり、くしゃみを連発させたりするなど、不快な症状を引き起こすことで戦意を喪失させるためにつくられたものだ。

例えば、激しいくしゃみや咳、嘔吐などを引き起こすのが嘔吐剤。他に、目や鼻から体内に入ると、目や喉、皮膚に強い刺激を与えて、涙が止まらなくなる催涙ガスもある。

これらの無力化ガスは、吸い込んだとしても一定時間が経てば薬効成分が切れるので、人が死ぬことはないとされている。とはいえ、中には強い毒性をもつものもある。

その代表例が、2002年にモスクワで起きた劇場占拠事件でロシア当局が犯人らに使用した無力化ガスKOLOKOL-1だ。このガスは非致死性といわれながら、実際には人質129人が窒息死した。

一般人に対しては、国内暴動の鎮圧などの目的に限って、無力化ガスの使用が認められている。2014年に起こった香港での学生暴動でも、デモ隊を抑えるために催涙弾が使われている。

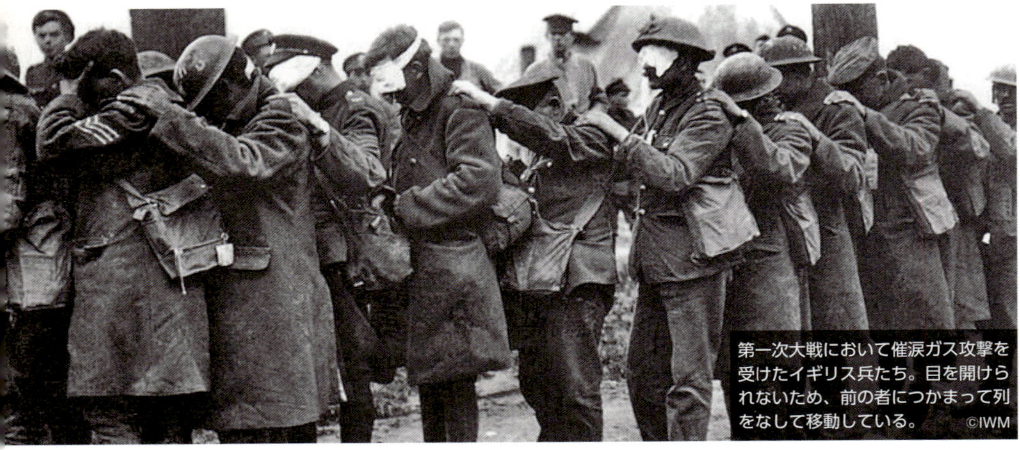

第一次大戦において催涙ガス攻撃を受けたイギリス兵たち。目を開けられないため、前の者につかまって列をなして移動している。 ©IWM

兵器としての放射能

放射能兵器は「汚い爆弾」とも呼ばれている。これは核爆弾のことではなく、放射性廃棄物をまき散らす爆発物などの兵器、いわゆる劣化ウラン弾などのことである。この場合の毒物となるのが放射性廃棄物だ。

放射性廃棄物には即効性がない。しかし一度使われると、汚染が長期間にわたって残る。効率が悪い割に影響が大きいので、国家間の戦争で使われることはない。

けれども放射性廃棄物さえ手に入れば、通常の兵器に組み込んで使用できる。そのため懸念されているのが、テロ組織による使用である。現に2002年にアルカイダが放射性兵器を使おうとしたが、アメリカ政府が取り押さえて未然に防いだ。その効果は不明とはいえ、放射性物質がまき散らされるなどすれば社会的な不安が増すことは、福島原発の事例を見ても明らかだ。

ロシアの軍事パレードで登場した大陸間弾道ミサイル（2008年）。核弾頭を備えている。

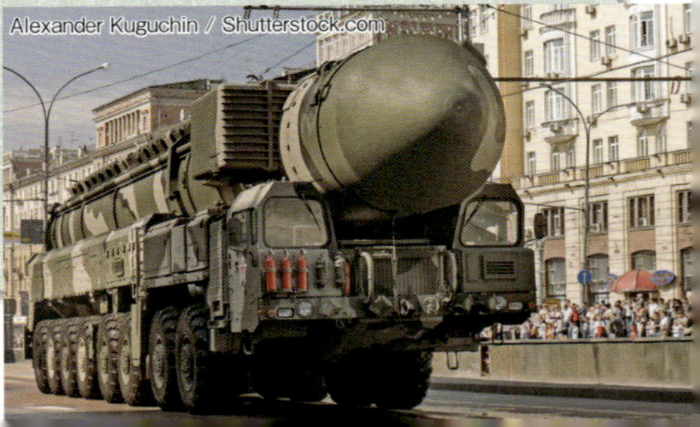

生物兵器 炭疽菌

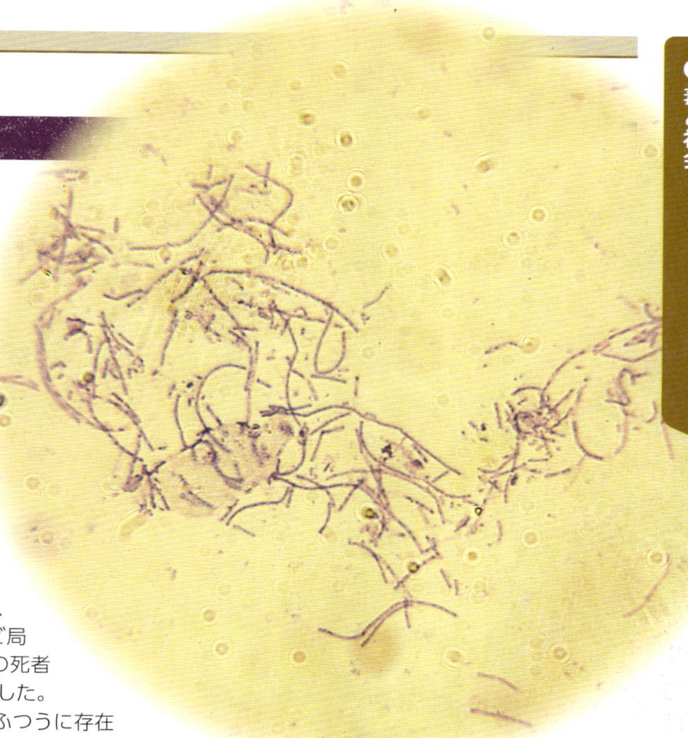

炭疽菌。約1～1.2μm（マイクロメートル）×5～10μmと、病原性細菌の中では最も大きいもののひとつ。

「バイオハザード」といえば、大ヒットゲームのタイトルとして有名だ。けれども本来は「生物学的危害」のことであり、細菌など有害生物によって引き起こされる災害を意味する。細菌兵器として最も有名なものが炭疽菌であり、日米両国で事件を引き起こしている。

日本では1993年、オウム真理教が炭疽菌の噴霧事件を起こしたが、これは失敗に終わっている。アメリカでは2001年の同時多発テロの直後に、炭疽菌の入った郵便物がテレビ局や政府関連施設に送られ、5人の死者と少なくとも22人の感染者を出した。

炭疽菌そのものは、土の中にふつうに存在するありふれた細菌であり、ヒツジやウマなどに感染する。通常人への感染は、これらの動物に接触することで起こる。感染すると血液中で炭疽菌が増殖し、毒素を発生して感染症を引き起こす。早めに処置すれば完治するが、遅れると全身に炎症が生じる敗血症を引き起こして死に至ることもある。炭疽菌の培養は容易で、小さな施設でも大量の菌をつくることが可能。しかもごく微量で多数の人を殺す能力があるため、テロ組織による利用が懸念されている。

◀アメリカの上院議員に送られた炭疽菌の入った郵便物。配達員2人が肺炭疽を発症して死亡した。 FBI

生物兵器 天然痘ウイルス

天然痘は過去の病気であり、1980年にはWHOにより撲滅宣言が出されている。ただし天然痘ウイルスは強い感染力をもち、発症すると高熱、頭痛、倦怠感などを引き起こす。その後、顔や手足に特徴的な発疹が現れ、最悪の場合は死に至る。致死率は40％前後とされるが、例えば日本人はすでに予防接種をしていないため、生物兵器として使われると恐ろしい被害をもたらす。

生物兵器 ボツリヌストキシン

ボツリヌス菌が産み出す毒素で、第二次大戦中には、アメリカ軍が生物兵器として培養していた。湾岸戦争の頃にはイラクが兵器として保有していたことが知られている。地上最強の毒素をもつといわれ、体内に入ると神経伝達物質であるアセチルコリンの放出を阻害する。その結果、運動神経や副交感神経の機能が失われるため、最悪の場合は死に至る。

6章 毒と公害

人体をむしばんだ重金属

人と金属の付き合いは長い。中でも鉛は、採鉱、精錬が簡単で加工もしやすいため、古くから使われてきた。ローマ時代には上下水道のパイプや調理器具、食器やワインの壺など、至るところで鉛が使われた。そのためローマでは、鉛中毒にかかる人が多数いたようで、遺骨から高濃度の鉛が検出されることがある。

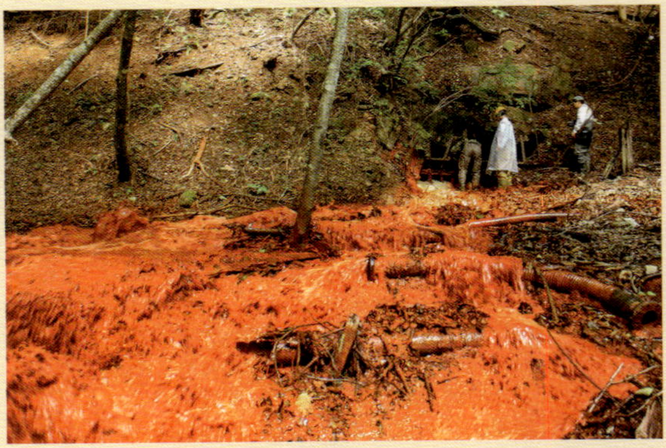

日本では鉱山の多くが休止したが、今もなお各地で鉱山跡から有毒物質を含んだ汚染水が流れ出ている。

提供=遺構調査機構

作曲家のベートーベンも慢性の鉛中毒だったとの指摘がある。その遺髪を分析すると、通常の100倍以上もの鉛が含まれていた。偉大な作曲家は難聴に悩まされていたが、これも鉛中毒の可能性がある。

20世紀に入り鉱工業がさかんになると、鉱山や工場からの廃液により鉛や水銀、銅などの重金属が人体に蓄積され、様々な障害を引き起こすようになった。公害の世紀の幕開けである。

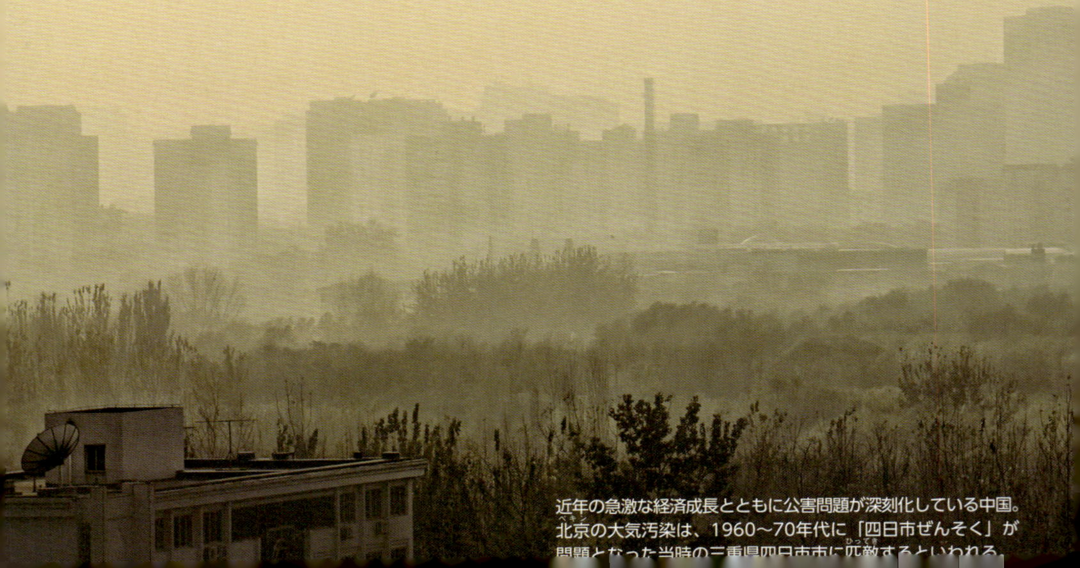

近年の急激な経済成長とともに公害問題が深刻化している中国。北京の大気汚染は、1960～70年代に「四日市ぜんそく」が問題となった当時の三重県四日市市に匹敵するといわれる。

長年にわたり蓄積したカドミウム ― イタイイタイ病

全身を激しい痛みが襲う奇病

1950年代半ば頃、富山県の神通川流域で奇妙な病気が流行した。体中に激しい痛みが走り、ついには動けなくなって寝込んでしまう。ところが寝ていても意識はあり、患者は「イタイ、イタイ」と悲鳴をあげ続けて、最後には亡くなっていく。

奇病はイタイイタイ病と名付けられ、原因を追求した結果、カドミウムによることが突き止められた。神通川上流にある神岡鉱山では亜鉛を生産する際に出る鉱石のクズを川に捨てていた。これに含まれていたカドミウムが下流に流され、魚や米を経由して人体に蓄積されたのだ。

カドミウムにより腎臓障害が起こり、骨からカルシウムが失われるために骨軟化症を引き起こす。その結果、骨が折れたり変形したりして、全身が耐えがたい痛みに襲われる。そして苦しみ抜いた末に、衰弱して死亡する。

カドミウム中毒は他にも群馬県安中市などで起こっていたが、1970年以降は対策がとられたために患者は出ていない。

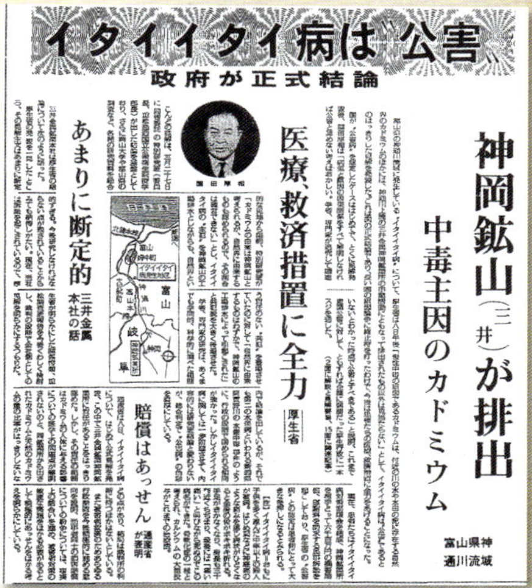
イタイイタイ病は"公害"
政府が正式結論
神岡鉱山（三井）が排出
中毒主因のカドミウム
富山県神通川流域
医療、救済措置に全力 厚生省
あまりに断定的 三井金属本社の話
賠償はあっせん 通産省が表明

1968年5月、当時の厚生省がイタイイタイ病を公害と認定した翌日（9日）の毎日新聞朝刊。その後、補償をめぐる裁判などを経て、2013年にようやく加害企業の三井金属が正式な謝罪を表明して決着した。

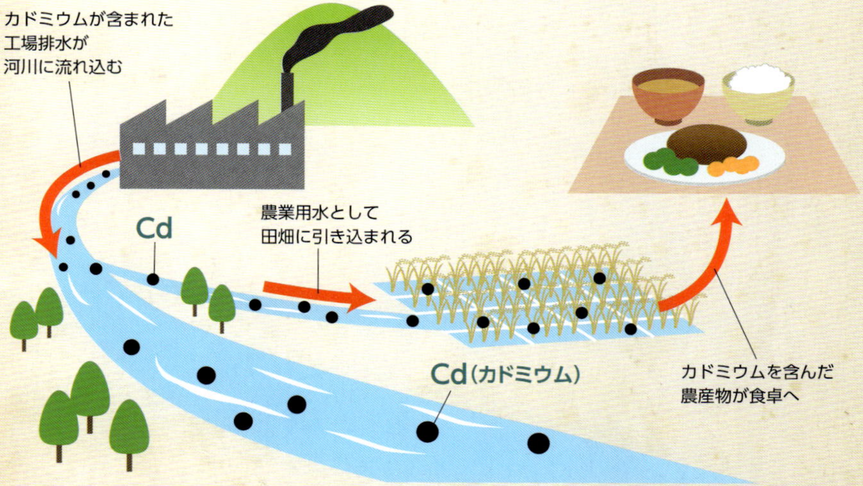

上流の工場から川にカドミウムが流され、下流側で川から用水を引き込んでいた田畑に至り、農作物に吸収。その農作物を食べた人がカドミウムに汚染された。カドミウムは長年にわたり土壌に蓄積され、地下水にも影響する。

毒と公害

メチル水銀が脳を侵した ― 水俣病

食物連鎖で濃縮された毒の恐ろしさ

手がふるえ、まともに歩けなくなる。言語障害が起こり、次第に視野が狭くなる。悪化すると精神が錯乱し、話すこともできなくなり、食事も食べられなくなる。1950年代半ばに熊本県水俣市で発生した水俣病は、医学的には中枢神経性疾患であり、その原因は水銀化合物のメチル水銀だった。

メチル水銀は、食物連鎖の中で10万倍から最高で1,000万倍ぐらいまで濃縮される。そのため食物連鎖の頂点にいるヒトの体内に入る時点では、極めて高濃度となり、中毒症状を発生しやすくなる。母親が妊娠中に中毒になると、その胎児も中毒にかかり脳性小児麻痺に似た症状をもって生まれることもある。これは胎児性水俣病として知られている。

水俣病を引き起こしたメチル水銀は、チッソ水俣工場から出される廃液に含まれていた。同工場では、アセチレンガスから塩化ビニールや酢酸を合成しており、アセチレンからアセトアルデヒドをつくる際に、無機水銀を触媒として使う。このときできる黒い泥状のものを廃液として水俣湾に放出していたため、泥にわずかに含まれていたメチル水銀が回り回って水俣病を引き起こした。

水俣病をきっかけに、世界的な規模で水銀による被害の実態が明らかになっていった。そして2013年10月、熊本市で開催された国際会議で、世界140の国や地域が参加して「水銀に関する水俣条約」が採択。同条約では水銀鉱山の開発禁止・閉山、輸出の制限、水銀を含む製品の製造禁止などが盛り込まれた。

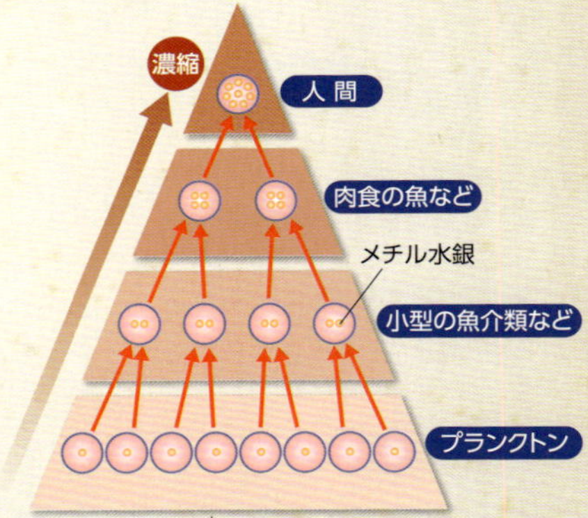

メチル水銀は水に溶けにくい化合物であるため、食物連鎖により小型から大型に摂取されるにしたがって、その濃度が確実に高まっていく。

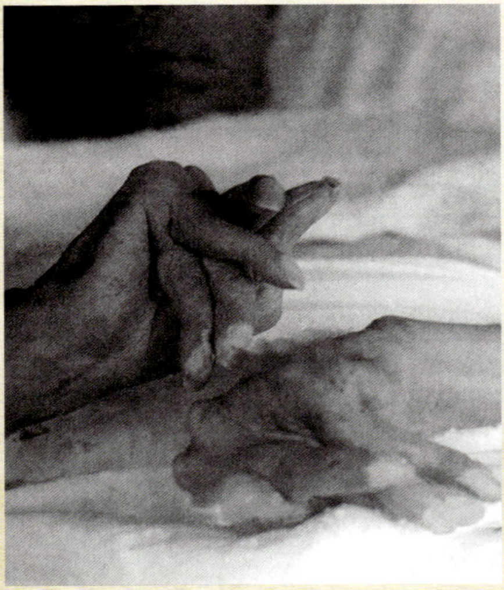

メチル水銀は脳と神経に作用する。手指がしびれ、曲がって動かせなくなる患者が多かった。　提供＝毎日新聞社

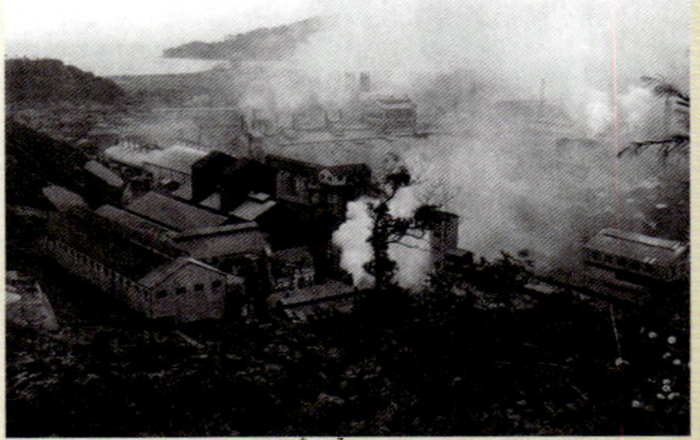

チッソ（当時は新日本窒素）水俣工場のある水俣市。1960年。工場から排出されたメチル水銀が水俣湾へと流れ、魚介類を汚染した。　提供＝毎日新聞社

製品による公害

イタイイタイ病や水俣病は、鉱山や工場から出される廃液、つまりゴミが原因となって起こった。一方で、生活に役立つ製品として使っていたものが、人に対して思わぬ牙をむくこともある。

その原因となるのは、おもに製品に含まれる化学合成物（化合物）である。化合物は本来、人の暮らしの質を向上させるために開発されるが、ある製品がつくられた時点では、それに含まれる危険性がわからなかったケースがある。長い潜伏期間を経て発症するアスベストの被害などはその典型だろう。化学の進歩によってこうした事例は減っているものの、製品の製造過程で有害な物質が混入して被害が出る事例は、今も後を絶たない。

アスベスト問題

アスベストは石綿（いしわた、せきめん）とも呼ばれ、かつては「魔法の繊維」として重宝された。なぜなら不燃性、耐熱性、絶縁性、耐腐食性、耐久性に優れるうえに、極めて細く軽いからだ。そのため日本では1970年代以降、ビルの断熱などを目的に大量に使用されてきた。ところがアスベストを長期にわたって吸っていると、肺が硬化したり、がんの一種の悪性中皮腫を発病することがわかってきた。しかもそれが、30年ぐらい経たないと発症しないことも難点である。

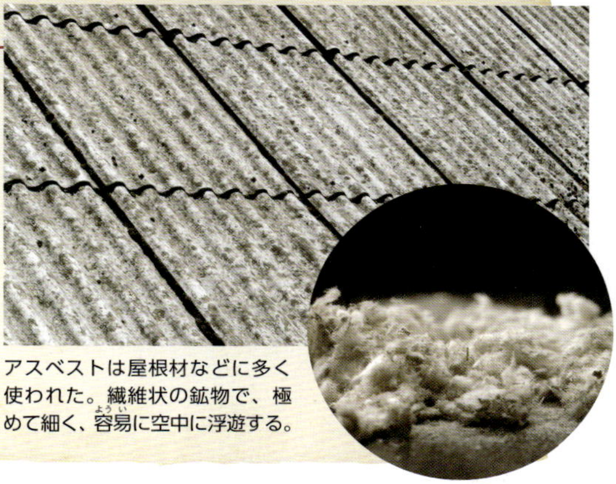

アスベストは屋根材などに多く使われた。繊維状の鉱物で、極めて細く、容易に空中に浮遊する。

森永ヒ素ミルク事件

ヒ素は、中世ヨーロッパでは毒殺に使われた猛毒だ。危険な毒物が食品に入ることは、基本的にはあり得ない。ところが、ドライミルクの製造過程で安定剤として加えられた添加物に、ヒ素が不純物として混入していた。その結果、起こったのが1950年代の森永ヒ素ミルク中毒事件である。このミルクを飲んだ乳児12,000人以上が中毒にかかり、131人もの死者を出した。

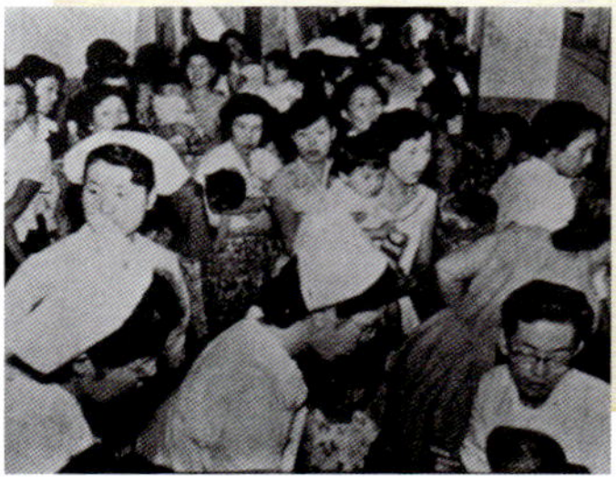

事件発覚後、わが子を心配して病院に詰めかけた母たち。

提供＝森永ひ素ミルク中毒の被害者を守る会

カネミ油症

1968年、九州北部でカネミ倉庫製の米ぬか油を摂取した人たちに異変が起こった。顔や首、背中などに吹き出ものが出て、めまいや吐き気、肩や手足の痛み、腹痛にも悩まされる。その原因となった化合物が、ポリ塩化ビフェニール（PCB）である。米ぬか油の製造の過程で使っていたPCBが、パイプから漏れ出して製品に混入していた。被害者は約14,000人にも上った。

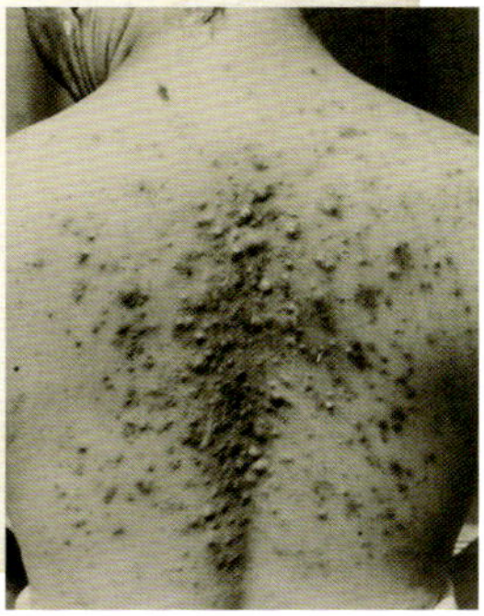

全身に黒い吹き出ものが出たカネミ油症患者。今なお症状を患う人もいる。

提供=朝日新聞社

毒と社会

6章 生態系を狂わせる環境ホルモン

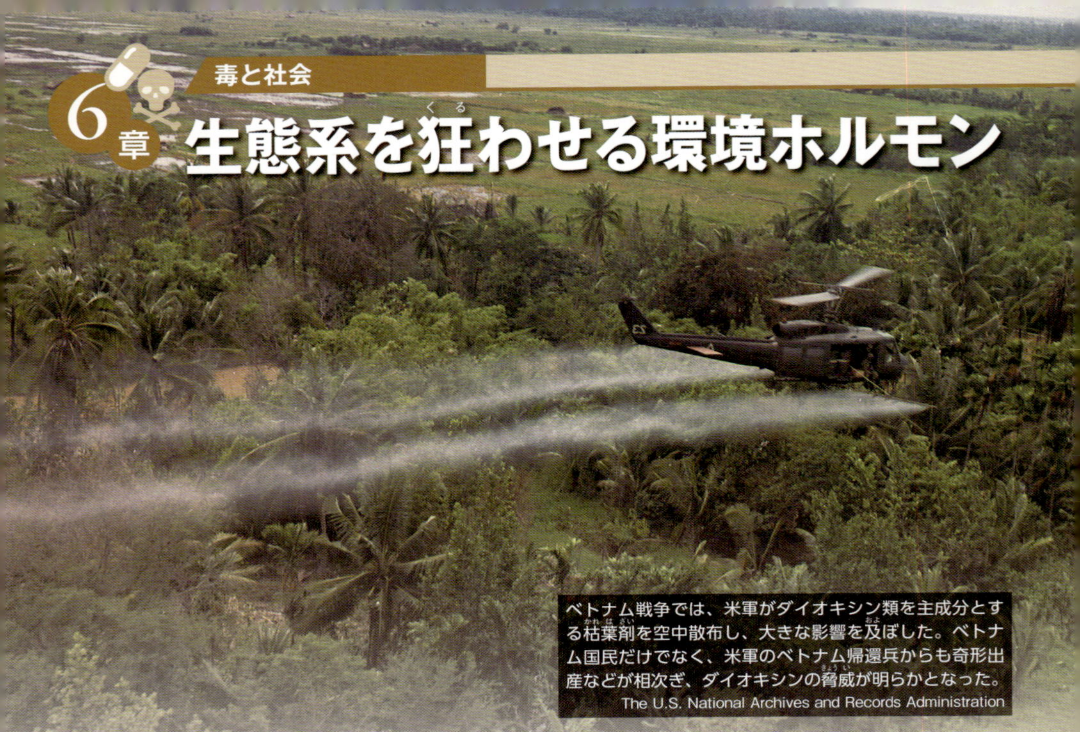

ベトナム戦争では、米軍がダイオキシン類を主成分とする枯葉剤を空中散布し、大きな影響を及ぼした。ベトナム国民だけでなく、米軍のベトナム帰還兵からも奇形出産などが相次ぎ、ダイオキシンの脅威が明らかとなった。
The U.S. National Archives and Records Administration

生体内の分泌を乱し、子や孫に影響

1962年にアメリカで出版されたレイチェル・カーソン著『沈黙の春』は、環境問題に警鐘を鳴らした。同書が指摘したのは、広範囲にまかれた農薬がもたらす影響である。例えば、毒物が食物連鎖で蓄積されたために、鳥類の卵の殻が薄くなり、次世代の繁殖に影響を与えていたことなどだ。これを受けて調査が行われた結果、カワウソの消滅、アリゲーターのペニス異常、アザラシの免疫機能低下など、野生動物に異変が起こっていることが報告された。

農薬などの化学物質が体内に侵入すると、ごく微量でも、体内で分泌されるホルモンと同じ働きをしてホルモン過剰状態を引き起こす。また生殖器の細胞にある受容体にくっつくと、将来生まれてくる子孫に様々な障害を残す可能性がある。こうした化学物質は、生体内の分泌を乱すことから内分泌攪乱物質といい、環境中にあることから、今は「環境ホルモン」と通称される。

環境ホルモンの恐ろしい点は、未確定ではあるが人間にも影響を及ぼす可能性があること。例えば近年、男性の不妊症が増加しているが、精子数の減少と不活発化をもたらしている元凶が環境ホルモンとの指摘がある。他にも、各種がんを引き起こしている可能性も指摘されており、その影響は今後さらに拡大する恐れがある。

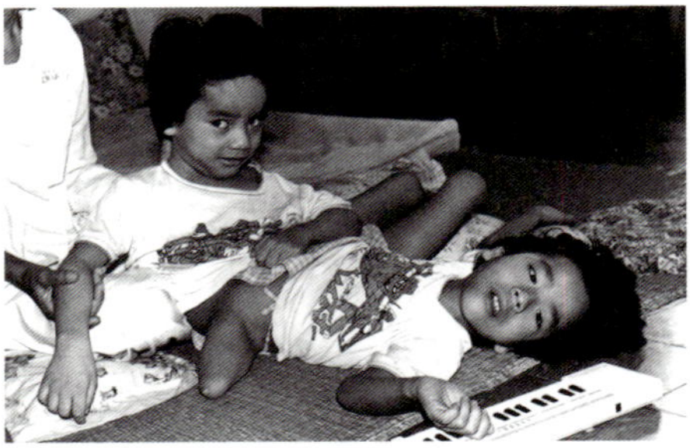

1981年に下半身がつながった状態で生まれた結合双生児の「ベトちゃんドクちゃん」。ベトナム戦争被害のシンボルともなり、86年に日本で分離手術が行われた。弟のドクは健在だが、兄のベトは2007年に死去。 提供＝毎日新聞社

ダメージがわかるのは未来

環境ホルモンには人間の胎児に影響を与えるものがある。脳や生殖器、免疫系が形成される時期に作用し、しかも一度影響を受けると回復は困難だ。アメリカでは『沈黙の春』が発表されて以来、問題のある農薬の散布は禁止された。そして20年後に再調査されたが、依然(いぜん)として多くの鳥や魚で性器の異常や生殖異常が見られた。

温度管理が十分でないゴミ焼却などによって発生し、社会問題となった猛毒(もうどく)のダイオキシンも環境ホルモンのひとつ。肝臓(かんぞう)と脂肪(しぼう)組織に蓄積され、半減期は10年程度と推定されている。仮に母体がダイオキシンに侵(おか)されている場合、その影響は母乳を通じて胎児に及(およ)ぶ。しかもその子が大人になるまではダメージは表面化しない。環境ホルモンには、必ずしも人体への影響関係が明らかになっていないものも多いが、人類にとって取り返しのつかない影響を及ぼす可能性を含んだ新たな脅威となっている。

◆環境ホルモンとその影響

以下は旧環境庁が公表した環境ホルモンの一覧。その毒性、影響は未解明な点が多い。動物に見られた影響が人間にも影響を及ぼすかについても同様で、今後の研究がまたれる。

物質名	用途など
ダイオキシン類	(非意図的生成物)
ポリ塩化ビフェニール類 (PCB)	熱媒体、ノンカーボン紙、電気製品
ポリ臭化ビフェニール類 (PBB)	難燃剤
ヘキサクロロベンゼン (HCB)	殺菌剤、有機合成原料
ペンタクロロフェノール (PCP)	防腐剤、除草剤、殺菌剤
2,4,5-トリクロロフェノキシ酢酸	除草剤
2,4-ジクロロフェノキシ酢酸	除草剤
アミトロール	除草剤、分散染料、樹脂の硬化剤
アトラジン	除草剤
アラクロール	除草剤
シマジン	除草剤
ヘキサクロロシクロヘキサン、エチルパラチオン	殺虫剤
カルバリル	殺虫剤
クロルデン	殺虫剤
オキシクロルデン	クロルデンの代謝物
trans-ノナクロル	殺虫剤
1,2-ジブロモ-3-クロロプロパン	殺虫剤
DDT	殺虫剤
DDE and DDD	殺虫剤 (DDTの代謝物)
ケルセン	殺ダニ剤
アルドリン	殺虫剤
エンドリン	殺虫剤
ディルドリン	殺虫剤
エンドスルファン (ベンゾエピン)	殺虫剤
ヘプタクロル	殺虫剤
ヘプタクロルエポキサイド	ヘプタクロルの代謝物
マラチオン	殺虫剤
メソミル	殺虫剤
メトキシクロル	殺虫剤
マイレックス	殺虫剤
ニトロフェン	除草剤
トキサフェン	殺虫剤
トリブチルスズ	船底塗料、漁網の防腐剤

物質名	用途など
トリフェニルスズ	船底塗料、漁網の防腐剤
トリフルラリン	除草剤
アルキルフェノール (C5〜C9)、ノニルフェノール、4-オクチルフェノール	界面活性剤の原料／分解生成物
ビスフェノールA	樹脂の原料
フタル酸ジ-2-エチルヘキシル	プラスチックの可塑剤
フタル酸ブチルベンジル	プラスチックの可塑剤
フタル酸ジ-n-ブチル	プラスチックの可塑剤
フタル酸ジシクロヘキシル	プラスチックの可塑剤
フタル酸ジエチル	プラスチックの可塑剤
ベンゾ (a) ピレン	(非意図的生成物)
2,4-ジクロロフェノール	染料中間体
アジピン酸ジ-2-エチルヘキシル	プラスチックの可塑剤
ベンゾフェノン	医療品合成原料、保香剤等
4-ニトロトルエン	2.4ジニトロトルエンなどの中間体
オクタクロロスチレン	(有機塩素系化合物の副生成物)
アルディカーブ	殺虫剤
ベノミル	殺菌剤
キーポン (クロルデコン)	殺虫剤
マンゼブ (マンコゼブ)	殺菌剤
マンネブ	殺菌剤
メチラム	殺菌剤
メトリブジン	除草剤
シペルメトリン	殺虫剤
エスフェンバレレート	殺虫剤
フェンバレレート	殺虫剤
ペルメトリン	殺虫剤
ビンクロゾリン	殺菌剤
ジネブ	殺菌剤
ジラム	殺菌剤
フタル酸ジペンチル	※わが国では生産されていない
フタル酸ジヘキシル	※わが国では生産されていない
フタル酸ジプロピル	※わが国では生産されていない

旧環境庁「環境ホルモン戦略計画SPEED'98」を一部編集。2000年11月時点

食は安全？ 禁止農薬と残留農薬

生産のためには不可欠

農薬の歴史は、紀元前にまでさかのぼる。農業が始まったとされる約1万年前からずっと、人類は病害虫や雑草に悩まされてきた。これらを取り除く農薬を開発できたからこそ、農業の生産性が飛躍的に高まったのだ。

大規模な農場が多いアメリカなどでは、人間の手で全ての雑草を取り除くことは不可能だ。除草剤が発明・使用されるのは当然のこと。用途により殺虫剤、除草剤、殺菌剤などがある農薬のおかげで、農業は進化し、今では農薬なしの農業など考えられない。

ところが、農薬には負の側面があることもわかってきた。例えば殺虫剤の「DDT」は環境ホルモンであり、生体に悪影響を与える。そのためDDTの使用は現在では禁止されている。除草剤の一部についても、発がん性や催奇性（奇形を誘発する性質）が報告されている。

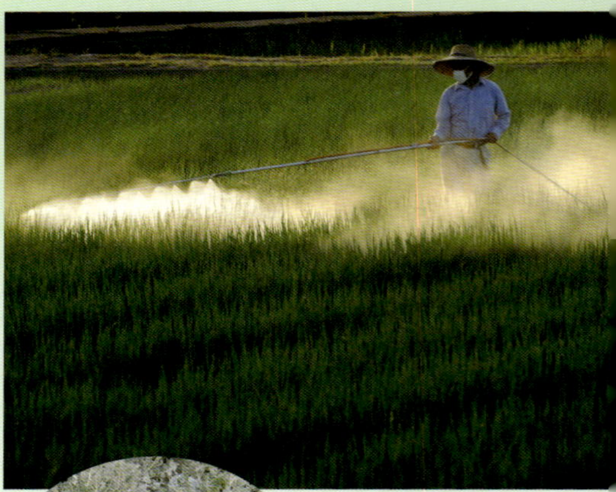

▲イネへの農薬散布。作付面積の拡大、就労人口の減少など、社会の変化に応じて農薬も進歩してきた。

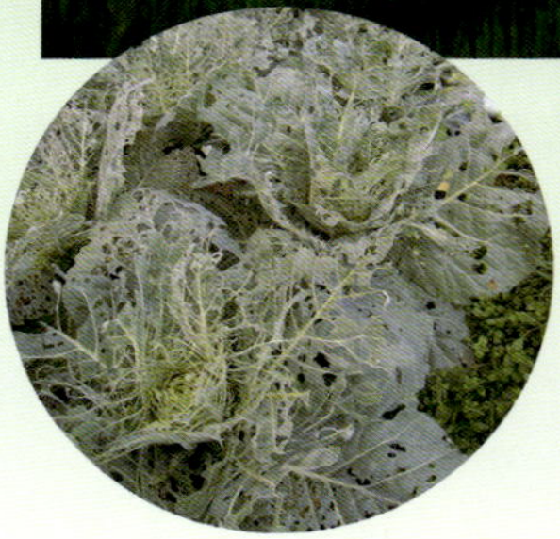

◀害虫による虫食いだらけのキャベツ。農薬を使用しても防ぎきれないこともある。

◆使用禁止の農薬の例

農林水産省ホームページをもとに作成

農薬	用途	登録年	失効年	備考
リンデン	殺虫剤・忌避剤	昭和24年	昭和46年	※1、2
DDT	殺虫剤	昭和23年	昭和46年	※1、2
エンドリン	殺虫剤・殺そ剤	昭和29年	昭和50年	※1、2
ディルドリン	殺虫剤・忌避剤	昭和29年	昭和50年	※1、2
アルドリン	殺虫剤	昭和29年	昭和50年	※1、2
クロルデン	殺虫剤	昭和25年	昭和46年	※1、2
ヘプタクロル	殺虫剤	昭和32年	昭和47年	※1、2
TEPP	殺虫剤	昭和25年	昭和44年	急性毒性が強く使用者の事故多発
パラチオン	殺虫剤	昭和27年	昭和44年	急性毒性が強く使用者の事故多発
水銀剤	殺菌剤	昭和23年	昭和48年	人体への毒性
2，4，5−T	除草剤	昭和39年	昭和50年	催奇性などの疑い
ヒ酸鉛	殺虫剤	昭和23年	昭和53年	作物残留性
PCP	除草・殺菌・忌避剤	昭和29年	平成2年	ダイオキシン含有
CNP	除草剤	昭和40年	平成8年	ダイオキシン含有
PCNB	殺菌剤	昭和31年	平成12年	ダイオキシン含有
ケルセン	殺虫剤	昭和31年	平成16年	※2
ベンゾエピン	殺虫剤	昭和35年	平成22年	※1

※1は「POPs物質」。「残留性有機汚染物質に関するストックホルム条約」（通称POPs条約、2001年5月採択）で製造・使用が原則禁止された化学物質で、人や環境への毒性、難分解性、生物濃縮性、長距離移動性などがある。
※2は「第1種特定化学物質」。難分解性、高蓄積性および人体への長期毒性を有する化学物質であり、「化学物質の審査及び製造等の規制に関する法律」（昭和48年法律第117号。化審法）において製造、使用、輸入などが規制されている。

残留農薬とは

農薬は農業の生産性を高めるために使われる。しかし、散布された農薬は、害虫駆除や除草などの目的を果たした後、ただちに消えてなくなるわけではない。そのために農作物についた農薬が、収穫後も残っている可能性がある。

この農薬が農作物を食べる人に直接入ることがある。他にも、農作物を家畜の飼料として使えば、ミルクや肉を通して人の口に入る。モモなどは収穫期の直前には病害虫を防ぐために、10回以上も農薬が散布されるのだ。

このように農薬を使用した結果、作物などに残った農薬を「残留農薬」と呼ぶ。ごく微量の農薬でも体内で蓄積されるために、やがて中毒症状などの健康被害を引き起こす恐れがある。

こうした被害を防ぐために、農薬は農薬取締法で品質や安全性の確認をもとに、農林水産大臣の登録を受けたものだけが製造・販売される。残留農薬が健康に害を及ぼさないように、農薬の登録については安全性に関する厳重な審査が行われている。

また、食品中に残留する農薬については、食品衛生法に基づいて規制されている。農薬の種類と食品ごとに残留農薬の限度量が決められ、基準値を超えて農薬が残る食品の販売や輸入が禁止されている。

◆残留農薬量の基準となるADI（1日で摂取してもよいとされる量）

残留農薬量の基準値としてADI（Acceptable Daily Intake）の概念が用いられる。人が一生涯毎日摂取し続けても健康上影響がないと考えられる、化学物質の1日あたりの摂取量のことだ。

例えばADIが 5mg/kg/日の物質の場合、体重60kgの人がこの物質を毎日300mgずつ摂取し続けても安全とされる。このADIの値をもとに、作物ごと、農薬ごとの残留基準値を決定していく。

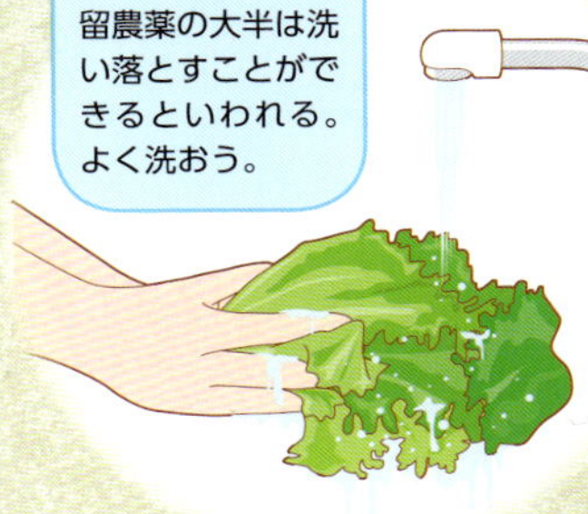

食品に付着した残留農薬の大半は洗い落とすことができるといわれる。よく洗おう。

許容1日摂取量（ADI）の算出の流れ

動物を用いた毒性試験

↓

無毒性量（NOAEL）※
（mg/kg/日）

※No Observed Adverse Effect Level の略。動物を使った毒性試験で何ら有害な作用が認められなかった用量レベル。

↓ × 不確実係数（1/100）

ADI
体重1kg当たり許容1日摂取量
（mg/kg/日）

↓ × 日本人平均体重53.3kg

日本人ひとり当たりの摂取が許容される量（mg/人/日）

COLUMN

アウシュビッツで使われた毒ガス

第二次大戦中に行われたナチスによるユダヤ人などの大量虐殺（ぎゃくさつ）。アウシュビッツ強制収容所では、総計150万ともいわれる人々が毒ガス室に送られ、命を落とした。その虐殺に使われたのは、青酸（せいさん）ガスだった。

青酸ガス（シアン化水素）は、青酸カリ（シアン化カリウム）や青酸ソーダ（シアン化ナトリウム）よりも毒性が強く、吸引すると数秒で死んでしまう。その強い毒性のために兵器として使われることもあった。アーモンドに似たにおいで、吸入すると頭痛や呼吸、脈拍（みゃくはく）の乱れが起き、昏睡（こんすい）状態に陥（おち）る。

青酸ガスが使用された事件で、特に有名なのが、ナチス・ドイツによる大量殺戮（さつりく）だ。ナチスは第二次大戦中に国家をあげて人種差別政策を推進。アウシュビッツ強制収容所などをつくり、ユダヤ人をはじめ政治犯、障害者、同性愛者などを収容し、青酸ガスを使用して殺害した。

アウシュビッツではチクロンBという青酸ガスが使われたが、これはもともと殺虫剤として開発されたもの。壁土などに使われる珪藻土（けいそうど）に青酸ガスを吸着させて固定化したものだ。加熱すると有毒なガスが発生する。

アウシュビッツではこれをガス室の天井などからばらまいた。室内にガスが充満すると、5分ほどで中にいる人はほぼ全員死亡したという。

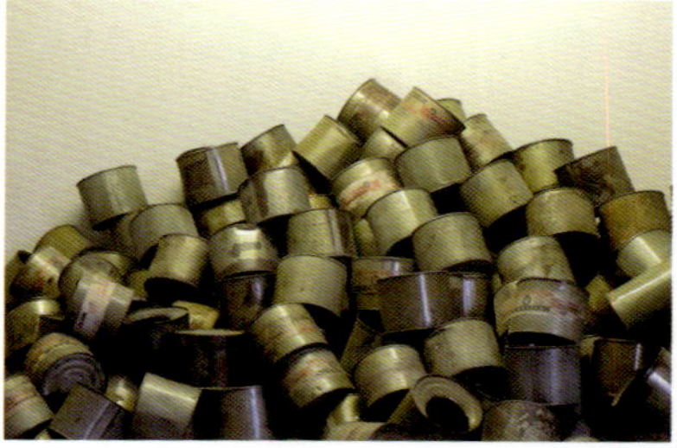

オシフィエンチム博物館に山と積まれたチクロンBの空き缶。 posztos / Shutterstock.com

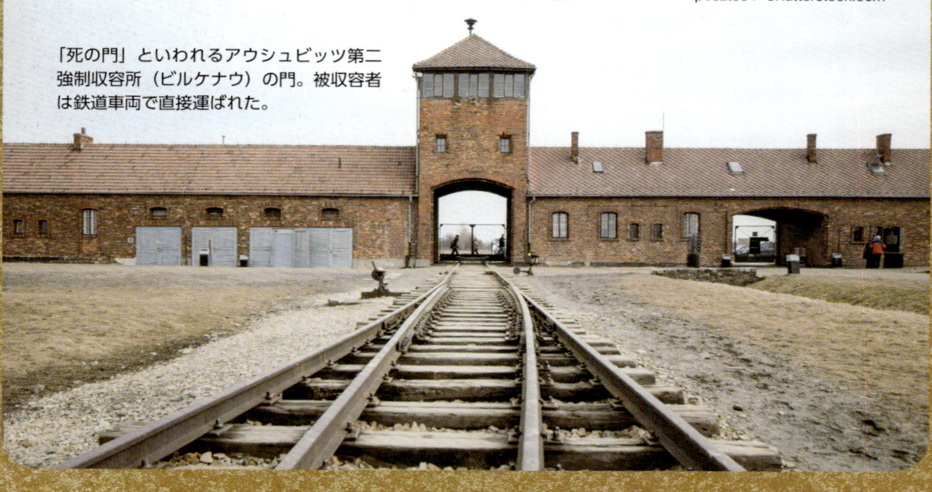

「死の門」といわれるアウシュビッツ第二強制収容所（ビルケナウ）の門。被収容者は鉄道車両で直接運ばれた。

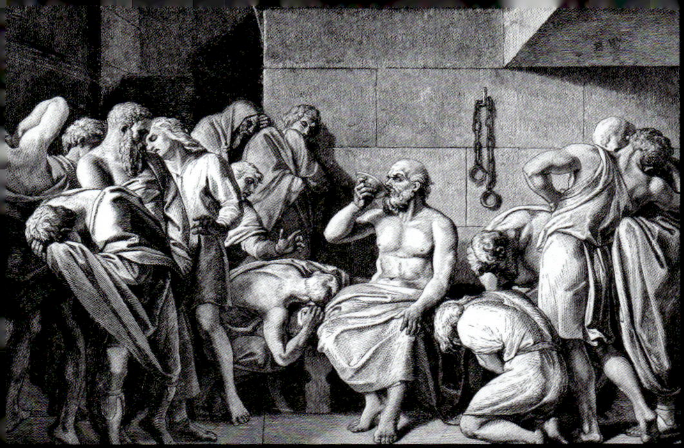

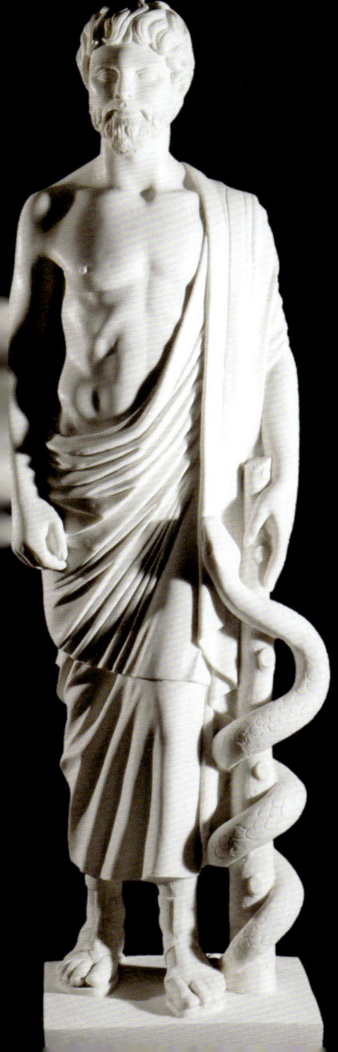

第7章
毒・薬を求めて

かつて人類は、毒と隣り合わせの中で狩猟・採集によって食べ物を得ていた。そして農耕が始まり、文明が興り、人類は毒と薬の知識を蓄えていった。この章では、医療や暗殺に焦点を当て、毒と薬の歴史をたどる。

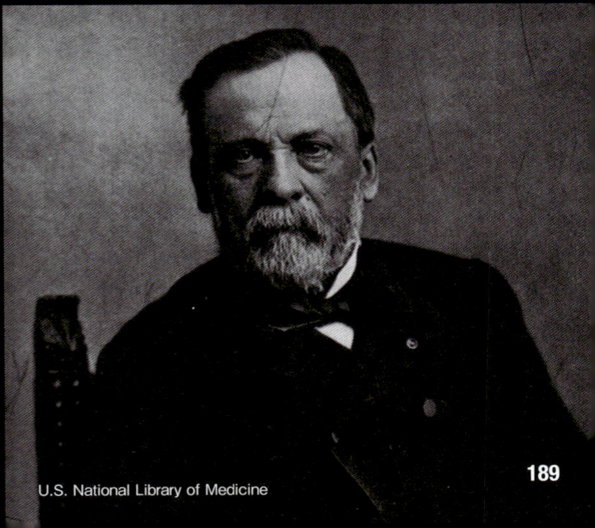

U.S. National Library of Medicine

毒・薬を求めて

7章 人と毒との出会い

毒と隣り合わせの狩猟・採集

今でこそ、私たちの暮らしの中で「これは毒か否か」という命がけの選択を迫られることは少ない。しかし、有史以前の1万年前頃、農耕が始まる以前の人類は、毒という見えない危険と闘いながら、世界中で狩猟・採集社会を営んでいた。

彼らにとって、食糧を獲得する場所は、同時に毒ヘビや毒虫、病原菌などに脅かされ、命を落とす場所でもあった。さらに、獲得した食糧もまた毒性をもっているかもしれない。食事は時に、「満腹か死か」が問われる賭けだったろう。

しかし例えば、ヘビにかまれたことで仲間が死に至れば毒ヘビを知り、特定の植物を食べることで身体に悪影響があることを知れば、その植物を食べないようになる。毒への経験値が、口伝や神話、記録などを通じて集団の中で伝承されることで、彼らは生き延びた。

ヘビにまつわる有名な記録がある。古代エジプト最後の女王クレオパトラ（紀元前69～前30）は毒ヘビで自殺している。ギリシャの軍師オクタヴィアヌスに追われ、最後は自らの腕をエジプトコブラにかませ、その毒によって死に至ったという。そのヘビを選んだのは、安らかな死を得られる神経毒をもっていたからという説もある。

伝承の体系化 ― 医療の誕生

人類は自らの命を自然界の毒から守りながら、生き抜くための知恵を蓄えた。それは「薬」の誕生へと結実する。彼らは、毒のように身体に影響を及ぼす物質を摂取することで、時に、悪化していた健康状態を回復に導くことにも成功した。

また、身体への脅威はかつて伝承の中で「虫」にたとえられた。世界各地の古代文明には、身体に悪い影響を与える、おぞましい虫の言い伝えが残っている。こうした虫から身を守る術として、「衛生」の観念

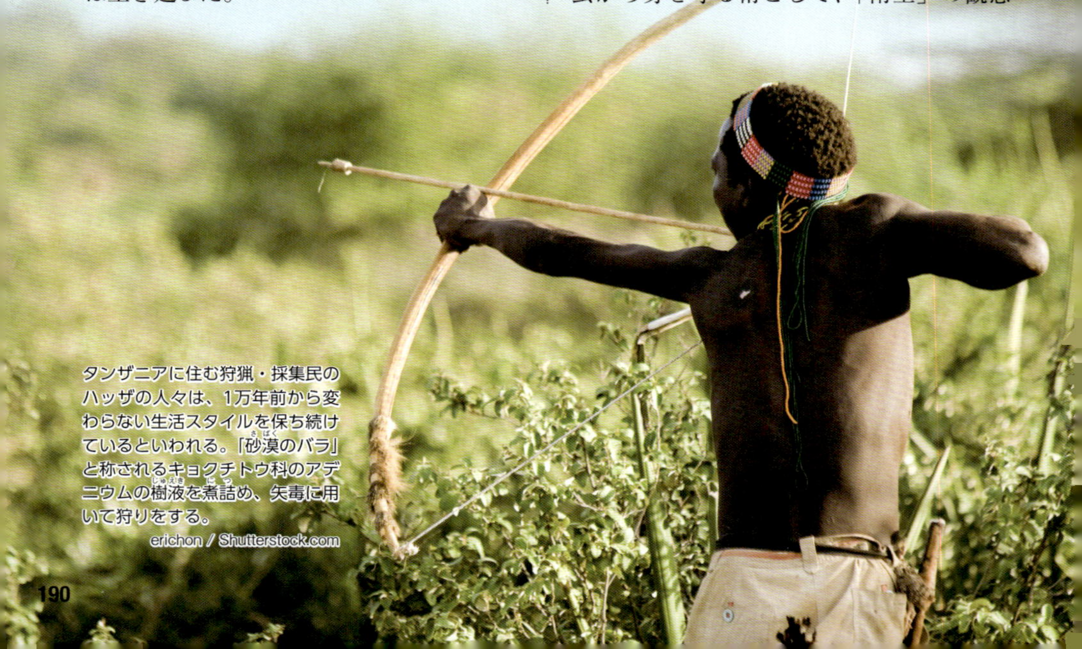

タンザニアに住む狩猟・採集民のハッザの人々は、1万年前から変わらない生活スタイルを保ち続けているといわれる。「砂漠のバラ」と称されるキョウチクトウ科のアデニウムの樹液を煮詰め、矢毒に用いて狩りをする。
erichon / Shutterstock.com

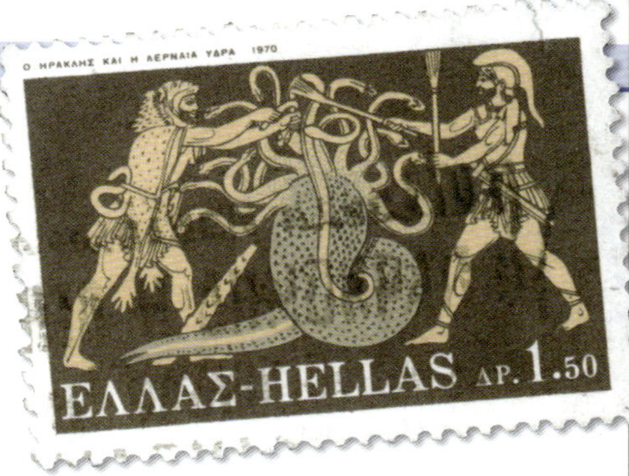

ヘラクレスのヒュドラ退治を描いたギリシャの切手。ヘビをはじめとする毒をもつ生物の記述は、ギリシャ神話にも現れている。ヒュドラを退治したヘラクレスは、その後、ヒュドラの胆汁の毒を矢に用いて敵を倒していった。

blackboard1965 / Shutterstock.com

が生まれ、薬の考え方を伴って「医療」へと結びつく歴史をたどることとなる。

人類初の医学書は紀元前2200年頃のメソポタミア文明に生まれた。そしてエジプト文明において紀元前1500年代、パピルスに書かれた医学書「パピルス・エーベルス」が生まれる。この書には、108ものコラムに分かれて様々な病気と治療法、薬の処方・調製法などが記される。中には、毒と薬の“宝庫”とされるアルカロイド系の物質をもつ植物の名前も含まれていた。

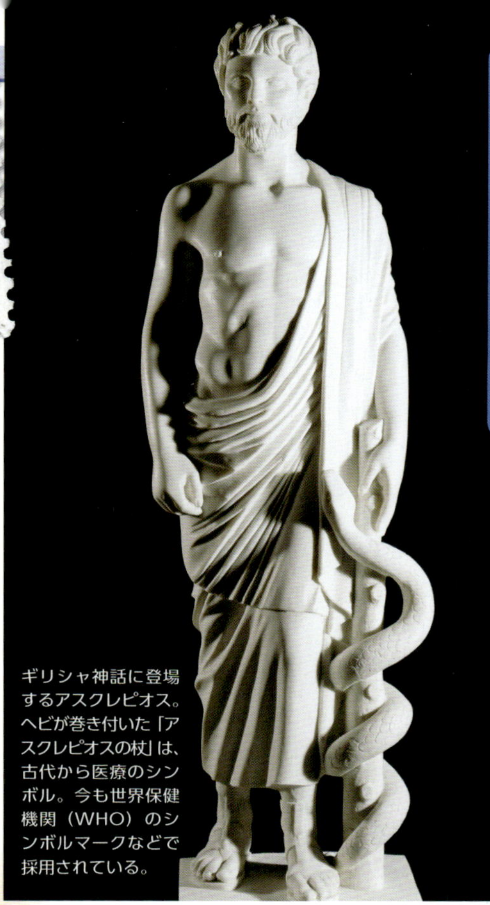

ギリシャ神話に登場するアスクレピオス。ヘビが巻き付いた「アスクレピオスの杖」は、古代から医療のシンボル。今も世界保健機関（WHO）のシンボルマークなどで採用されている。

パピルス・エーベルス。紀元前3500年以上前のものを紀元前1500年代に書き写したものといわれる世界最古の医学書のひとつで、古代エジプトの医療の集大成とされる。

Papyrus Ebers, Col. I-III, Leipzig University Library

毒を工芸に使った縄文人

縄文時代の集落跡である青森県の三内丸山遺跡からは、約5500年前の赤漆塗りの木製皿が発見されている。ウルシの樹液を精製してできる漆は、ウルシオールという化学成分を含み、肌がかぶれるアレルギー反応を引き起こす一方で、木材に塗れば強い耐久性をもつ塗膜を形成する。毒を利用した縄文人の高度な技術がうかがえる。

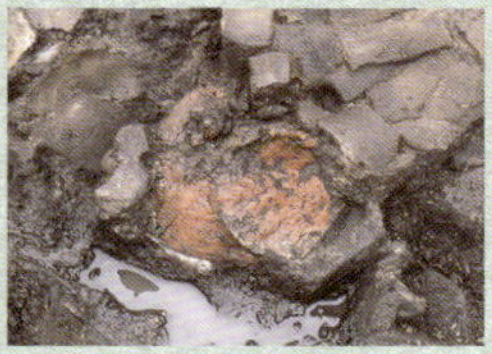

出土した漆器は鮮やかな朱色を保っていた。

提供＝青森県教育庁文化財保護課

西洋における「毒と薬」

ギリシャ・ローマでの医薬の発展

古代ギリシャ・ローマ時代において、医学は大きく進展する。それは、古代ギリシャ時代、後に「西洋医学の祖」として医師のアイコンとなるヒポクラテス（紀元前460頃～前370頃）の存在によって特徴づけられる。彼は病や死といった身体に現れる現象を、呪術的なものではなく、科学的に外的要因との因果関係に求めた。そのギリシャ医学の知見は『ヒポクラテス集典』として体系化され、現代へと伝えられている。

続く古代ローマ時代には、ガレノス（129頃～199）がヒポクラテスの功績を集大成する。人間を、血液、粘液、黄胆汁、黒胆汁の4つの体液のバランスから捉えようとする『四体液循環説』を唱えるとともに、外科手術すらも行った。人間の自然治癒力を重んじたヒポクラテスとはアプローチが異なるが、ヒポクラテスに次ぐ名医とされている。

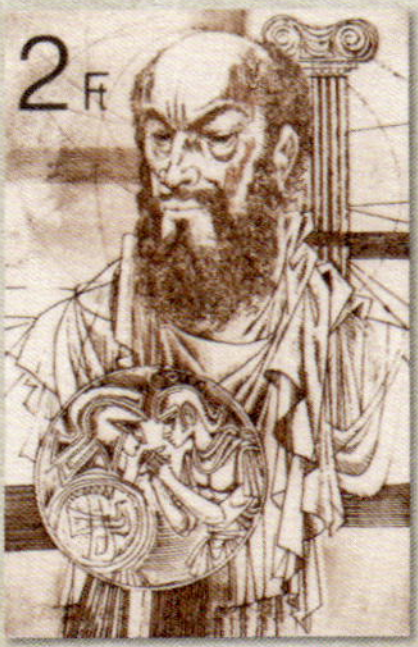

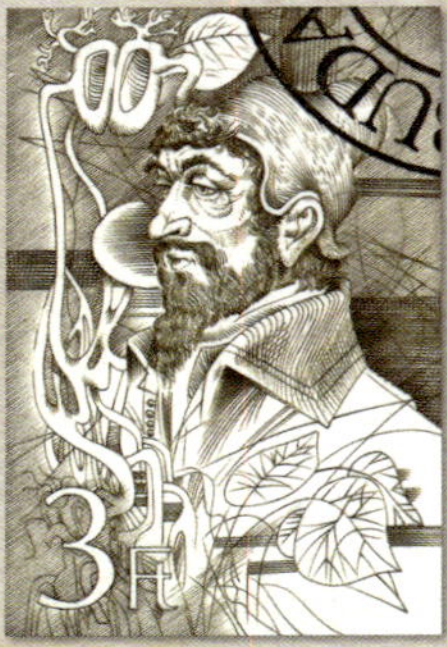

左／ヒポクラテス。迷信や俗信と決別し、臨床や観察に基づく科学へと医療を進展させたことから、「西洋医学の祖」とされる。 Zoltan Katona / Shutterstock.com

右／ガレノス。多くの解剖によって医療を体系化し、その理論は以後ルネサンス期に至るまで西洋医学の規範となった（図版はいずれもハンガリーの切手から）。 Kiev.Victor / Shutterstock.com

こうした医学の進展とともに、医薬の知見も大きく進歩する。そのひとつに、解毒剤の誕生がある。当時の権力者たちは毒による暗殺の脅威から身を守るため、解毒薬の開発に力を注いだ。中でも「テリアカ」は最も有名な万能解毒薬といわれ、ローマ帝国の第5代皇帝・ネロの侍医のひとりア

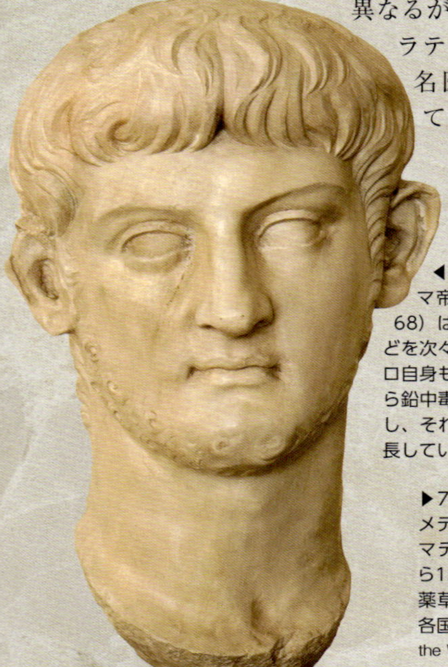

◀暴君として知られるローマ帝国のネロ（紀元54～68）は、気に入らない側近などを次々と毒殺した。一方、ネロ自身も鉛の食器の使用などから鉛中毒による精神異常をきたし、それが冷酷な振る舞いを助長していたともいわれる。

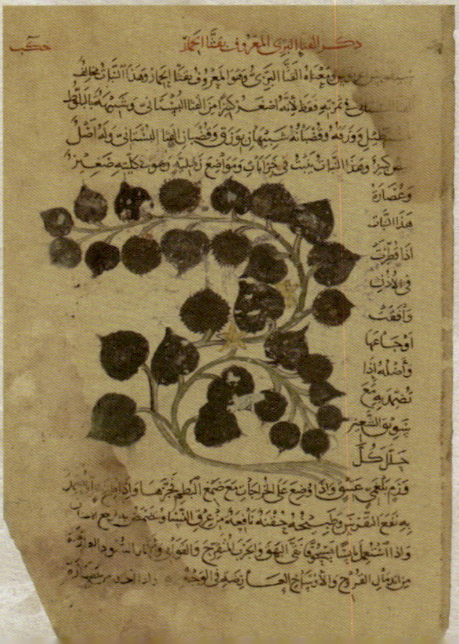

▶7～12世紀の『マテリア・メディカ』のアラビア語写本。マテリア・メディカは誕生から1500年以上にわたって薬物・薬草の権威ある参考書として各国で用いられた。
the Walters Art Museum, Baltimore

ンドロマコスによるものが知られる。このテリアカはヨーロッパ各地のみならず中国にまで広まり、ルネサンス期まで使われていたという。

77年には、ディオスコリデスによって『マテリア・メディカ（薬物誌）』が編纂され、薬物学が集大成される。植物薬600種、動物薬80種、鉱物薬50種について記述された同書は、西洋の薬草学・薬物学の規範となり、17世紀頃まで使われた。

錬金術師がもたらした転換

古代ギリシャ・ローマ時代の医学からの転換をもたらしたのは、中世の錬金術師たちだった。錬金術は本来、価値の低い鉄などの卑金属から、金などの貴金属を化学的に生み出そうする試みのこと。一見、医薬と関係のないことだが、その過程で金属の成分を正確に分析する方法や、液体の混合・分離といった様々な化学の手法が発明され、その技術はヨーロッパにおける近代化学の基礎となった。そして、錬金術の知見を、医療にもち込んだのがスイスの錬金術師パラケルススだった。

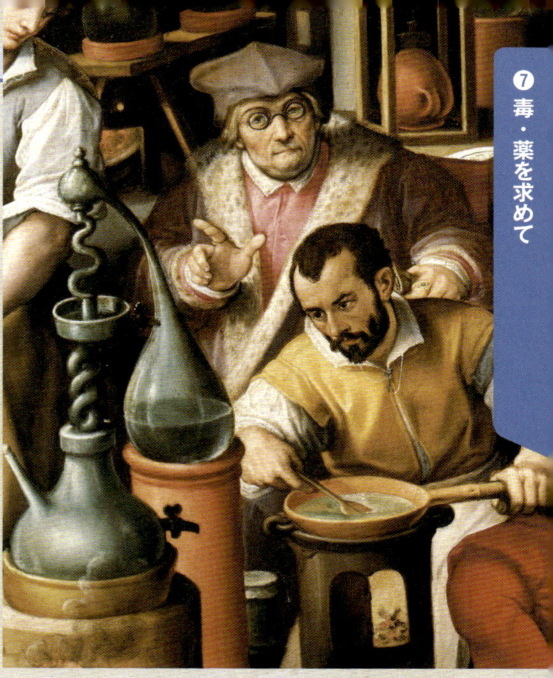

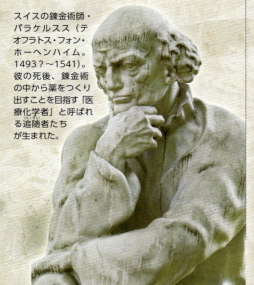

ストラダーノ・ジョバンニ作「錬金術師の工房」（16世紀）。錬金術は、その試行の過程で様々な実験道具が生み出され、化学薬品の原初的な発見が多数なされるなど、近代の自然科学が生まれる大きな要因となった。

中世ヨーロッパの医学の現場では、ガレノスが提唱した四体液循環説を引き継ぎ、薬の効果自体が体液との相関関係で捉えられていた。しかしパラケルススはこれを否定。病の原因を局所的な臓器の異常に求める「固体病理説」を提唱した。これは、病気の部位のみを治すといった現代の医学に直結する局所療法的なアプローチだった。

さらに薬の考え方も進歩する。体液のバランスが崩れることで病気が起こるとする従来の考えでは、60種もの薬物が配合された解毒剤テリアカに代表されるように、複数の薬物の効果で体のバランスを取り戻そうとする考えが主流だった。これに対し、局所的な異常や特定の原因に対して、単体の薬物で著しい効果をもたらす「単剤処方」も行われるようになった。現在の薬の処方に通じる考えが生まれ、医薬はより科学的な手法へと転換していった。

スイスの錬金術師・パラケルスス（テオフラトス・フォン・ホーヘンハイム。1493？〜1541）。彼の死後、錬金術の中から薬をつくり出すことを目指す「医療化学者」と呼ばれる追随者たちが生まれた。

東洋における「毒と薬」

鉱物を含む「本草学」が成立

古代中国において、毒と薬が最初に登場するのは『周礼』という医術に関する書物だ。紀元前11世紀の周時代の政治家だった周公旦がまとめた（実際には紀元前4〜3世紀の成立とされる）この書には、「五毒」（5種類の鉱物性の毒）によって病気を治療しようとする記述がある。

その思想は、1〜2世紀の成立といわれる中国最古の本草書（薬物を主体とした事典）『神農本草経』にも受け継がれる。書名は、古代中国の皇帝といわれ、現在も医薬や農業の神として日本でも各地で祀られている神農の名をとったもの。薬草の他、水銀など毒性が強い鉱物も含む365種の薬物が収録されている。これらは、毒のない「上薬」120種、毒にも薬にもなる「中薬」120種、毒性が強い「下薬」125種と、毒性による分類がなされ、養命薬や治病薬といった用途も記されている。学術性と実用性を兼ね備えた本だ。

この神農本草経が、東洋における薬になる自然の産物を研究する学問「本草学」の基礎となり、日本にも影響を及ぼした。

皇帝たちを魅了した「不老不死」

約2200年前の秦の始皇帝をはじめ、中国の歴代の権力者たちは「不老不死」を求めてきた。強い毒性をもつ鉱物こそが不老不死を叶えるものと考えられ、鉱物を医薬にするための「錬丹術」が発達した。

中国において最も錬丹術が流行したのは、文化的な成熟度が高まった唐代（618〜907）のこと。強い毒性をもつ水銀が、丹薬として重宝された中国の歴史からは、人々

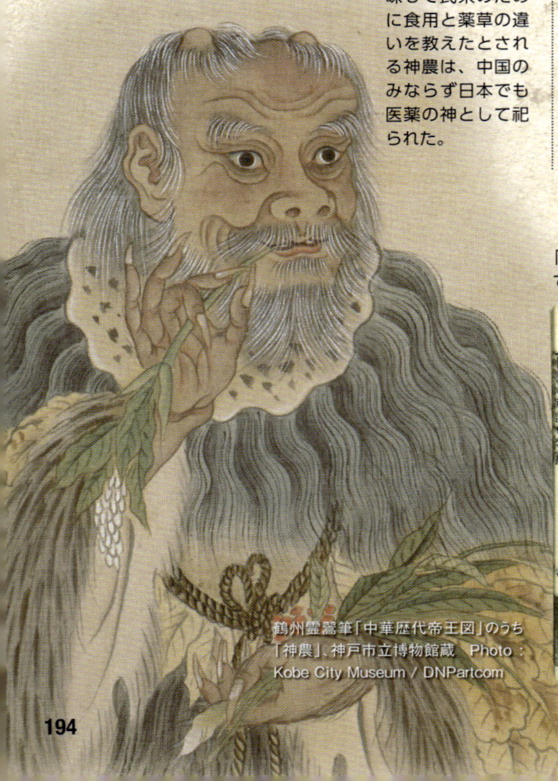

あらゆる植物を吟味して民衆のために食用と薬草の違いを教えたとされる神農は、中国のみならず日本でも医薬の神として祀られた。

鶴州靈翯筆「中華歴代帝王図」のうち「神農」、神戸市立博物館蔵　Photo：Kobe City Museum / DNPartcom

「神農本草経」の近世の版本。各種の薬がその効力の強さによって下薬、中薬、上薬に分類されている。内藤記念くすり博物館蔵

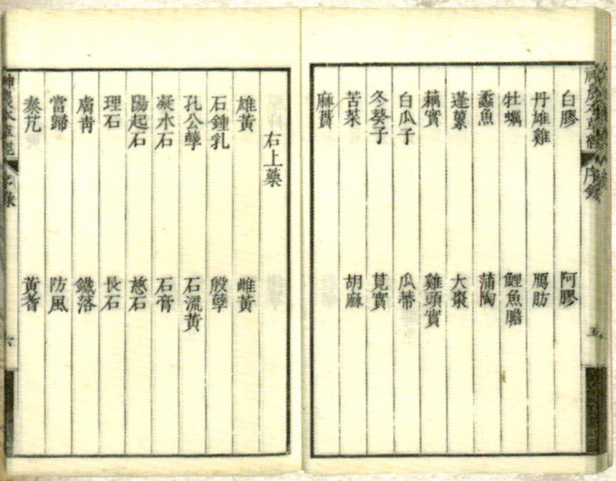

白膠　阿膠
丹雄雞　鴈肪
牡蠣　鯉魚膽
蠡魚　蒲萄
蓬蘽　大棗
藕實　雞頭實
白瓜子　瓜蒂
冬葵子　莧實
苦菜　胡麻
麻蕡

右上藥
雄黃　雌黃
石鍾乳　殷孽
孔公孽　石流黃
凝水石　石膏
陽起石　慈石
理石　長石
膚青　鐵落
當歸　防風
秦艽　黃耆

「五毒」と「丹薬」

古代中国では、人を病気にさせるのは悪霊のしわざと考えられていた。『周礼』の「五毒」はヒ素や水銀をはじめとする重金属類だが、毒となるこれらの鉱物こそが悪霊に打ち勝つと考えられた。これが、皇帝たちの「不老不死」を求める思想と混ざり、鉱物を薬にするための「錬丹術」が発達し、不老不死をもたらすとされる薬「丹薬」が生まれた。丹薬のおもな原料は水銀だった。

水銀は、常温では液状の金属で、加熱すると赤色の酸化水銀に変化する。温度を下げ、再び加熱すると、また液状の金属に戻る。この水銀の奇妙な化学反応が「不死身」の概念と結びつき、丹薬が生まれたと考えられている。不老不死とはほど遠い毒薬が、夢の薬とされていたのだった。

◆『周礼』の「五毒」

亜ヒ酸	雄黄	石膽	丹砂	慈石
おそらく硫ヒ鉄鋼を指す	ヒ素硫化物（鶏冠石）を指す	硫酸銅を指す	辰砂（硫化第二水銀）を指す	酸化鉄を指す

がいかに不老不死に憧れていたか、生への情熱すらも感じさせるものがある。

しかし、水銀が化学変化を経てもとに戻る姿に不滅を感じ、不死を連想したとしても、それを体内に取り込んで自分が不滅になれるとは限らない。現実は、丹薬の鉱物に含まれる毒によって、唐代の皇帝20人のうち6人が命を落としているとされる。

11代皇帝である憲宗（778〜820）は、丹薬を毎日服用していた。いわゆるサプリメントのような感覚で水銀を摂取した結果、肌艶は消えてカサカサに。性格も非常に凶暴になって、水銀中毒の症状を呈して死に至った。

15代皇帝の武宗（814〜846）もまた、服用を続けるうちにしゃべることができなくなり、高熱を発し、精神を病んで死んだ。丹薬を飲みながらも実に81歳までの長命を保ったのは、中国史上唯一の女帝の則天武后（624〜705）だけだったという。

日本でも、縄文から弥生時代にかけて、権威の象徴や魔除けとして「朱」の色が重宝された。権力者は、安定的に朱が得られる丹砂、つまり水銀を確保することが重大事のひとつだったという。

◆様々な丹薬とその効果

丹華	7日間服用すれば仙人となる。
神符	服用100日で仙人となる。3匙服用すると百病が治る。足の裏に塗ると水上を歩行できる。
神丹	服用100日で仙人となる。他の仙人や鬼人が来て用を弁じてくれるようになる。兵刃の害が避けられる。
還丹	服用100日で仙人となる。目の上にまじないの印をかくと、多くの悪鬼はみな逃げ去る。銭に塗っておくと使っても必ずまた戻ってくる。
餌丹	30日間服用すれば仙人になり、鬼神などを使役できる。
錬丹	服用10日で仙人となる。
柔丹	服用100日で仙人となる。また90歳の老人でも子を産むことができる。
伏丹	服用すると即日仙人となる。ナツメの種子ほどを持っていると、悪鬼の害が避けられる。また入口の上に印をつけておくと盗賊や猛獣を防ぐことができる。
寒丹	100日服用すれば仙人となる。羽翼なくして飛行することができる。

※葛洪『抱朴子』（4世紀）の記述を吉田光邦『錬金術』（中公文庫）より抜粋

7章 日本に伝わった「毒と薬」

日中間で薬の交流

日本に中国の文明がもたらされたのは、およそ紀元前2世紀以降とされている。しかし、それ以前にも、紀元前3世紀に徐福という中国（秦）の方士（仙人になる修行をした者）が「長生不老」（不老不死）の薬を日本へ求め、大陸から渡ってきた可能性を伝える記述が、中国の歴史書『史記』（紀元前91頃）に残されている。一方、日本最古の歴史書『古事記』（712）には、1世紀に中国に遣わされて柑橘類の木を持ち帰った田道間守という人物の話がある。日中間の薬の交流は古くから行われていた。

中国からの薬の輸入が具体的に明らかになるのは、遣隋使・遣唐使の派遣が行われた7～8世紀のこと。753年には唐の僧侶・鑑真が来日し、多くの薬を日本に伝えた。鑑真は目が見えない代わりに、鼻で生薬を嗅ぎ分けたという逸話もあるほどで、その豊富な薬の知識がもたらされた。

鑑真の来日から3年後、奈良の東大寺にある正倉院に60種の薬が献納された。後に「正倉院薬物」と称されるこれらの薬のリスト「種々薬帳」は、当時の日本の薬学を今に伝える貴重な資料だ。

正倉院薬物は地上の倉庫で現存する生薬としては世界最古といわれ、1200年を経た今も有効成分が保持されているものもあることが、科学調査により確認されている。

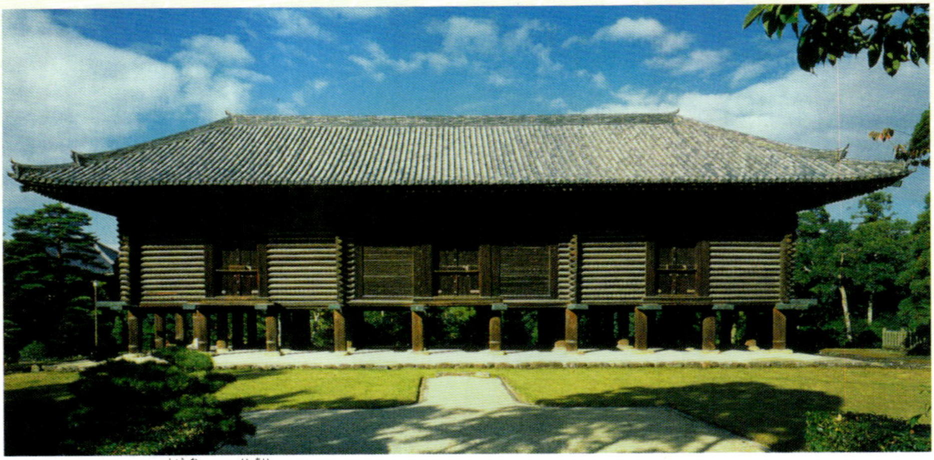

正倉院正倉。8世紀の聖武天皇遺愛の品々が保存されている。　米田雄介『すぐわかる正倉院の美術』（東京美術）から転載

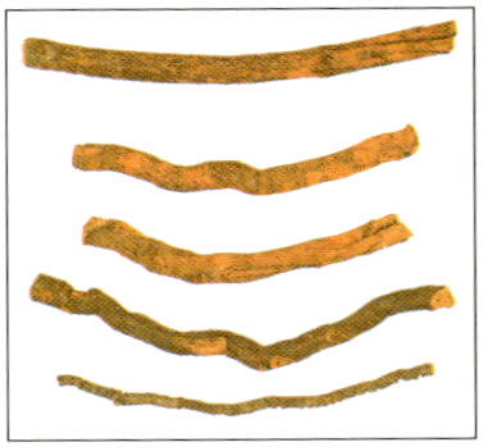

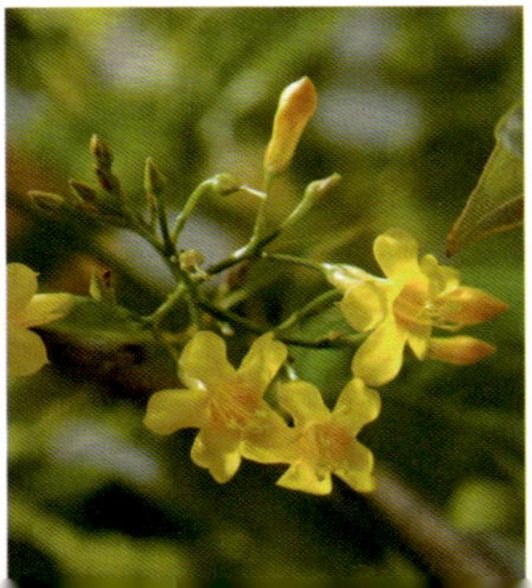

左／正倉院薬物の「烏薬之属」。近年になり、この乾燥した根が『養老律令』（757年）に毒として記載される「冶葛」と判明した。

『図説正倉院薬物』（中央公論新社）から転載

右／冶葛の正体は東南アジアに自生するマチン科の猛毒植物ゲルセミウム・エレガンス。正倉院の冶葛が毒成分を保持していたことから明らかになった。

提供＝日本新薬（株）山科植物資料館

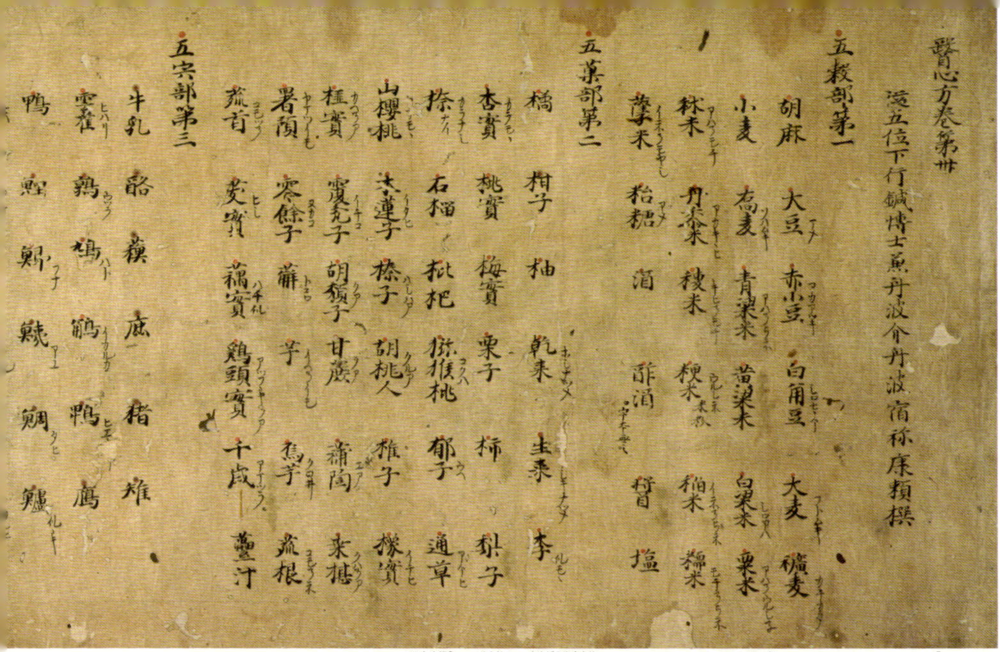

平安時代に成立した現存日本最古の医学書『医心方』。撰者の丹波康頼は、以後長く朝廷の医家として続く丹波氏の祖となった。俳優の故丹波哲郎（1922〜2006）はその子孫。　東京国立博物館蔵　Image：TNM Image Archives

中国医学から日本独自の医学へ

平安時代になると、中国から伝わった医学が、日本独自のものへと発展していく。現在国宝に指定されている全30巻の『医心方』は、百数十巻に及ぶ隋・唐の医書からの引用がなされ、病気の原因や治療法が詳述されている大著。この中には日本ならではの記述も見られる。

例えば14巻には、日本の正月の縁起物であり、薬用酒である屠蘇酒（お屠蘇）について書かれる。また、鉱物薬においては、今でいう“薬害”について記述されている点が斬新だ。鉱物薬の害を克服する方法として、歩きまわることを挙げており、これが「散歩」という言葉の語源とされる。

16世紀末、中国で『本草綱目』が刊行される。書名は、「綱」が主な説明を、「目」がそれらを詳説するというスタイルに由来する。それまでに出版された様々な書物の本草の記載を集め、薬物1,892種、漢方8,161種を紹介した全52巻の大書だ。これは、江戸時代に入って邦訳本が刊行され、日本独自の本草学を生み出す動きにつながった。

近代科学の母胎となった江戸の本草学

その重要な役割を担ったのは、貝原益軒が1709年に著した『大和本草』だ。大和本草は、益軒が自ら野山で観察した日本原産の植物が多く収められ、益軒独自の分析と分類によって書かれている点が、これまでの中国の本草綱目などに基づいた書物と大きく異なる特色だ。

そして、1803年には日本最大の本草学書である小野蘭山『本草綱目啓蒙』が誕生する。西洋の自然科学である博物学的なアプローチがとられている点が特徴的で、鎖国時代における西洋科学への関心の高まりを示している。こうした日本の本草学は、幕末・明治以降の近代科学・医学の発展を促すこととなる。

7章 暗殺・刑罰と解毒

毒殺を恐れた権力者たち

毒を薬や医療に活かそうとしてきた一方で、当然ながら、暗殺に、刑罰にと、毒を無惨な殺しに用いてきた歴史もある。記録が残る古いものでは、古代ギリシャの哲学者ソクラテス（紀元前469頃〜前399）の処刑にドクニンジンが用いられている。

古代ローマ時代には、すでに毒殺は暗殺の常套手段だった。例えば、時の権力者ミトリダテス6世（紀元前132〜前63）は、解毒剤を服用しつつ少量の毒を飲むという毒殺対策に追われる毎日だったとされる。

中世のイギリスでは、おそらく世界で最も有名な毒にまつわる戯曲が登場する。シェイクスピアの「ロミオとジュリエット」（初演は16世紀末といわれる）だ。同作でジュリエットを仮死状態にさせた毒はチョウセンアサガオだった。こうしたヨーロッパの戯曲などには毒がしばしば登場し、毒殺が依然として横行していたことを物語る。

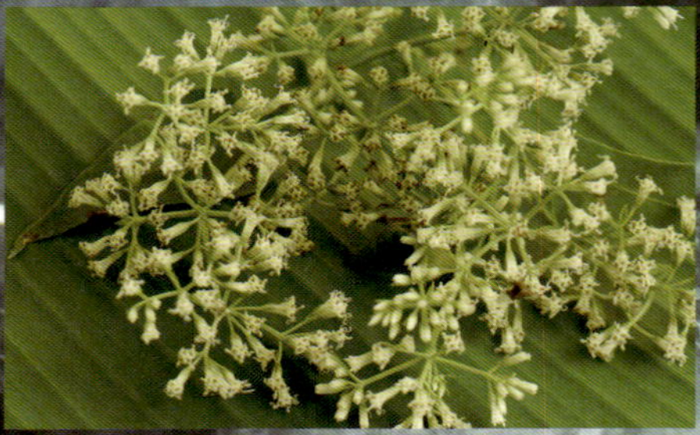

ミトリダテス6世が自殺に用いたとされる毒草ヒヨドリバナ。ミトリダテス6世の称号「エウパトル」にちなみ、ヒヨドリバナ属の植物には「*Eupatorium*」の名が冠される。

ほぼ同時代、イタリアの名家メディチ家の出身で、フランス王と結婚して実権を握ったカトリーヌ・ド・メディシス（1519〜89）は、「毒殺魔」としても名高い。義兄であるフランソワ皇太子など錚々たる顔ぶれが彼女に盛られた毒でこの世を去っている。

ナポレオンもヒ素で殺された？

「原因不明の死」の影にも毒の疑いは常に付きまとう。例えばフラ

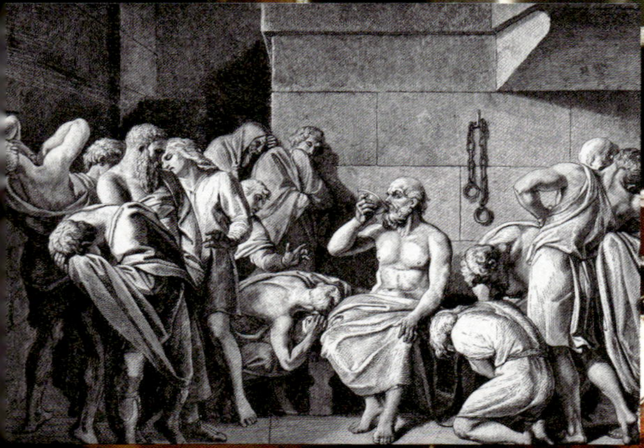

紀元前399年のソクラテスの処刑を描いた19世紀の銅版画（作者不詳）。ソクラテスは弟子たちに囲まれながらドクニンジンの杯をあおる。やがて毒成分のコニインによって手足の末端から体の中心へと麻痺が進行し、死に至った。

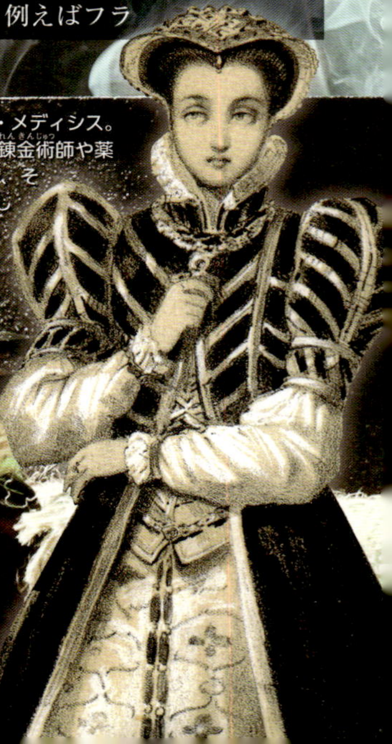

カトリーヌ・ド・メディシス。彼女のもとには錬金術師や薬商などが集まり、その策略を手助けしていたとされる。

ンス革命の英雄ナポレオン（1769～1821）。その死因は謎に包まれている。死の間際には、胃腸や腎臓の障害、筋肉の萎縮、不眠、さらに皮膚が黄ばみ、肌艶が失われて……一説によれば、その死は「ヒ素中毒」とされる。遺髪を分析したところ、平常よりもはるかに高いヒ素が検出されている。

同様に、コレラで死亡したとされるロシアの大作曲家チャイコフスキー（1840～1893）も、ヒ素による毒殺が疑われている。そもそも、コレラとヒ素中毒の症状には似ている部分がある。

こうした暗殺の毒には、無味無臭の白い粉であるヒ素化合物の亜ヒ酸が多用された。そして毒による暗殺は、時に貴婦人によって行われた。17世紀後半に売り出された婦人用の化粧水「トファーナ水」は、その小瓶が亜ヒ酸のカムフラージュ用の瓶として用いられたという。多くの権力者が、何の変哲もない化粧水の瓶に忍ばせた毒によって葬られた。

そんな中で、毒殺対策も広まった。ヨーロッパでの銀食器の流行は、その毒殺対策の広まりと重なる。亜ヒ酸は硫黄を含む硫ヒ鉄鉱から得られるが、硫黄は銀を黒く変色させるため、銀食器であれば、食べ物に毒が盛られているかが一目瞭然となると考えられていたのだ。

魔女とマンドレイク

一般的に「魔女」とは、主に15世紀中頃から近世のキリスト教国で異端者とされた人々を指すが、実は男性も存在し、医師や薬剤師もいたことが知られている。教会からは禁忌とされる薬や毒の知識に精通していた人々のことなのだろう。

そんな魔女の「魔術」の原料とされる植物に「マンドレーク」がある。この植物は、引き抜くと金切り声をあげ、その声を聞いた人は絶命してしまうという伝承がある。それは、マンドレークに含まれるアルカロイドのアトロピンの幻覚作用と、怪しい魔術とが結びつけられたのかもしれない。

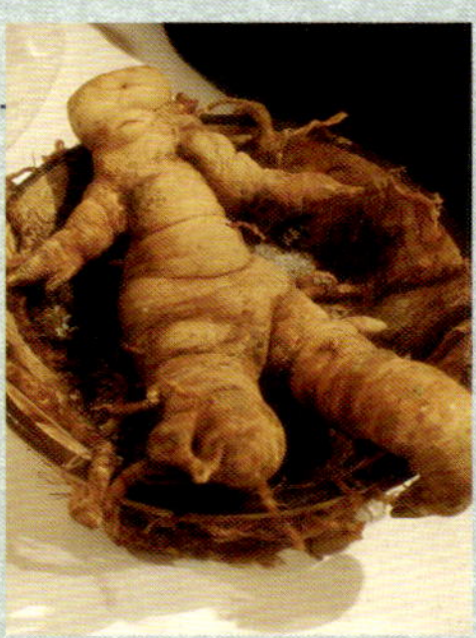

マンドレイクの根。二股に分かれたその姿からしばしば擬人化して描かれた。
Gerard Romans Camps

暗殺の語源となったハシシュ

大麻から得られる「ハシシュ」は、マリファナ（→p134）と同様に、吸引すると陶酔感を得られるが、攻撃性を誘発することもある。この陶酔感と攻撃性を暗殺に利用した「山の老人」という暗殺集団がイラクにあった。

老人が、若者をハシシュで眠らせて拉致し、宮殿で美酒と美女を振る舞った後、再びハシシュで眠らせ、もとの場所へ返す。そして老人は「再びあの天国へ行きたければ、こいつを殺せ」とけしかけ、若者を暗殺者として送り出す。このエピソードから、ハシシュは英語で暗殺を意味する「assasin アサシン」の語源になったという。

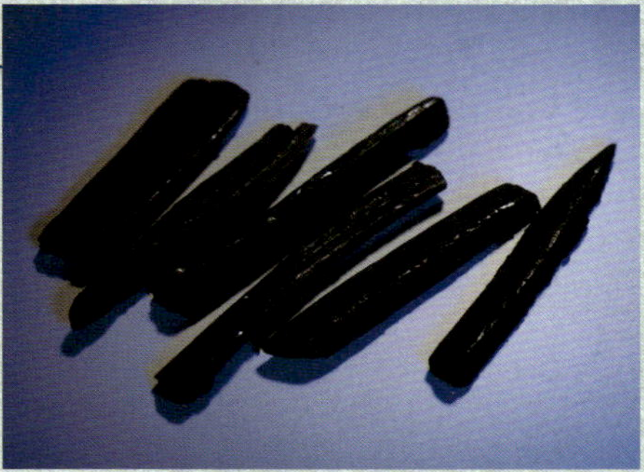

ハシシュは大麻の樹脂を固めて乾燥させたもの。溶剤で溶かして煙草に混ぜるなどして喫する。マリファナよりも強力。　提供＝厚生労働省関東信越厚生局麻薬取締部

7章 近代科学と毒・薬

“薬術”から「薬学」へ

近代科学の発展は、毒と薬にとっても新しい時代の訪れだった。従来の経験主義的な知識の蓄積が、学問としての体系化を迎えるのである。

16～17世紀にオランダで顕微鏡が発明されたことで、かつての解剖学は、病の原因やメカニズムを解明する病理学へとシフトした。薬の創造は、それまでの経験主義的な錬金術の手法から、科学的に解明された物質の性質に基づき、症状に合わせて行う合成・調剤へと変化した。それはかつて“薬術”だったものが「薬学」へ生まれ変わったことでもあった。

専門的な職能集団としての薬剤師も生まれた。それとともに薬の生産も、イギリスで1760年代に始まった産業革命の流れに乗り、手工業的な体制から、機械化・工業化された大量生産へと移行していく。

アヘンからモルヒネを発見

フリードリヒ・ゼルチュルネル

1783～1841　ドイツの薬剤師

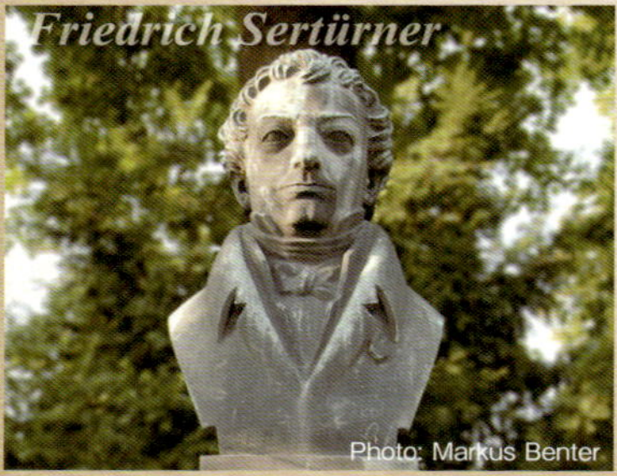

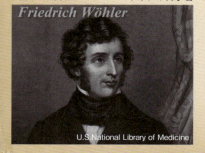

Photo: Markus Benter

1805年、アヘンに含まれるアルカロイドの主成分「モルヒネ」を発見する。これは同時に、生薬からの有効成分の単離（混合物からひとつの純粋の物質を取り出すこと）に成功した例となる。人類が薬草などの効用を、それに含まれる化学成分から科学的に解釈することが可能になった瞬間だった。

モルヒネはがんなどの激しい痛みに対する鎮痛薬として医療現場で広く使われ、多くの患者を痛みから救った。しかしその一方で、モルヒネの化学誘導体（ある物質の分子構造を少しだけ変化させたもの）であり、強力な麻薬である「ヘロイン」の誕生にも結びつき、多くの麻薬中毒者を生み出してしまうことになる。

有機化学の扉を開く

フリードリヒ・ヴェーラー

1800～1882　ドイツの科学者

U.S.National Library of Medicine

それまで生体内の作用によってしか生み出されないと考えられていた有機化合物の尿素を、1828年に化学合成することに成功した。その方法は、実験室で無機化合物であるシアン酸カリウムと硫酸アンモニウムの混合物を加熱するというもの。無機化合物から有機化合物を人工的に合成することに、世界で初めて成功した出来事だった。

これは、人類と物質世界の関係性におけるひとつの事件となる。有機化合物の定義に、生物の関与が必須ではないことが明らかになった。この事実があるからこそ、様々な有機化合物の化学合成が可能になっていると言えるだろう。

細菌培養の基礎を確立

ロベルト・コッホ

1843〜1910 ドイツの細菌学者

肺炎や梅毒、結核など、病原微生物の感染によって引き起こされる病気の存在は、長らく謎に包まれていた。近代に至るまで、それらは「ミアズマ」と呼ばれた「悪い」「汚れた」空気のしわざとされていたのだ。

この謎に科学的な解明をもたらしたのは、コッホらの炭疽菌や結核菌、コレラ菌の発見だった。病気と「病原菌」の関係性が明らかになったのだ。コッホは細菌を純粋に培養する方法を確立し、さらに、結核菌を弱毒化してその治療に用いるための「ツベルクリン」を創製。細菌学・免疫学をはじめ伝染病の研究を大きく前進させ「近代細菌学の開祖」とされた。1901年ノーベル賞受賞。

「毒を摂取して治す」ワクチンを開発

ルイ・パスツール

1822〜1895 フランスの細菌学者

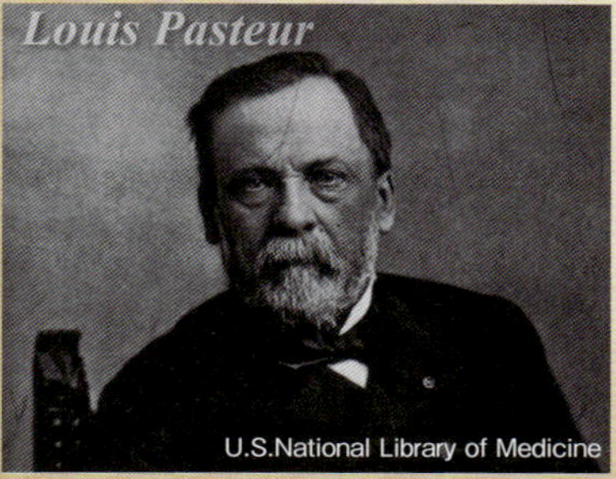

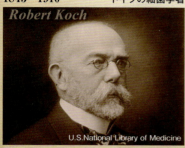

化学者であり細菌学者であるパスツールの研究は、乳酸・アルコール発酵の証明、ブドウ酒の低温殺菌法、酸味のある食べ物に含まれる酒石酸塩の結晶の研究など、多岐にわたる。

パスツールはその中で、動物のもつ生体防御機構のひとつ「免疫」の効果を確認している。弱毒化した菌を摂取することで、動物がその菌に対する抵抗性を獲得し、病気の感染を免れる働きがあることを確かめた。18世紀イギリスのジェンナーが生み出した天然痘の予防法である「牛痘」と同じ効果が得られることから、雌牛（vacca）にちなみ、これを「ワクチン（vaccines）」と名づけた。

パスツールの「白鳥のフラスコ」

長い間、結核菌などの微生物は自然に発生するものだとする「自然発生説」が主流だった。パスツールはこの説を、ユニークな実験で否定した。

フラスコに肉汁を入れて沸騰させ、そのまま口を開放していれば、肉汁に微生物が発生して腐る。しかし、フラスコの首を白鳥のように曲げ、外部から空気は流入するが、空気中の微生物は入らない（ガラス管の水滴に吸着される）ようにしておくと、肉汁に微生物は発生しない。このことで微生物の発生と有機物の変化の因果関係を証明した。

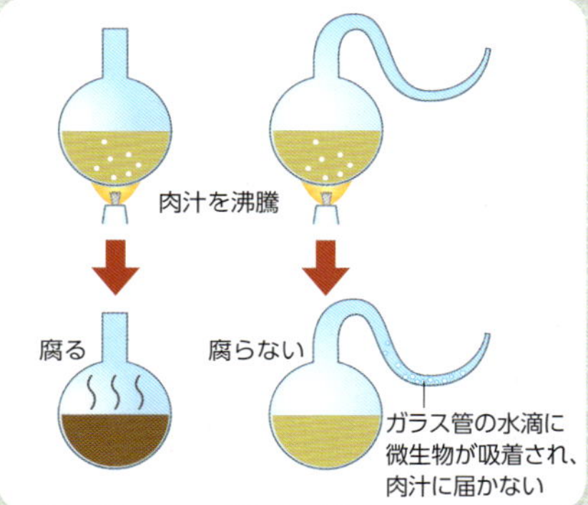

近代科学と毒・薬

化学療法の先駆者

パウル・エールリヒ

1854〜1915　ドイツの細菌学者

U.S.National Library of Medicine

人間には強い毒性を示さず、特定の病原菌をターゲットに、選択的に強い毒性を発する化学物質の性質を「選択毒性」という。これを医療に応用する「化学療法」の基礎を築いたのがエールリヒだ。

エールリヒが選択毒性のアイデアを得たのは学生時代の実験にあった。彼は、微細な生体組織を染色する際に、組織が選択的に色素に染まる特性をもっていることを知った。エールリヒはこの現象から、人体全体には強い影響を与えず、選択的に病原菌にのみ結合して菌を殺すという選択毒性の考えを得た。これを薬に応用し、梅毒の治療薬サルバルサンを生み出した。1908年ノーベル賞受賞。

偶然からペニシリンを生む

アレキサンダー・フレミング

1881〜1955　イギリスの細菌学者

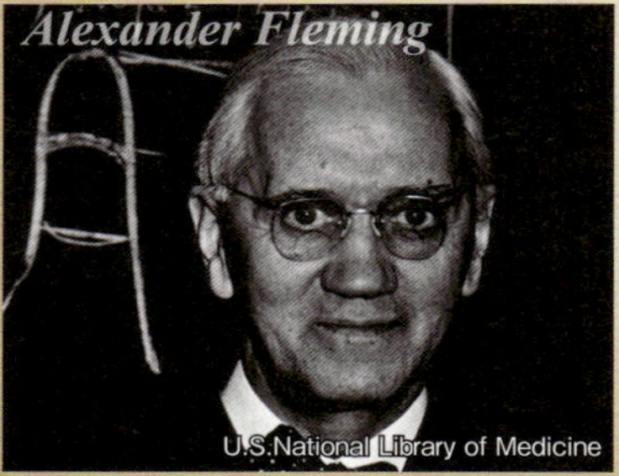

U.S.National Library of Medicine

人類が初めて手にした抗生物質（→p114）は、偶然に生み出されたものだった。

フレミングが、ブドウ球菌の変異株を研究していた中、シャーレをそのままにして帰ったために偶然にもアオカビが付着し、化学反応を引き起こしてしまう。この時、フレミングはシャーレ内に生えたアオカビが、ブドウ球菌が増殖する働きを抑制する物質を生み出していることを発見し、この物質を「ペニシリン」と命名した。1929年に発表された抗生物質としてのペニシリンは、ブドウ球菌、淋菌などの病原菌に著効を示す。1941年以降は量産され、多くの患者を病から救うことになる。1945年ノーベル賞受賞。

特効薬と覚醒剤、双方を生み出す

長井長義

1845〜1929　徳島県出身、薬学者

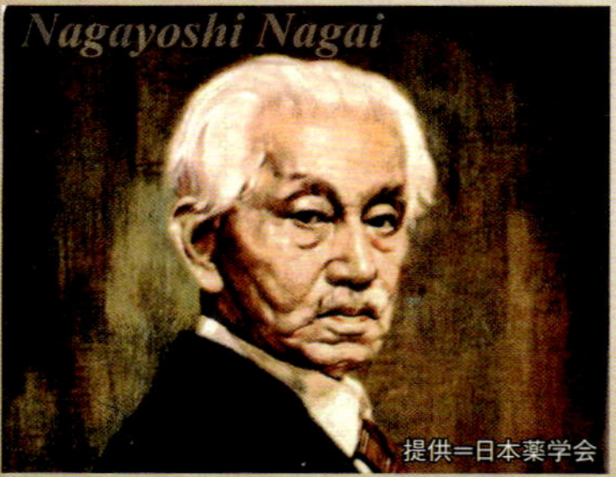

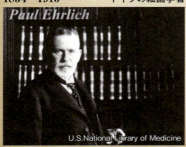

提供＝日本薬学会

長井は、1870年の明治政府による第一回欧州派遣留学生としてドイツで学び、帰国後には現在の東京大学薬学部の教授として後進を指導した。その大きな功績は、1885年に漢方薬の麻黄からアルカロイド「エフェドリン」を単離したこと。エフェドリンは気管支喘息の特効薬となる他、今も多くの薬に配合されている。

しかし、その研究過程において、「メタンフェタミン」という化学誘導体が生み出される。メタンフェタミンは中枢神経系の興奮作用を促し、疲れを忘れさせる一方で、強い依存性のある覚醒剤だ。1941年には「ヒロポン」の名で商品化され、乱用が一般にも浸透（→p126）。今に続く薬物乱用問題の端緒となった。

ホルモン研究の基礎を築く

高峰譲吉

1854〜1922　富山県出身、科学者

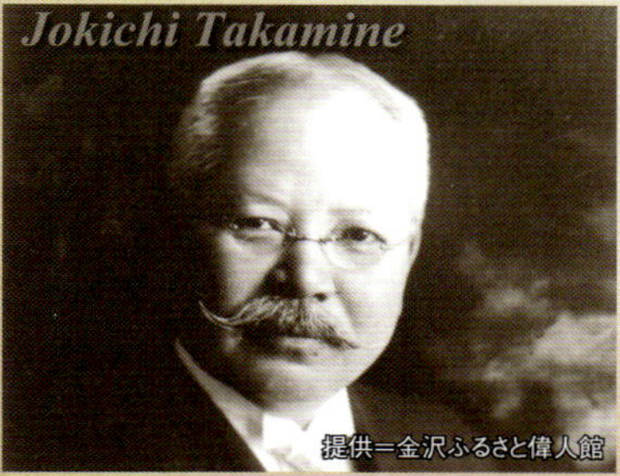
Jokichi Takamine
提供＝金沢ふるさと偉人館

臓器や器官から分泌される「ホルモン」が、人体において重要な働きをすることは今や一般的に知られている。このホルモンを初めて化学的に取り出すことに成功したのが高峰だ。取り出したホルモンの名は「アドレナリン」。副腎髄質から分泌されるホルモンのひとつだ（→p116）。

アドレナリンは、交感神経による作用が高まると分泌され、心拍数を増加させ、血糖値を上昇させる。高峰のホルモン研究を発端として、甲状腺から分泌されて新陳代謝に関わる「チロキシン」や、膵臓から分泌されて血糖値を下げる「インスリン」など、様々なホルモンが発見されることになる。

日本の細菌学の父

北里柴三郎

1853〜1931　熊本県出身、細菌学者

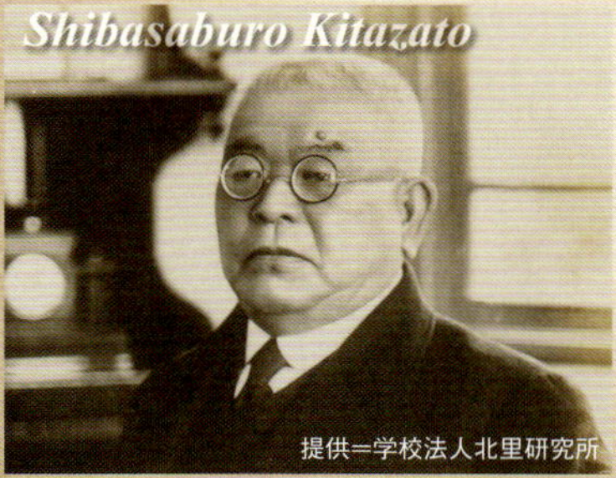
Shibasaburo Kitazato
提供＝学校法人北里研究所

日本における細菌学のパイオニアとして知られる北里は、ドイツへ留学し、ロベルト・コッホに師事して数々の研究業績を挙げた。その中でも、当時不可能といわれていた破傷風菌の純粋培養に成功し、破傷風菌の抗毒素を発見したことは、世界の医学界に驚嘆をもって迎えられた。

さらに帰国後は、福沢諭吉の助けを受け、日本で最初の私立伝染病研究所を創設。後にペスト菌を発見している。その後も、現在の北里大学の母胎となる私立北里研究所を設立した他、慶應義塾大学医学部を創設する。医学部長、顧問として、人生をかけて医学・細菌学の発展に貢献した。

毒に名を残す赤痢菌の発見者

志賀 潔

1871〜1957　宮城県出身、細菌学者

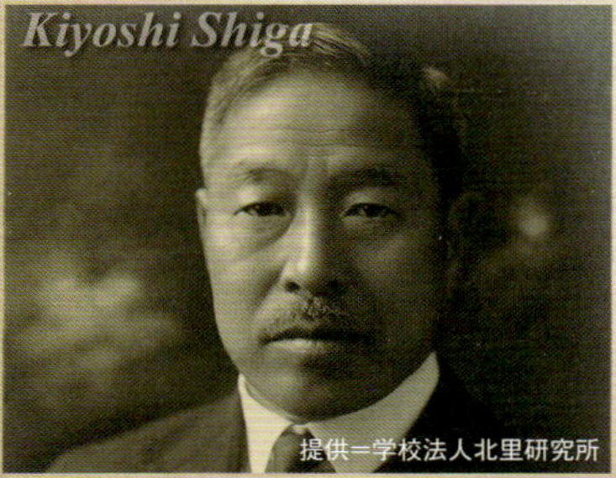
Kiyoshi Shiga
提供＝学校法人北里研究所

志賀は北里柴三郎の伝染病研究所で研究生活を送り、1898年に赤痢の原因菌である「赤痢菌」を発見する。この功績が認められ、赤痢菌の学名は志賀の名に因んで「*Shigella*」とされた。

その後はドイツへ留学し、化学療法の基礎を築いたパウル・エールリヒのもとで研究。そして世界初となった結核治療ワクチンを発表する。また、エールリヒと共同でトリパンロートを発見した。これは、睡眠病の病原体である血液寄生虫の原虫「トリパノソーマ」に選択毒性を発揮する物質で、サルバルサンに先立つ化学療法薬の第一号ともなった。志賀は細菌学と化学療法の双方に大きな足跡を残した。

COLUMN

世界初の全身麻酔は日本で!?

世界で初めての全身麻酔手術を行ったのは江戸時代の医師、華岡青洲。アメリカで初めてガスによる麻酔法が試された1844年に、約40年も先駆けた出来事だった。

青洲は現在の和歌山県紀の川市の出身。京都に遊学後、帰郷して医業を営んだ。オランダの外科技術を学んだ青洲は、麻酔薬を開発するために薬用植物の採集と動物実験を重ねて、全身麻酔薬の「通仙散」を完成させた。それまでに、人体実験を申し出た妻の加恵は盲目となり、母の於継は命を失うという大きな犠牲もあった。

通仙散は、毒草として知られていたチョウセンアサガオの葉を主成分としたもの。通仙散の配合は限られた青洲の弟子にしか伝えられずに、公開を厳しく禁じていたため、詳細は明らかになっていない。チョウセンアサガオの他には、センキュウ（センキュウの根茎）、ソウウズ（ヤマトリカブトおよび近種の塊根）、トウキ（ホッカイトウキの根）、ビャクシ（ヨロイグサ、オウモンウドの根）などの他、十数種類の生薬などが含まれていたと言われている。

完成した通仙散を用いて、青洲は1805年に世界初の全身麻酔による乳がんの摘出手術に成功。他にも、膀胱結石、痔、腫瘍の摘出など様々な外科手術を行った。その業績は、世界的に高く評価されている。

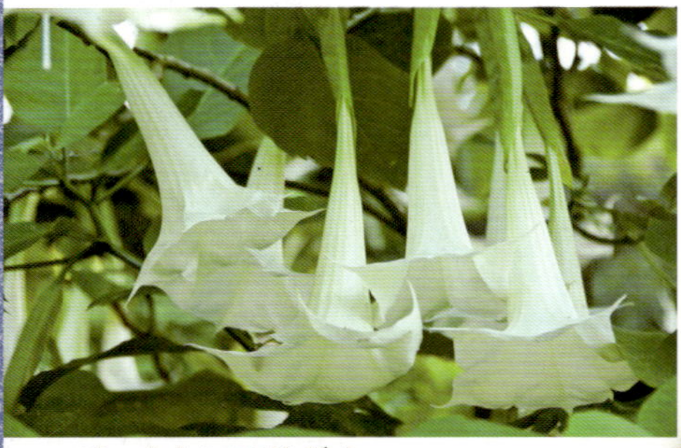

チョウセンアサガオ

チョウセンアサガオはナス科の一年草。全草に有毒成分を含み、食べれば幻覚や精神錯乱を引き起こす。

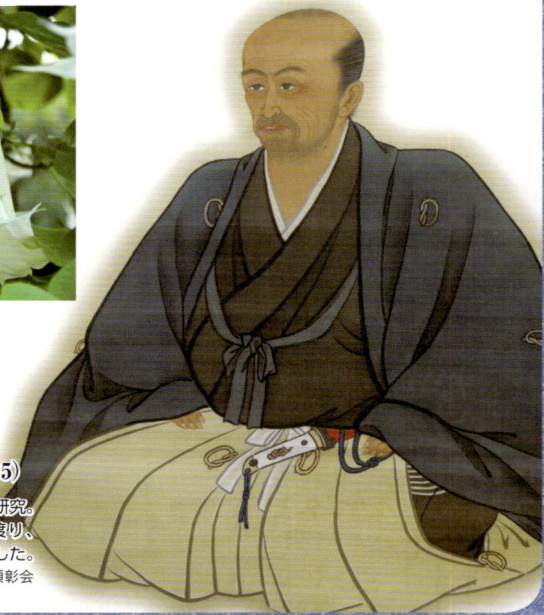

華岡青洲（1760～1835）

京都で医術を学んだ後、故郷に戻り麻酔薬を研究。全身麻酔手術の成功でその名は広く知れ渡り、自宅兼医学校「春林軒」を開いて後進を指導した。

提供＝医聖華岡青洲顕彰会

第8章

毒と薬の事件ファイル

日本中を震撼させた「地下鉄サリン事件」から20年。今なお、毒にまつわる事件がニュースになる。一方で、薬に秘められた“毒”が人々を苦しめる「薬害」もなくならない。この章では、日本における毒と薬にまつわる事件の真相を探る。

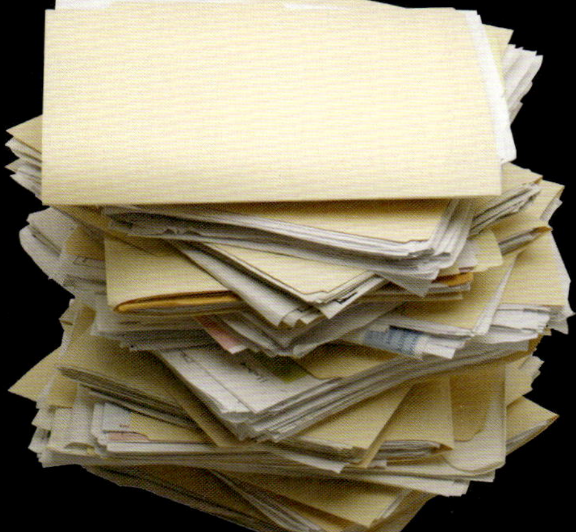

8章 地下鉄サリン事件（1995年）

史上最悪の化学兵器テロ事件

オウム真理教による「テロ」

1995年3月20日、その事件は、普段通りの月曜日の朝8時に起こった。通勤客で混み合う東京の地下鉄日比谷線、千代田線、丸ノ内線の5本の列車内に、猛毒のサリンが散布された。

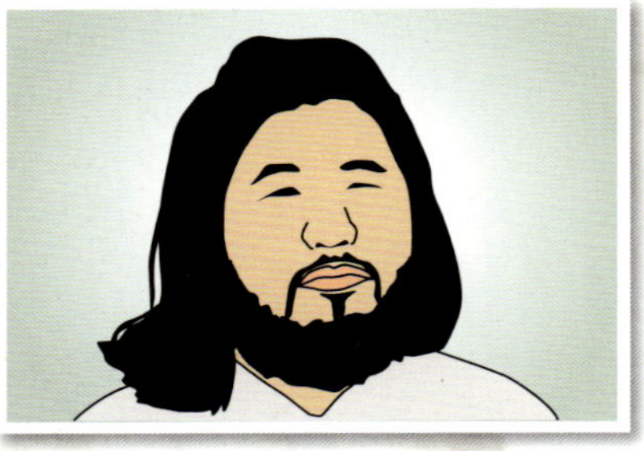

麻原彰晃（1955～）
本名は松本智津夫。熊本県生まれ。鍼灸院、健康薬品販売店経営を経て1983年にヨガや東洋医学の道場を開設し、87年「オウム真理教」に改称。オカルト雑誌の広告などを通じて信者を集めた。地下鉄サリン事件後、教団が起こした13の事件の首謀者として起訴され、2006年に死刑確定。

サリンなどの毒ガスの存在を、この事件で初めて知った人も多いだろう。テレビのニュースでは、日常的な地下鉄の風景の中に防護服を着て突入していく作業員の姿や、駅から救出される多くの人々が映し出され、日本のお茶の間のみならず世界中を震撼させた。この「地下鉄サリン事件」を引き起こしたのが、カルト教団「オウム真理教」だった。

実行犯は教団の幹部5人。彼らはナイロン袋に詰めたサリンを地下鉄車内に持ち込み、先端を尖らせたビニール傘の先で袋を破り、車内にまき、逃走した。その結果、乗客・駅員を含む12人が死亡、約3,800人が重軽傷を負った。

オウム真理教は、後述のように、この事件以前から山梨県上九一色村（当時）にあった教団施設で、サリンなどの有機リン剤の製造を行っていた。当時、施設周辺でその痕跡が発見されたという報道を受け、教祖であった麻原彰晃こと松本智津夫は、近々

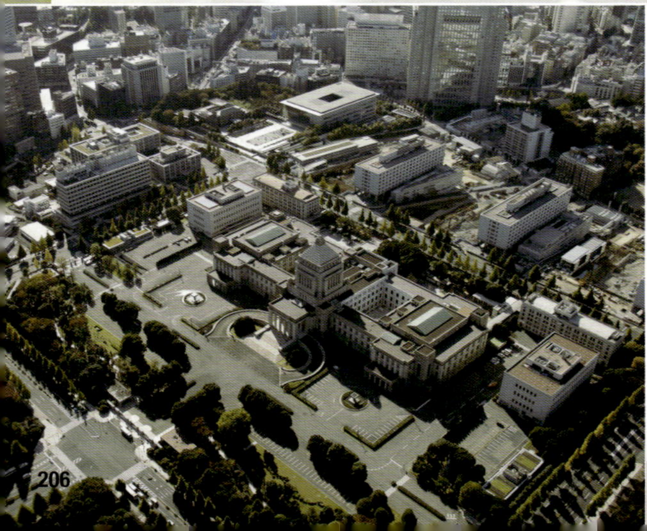

◆政府機関を狙った犯行

サリンがまかれた5つの列車（下表）は、いずれも日本の政府機関が集まる霞が関（左）に向かう地下鉄だった。政府機関を撹乱させてパニックを起こす目的と見られている。

サリンがまかれた列車

路線名	行先	被害者数（死者数）
日比谷線	中目黒	2475人（7人）
	東武動物公園	532人（1人）
丸ノ内線	荻窪	358人（1人）
	池袋	200人（0人）
千代田線	代々木上原	231人（2人）

強制捜査が入るのではないかとの不安にかられていた。教団が地下鉄サリン事件を起こした直接の動機は、ひとまず警察の注意を上九一色村から逸らすべく、東京でパニックを起こすためだったとされる。

■ 解毒剤で治療

世界史上最悪の化学兵器によるテロ事件として語り継がれる地下鉄サリン事件。事件で使われたサリンは、第二次大戦前に開発された毒ガスの一種だ。

サリンは人体に入ると、興奮を促す神経伝達物質アセチルコリンを分解する酵素コリンエステラーゼと結合し、分解を阻害してしまう（→p97）。その結果、異常な興奮状態となり、筋肉が収縮したまま戻らなくなるという中毒症状を呈する。

この中毒症状に対して、農薬中毒の解毒剤であるパムと、植物に由来するアトロピンが治療に使われた。パムはコリンエステラーゼに結合したサリンを引きはがす効果を、アトロピンはアセチルコリンの働きを抑える効果をもつ。

■ 他にも生物化学兵器を使用

オウム真理教は地下鉄サリン事件以前から、たびたび生物化学兵器を製造し、殺人を起こすなどしていた。

1993年には東京都江東区の教団本部の屋上から、培養した炭疽菌（→p179）を噴霧している。この事件は“異臭騒ぎ”に終わり、犠牲者もなく大事には至らなかったが、後の2001年、アメリカで政府関係者を狙った炭疽菌によるバイオテロ事件が起こり、世界を生物化学兵器の恐怖に陥れた。

もしも、オウム真理教の炭疽菌テロが「成功」していたら、後のテロリズムにおける影響は計り知れない。バイオテロのモデルとして、より多くの追随者を生み出していただろう。教団はその他にも、都内でボツリヌス菌をまくなどのテロを引き起こそうと企てていたとされる。

◆オウム真理教と生物化学兵器

化学兵器

サリン	地下鉄サリン事件以前に長野県松本市でも散布（松本サリン事件、1994年6月、死者8人、負傷者140人以上）。1993年11～12月には2度にわたり創価学会の池田大作のサリンによる暗殺を企てるなどして、サリンの製造・使用の経験を積んだ。
VX	1994年から95年にかけ、3人にVX溶液をかけ、うち2人が死亡。他に漫画家の小林よしのりのVXによる暗殺計画もあった。
青酸ナトリウム	1995年4～5月の3回にわたり、JR新宿駅の地下トイレに青酸ガスの発生装置を仕掛ける。装置の故障や、清掃員に撤去されるなどしてガスは出なかった。
ホスゲン	1994年9月、ジャーナリストの江川紹子を暗殺しようと江川宅の郵便受けにホースを入れて噴霧。江川は気管支などに全治2週間の障害を負った。
マスタードガス	教団内で製造されたが、そのせいで信者がやけどを負った。教団では「スパイのしわざ」ということになり、疑われた信者が殺害された。

生物兵器

ボツリヌス菌	1990年頃に散布計画を企てたが、製造に失敗。
炭疽菌	1993年頃に東京江東区の教団施設付近で散布。死者はなかったが、悪臭が立ち込め近隣で騒ぎに。以後、教団は生物兵器から化学兵器の製造へとシフトする。

8章 和歌山毒物カレー事件（1998年）

ヒ素化合物による無差別殺人

カレーに混ぜて4人死亡

1998年、真夏の日本を死のカレー事件の報道が駆け巡った。和歌山市で行われた夏祭りで出されたカレーを食べた4人が死亡、63人が腹痛や吐き気をもよおし、病院へ搬送された。カレーの中に含まれていたのは猛毒のヒ素。世にいう「和歌山毒物カレー事件」である。

多くの日本人は「ヒ素」と聞けばすぐにこの事件を思い出すようになったが、ヒ素は中世から近世のヨーロッパでは毒殺の常套手段であり、かのナポレオンもヒ素によって毒殺された可能性が指摘されている（→p198）。

ヒ素を使った毒殺では、食べ物などに混ぜて少量ずつ摂取させ、対象を衰弱させるのが一般的だ。病死などを装うためである。しかしこの事件では、カレーに大量のヒ素が混入しているため、急性中毒を引き起こすことによって、一度に多くの人の命を奪おうとする無差別大量殺人の側面が見て取れる。

事件の発生当初は、原因物質がなかなか特定されず、食中毒も疑われていた。ヒ素が原因だとわかったのは発生から1週間以上後のことだ。これは、日本の警察や医療関係者にとって、毒物による無差別大量殺

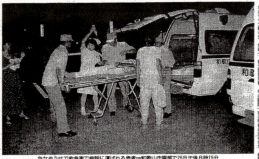

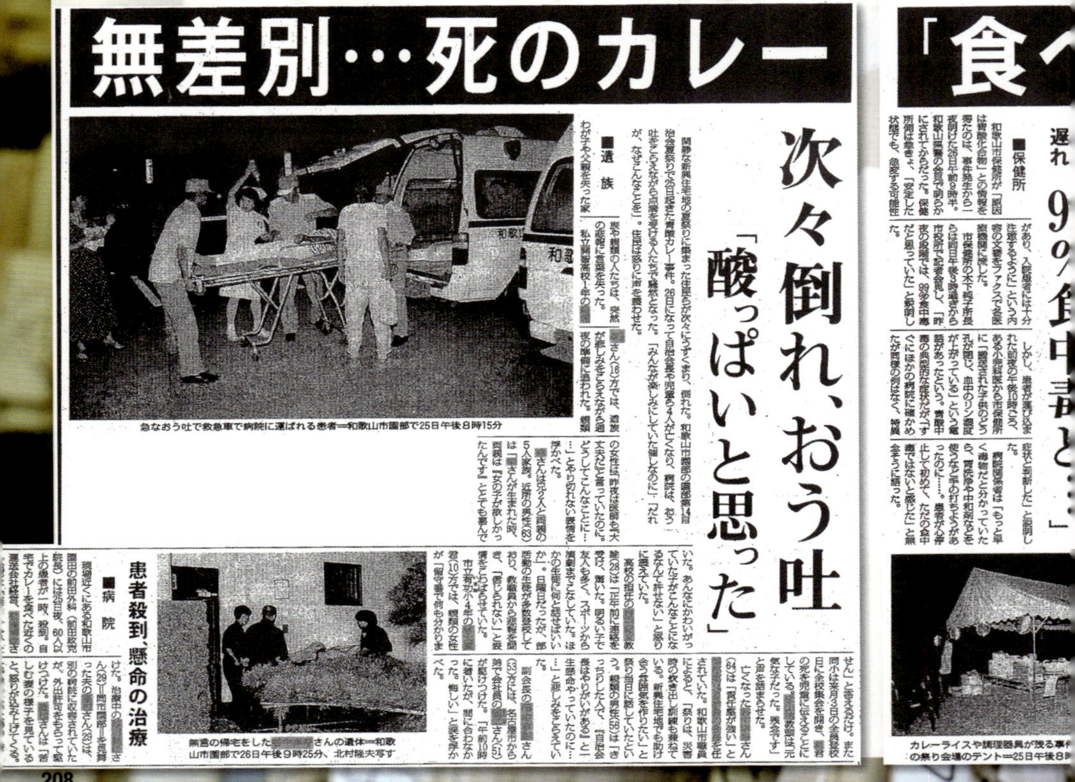

無差別…死のカレー

次々倒れ、おう吐
「酸っぱいと思った」

閑静な新興住宅地の夏祭りに集まった住民らが次々にうずくまり、倒れた。和歌山市園部の園部第14自治会夏祭りで25日起きた青酸カレー事件。26日になって自治会長や児童ら4人が亡くなり、病院は、おう吐をこらえながら点滴を受ける人たちで騒然となった。「みんなが楽しみにしていた催しなのに」「だれが、なぜこんなことを」。住民は怒りに声を震わせた。

■遺族

わが子や父親を失った家族や親類の人たちは、突然の悲報に言葉を失った。

私立開智高校1年の[redacted]さん(16)方では、遺族が悲しみをこらえながら通夜の準備に追われた。親類の女性は「昨夜は医師も『大丈夫だ』と言っていたのに。どうしてこんなことに…」とやり切れない表情を浮かべた。

[redacted]さんは兄2人と両親の5人家族。近所の男性(63)は「[redacted]さんが生まれた時、両親は『女の子が欲しかったんです』ととても喜んでいた。あんなにかわいがっていた子がこんなことになるなんて許せない」と怒りに震えていた。

高校の担任の[redacted]教諭(28)は「正午前に連絡を受け、驚いた。明るい子で友人も多く、スポーツから演劇までこなしていた。ほかの生徒に何と話せばいいか」。日曜日だったが、部活動の生徒が多数登校しており、教職員から悲報を聞き、「信じられない」と表情をこわばらせていた。

市立有功小4年の[redacted]君(10)方では、親類の女性が「留守番で何も分かりません」と答えるだけ。また同小は来月3日の全員登校日に全校集会を開き、[redacted]君の死を児童に伝えることにしている。[redacted]教頭は「元気な子だった。残念です」と声を詰まらせた。

亡くなった[redacted]さん(64)は「責任感が強い」と[redacted]を任されていた。和歌山市職員によると、「祭りは、災害時の炊き出し訓練も兼ねている。新興住宅地でも助け合う雰囲気を作りたい」と祭り当日に話していたという。親類の男性(56)は「きっちりした人で、『自治会長はやりがいがある』と一生懸命やっていたのに…」と悲しみをこらえていた。

副会長の[redacted]さん(53)方には、名古屋市から弟で会社員の[redacted]さん(51)が駆けつけた。「午前10時に着いたが、間に合わなかった。悔しい」と涙を浮かべた。

急なおう吐で救急車で病院に運ばれる患者＝和歌山市園部で25日午後8時15分

患者殺到、懸命の治療

■病院

現場近くにある和歌山市園田の前田外科（前田政克院長）には25日夜、60人以上の患者が一時、殺到。自宅でカレーを食べた近くの運送会社経営、[redacted]さ

けた。治療中の[redacted]さん(29)＝同市園部＝を見舞った夫の[redacted]さん(29)は、別の病院に収容されていたが、外出許可をもらって駆けつけた。[redacted]さんは「苦しむ妻の様子を見ていると、怒りが込み上げてくる。

無言の帰宅をした[redacted]さんの遺体＝和歌山市園部で26日午後9時25分、北村隆夫写す

「食

遅れ

9%食中毒と…」

■保健所

和歌山市保健所が「原因は青酸化合物」との情報を得たのは、事件発生から一夜明けた26日午前9時半。和歌山県警の会見で明らかにされてからだった。保健所側は急きょ、「安定した状態でも、急変する可能性があり、入院患者には十分注意するように」という内容の文書をファクスで各医療機関に流した。

市保健所の木下純子所長らは同日午後3時過ぎから市役所で記者会見し、「昨夜の段階では、99%食中毒だと思っていた」と説明した。

しかし、患者が運び込まれた前夜の午後10時ごろ、ある小児科医から市保健所に「搬送された子供のどう孔が閉じ、血中のリン濃度が上がっている」という電話があったという。青酸中毒の典型的な症状だが、「すぐにほかの病院に確かめたが同様の例はなく、特異症状と判断した」と説明した。

病院関係者は「もっと早く毒物だと分かっていたら、胃洗浄や中和剤などを使うなど手の打ちようがあったのに……。患者が心停止して初めて、ただの食中毒ではないと感じた」と無念そうに語った。

カレーライスや調理器具が残る事件…の祭り会場のテント＝25日午後8…

人への備えが薄かったことも背景にあった。

ヒ素を摂取すると激しい下痢と嘔吐を引き起こす中毒症状を呈する。大量に摂取することで陥る急性中毒の場合は、脱水症状やショック症状を起こし、死に至ることもある。

また、ヒ素の急性中毒は死亡率も高いことが知られる。致死量は200〜300mgとされている。和歌山毒物カレー事件では、カレーの入った鍋の中に200g近くのヒ素が投入されており、ある試算によれば、ひとり当たり20〜120mgの摂取量だったとされている。

なお、この事件ではヒ素、または「亜ヒ酸」が毒物として使われたと報道されており、ここでもヒ素と表すが、正確には“亜ヒ酸の無水化物”である。

死刑確定も、関与否定

和歌山毒物カレー事件は、林眞須美の逮捕によっていったん終息した。その後、林眞須美は最高裁判所で死刑判決を受けたが、事件から15年以上が経つ今でも、林眞須美は事件への関与を否定している。

その理由は、立証が全て、状況から推測した間接証拠によっている点にある。つまり、林眞須美がヒ素をカレーに混入した犯行現場を目撃した証人や、本人の自供といった直接証拠がないのである。

現場や被疑者の家が捜索され、ヒ素の入ったカレーをはじめ、様々なサンプルが鑑定にかけられた。その結果わかったのは、被疑者が所持していたとみられるシロアリ駆除剤のヒ素と、カレーに含まれていたヒ素が、同質・同等のものであるということ。これらを証拠に死刑判決が下っているが、解釈によっては、被疑者が所持していたヒ素を使って犯行に及んだことを立証できない。そのため、この事件には黒幕がある可能性も否定できないのだ。

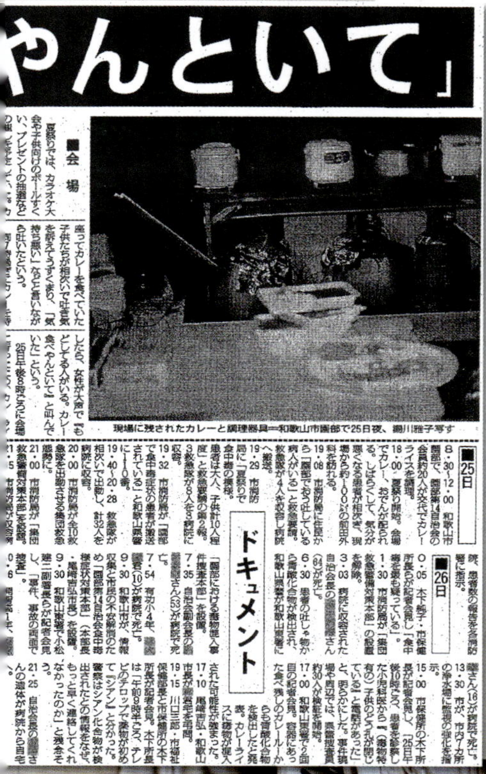

やんといて」

■会場

現場に残されたカレーと調理器具＝和歌山市園部で25日夜、綱川雅子写す

ドキュメント

■25日

■26日

◀事件の2日後の1998年7月27日毎日新聞朝刊。カレーを食べた人々が次々と嘔吐したが、当初病院では食中毒と考えられ、毒物の混入と断定されても、それが青酸カリによるものと勘違いされ、解毒の対応が遅れた。

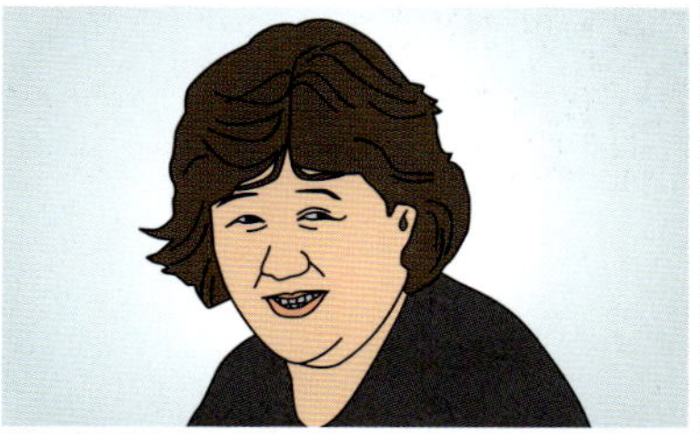

林 眞須美（1961〜）

和歌山県生まれ。看護学校在籍時の1983年、シロアリ駆除会社を経営する林建治と結婚。建治と共謀して建治の会社の従業員や建治自身に保険をかけ、ヒ素を服用させることによる保険金詐欺を繰り返す。1998年の夏祭りのカレー事件で起訴され、2009年に死刑確定も、無実を訴え再審請求中。

8章 トリカブト保険金殺人事件（1986年）

相反する2つの毒を利用した巧妙な殺人

トリカブトとわかっても…

1986年5月、初夏の石垣島のホテルでひとりの女性が倒れた。手足の麻痺、激しい腹痛と嘔吐に見舞われた女性は、すぐさま救急車で病院へ搬送。だが懸命な処置も虚しく、女性は心肺停止状態となり、病院で死亡が確認された。死因は急性心筋梗塞。新婚旅行で訪れ、仕事のために大阪へ戻った夫・神谷力と別れた後の出来事だった。

しかし、この急死には裏があった。死亡した女性の体内から、猛毒のトリカブトの毒成分であるアコニチンが検出され、殺された可能性があることが明らかになったのだ。しかも女性には1億8,500万円もの生命保険がかけられており、その受取人は神谷だった。さらに神谷は、過去に2人の妻を亡くしており、死因はともに急性心不全だった。ここで、神谷の毒殺による保険金詐欺疑惑が持ち上がったのである。

警視庁は、業務上横領、殺人、詐欺未遂の疑いで神谷を逮捕した。そして神谷にトリカブトを販売した園芸店の主人の証言、神谷のアパートから検出されたトリカブト毒などの情況証拠が出揃い始める。

しかし、神谷にはアリバイがあった。即効性の毒であるトリカブトのアコニチンが盛られたのであれば、女性は神谷の眼前で息絶えるはず。ところが、女性が死亡したのは神谷と別れてから2時間が経過した後だった。神谷にしか行えないはずの犯行が、神谷には実行不可能だったのである。

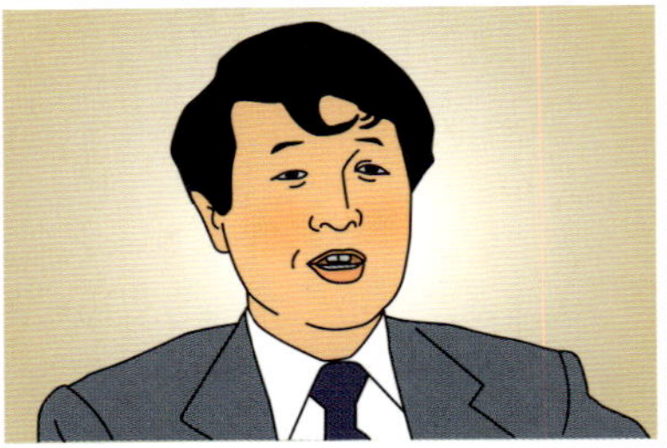

神谷 力（1939～2012）

宮城県生まれ。父は東北大学教授という家庭に育つ。大学受験に失敗して上京、職を転々とする。2人の女性と結婚するも、いずれも心臓発作で急死。1986年2月、3人目の女性と結婚し、保険金をかけて5月に殺害。この事件で2002年に無期懲役が確定。2012年に獄中で死去。

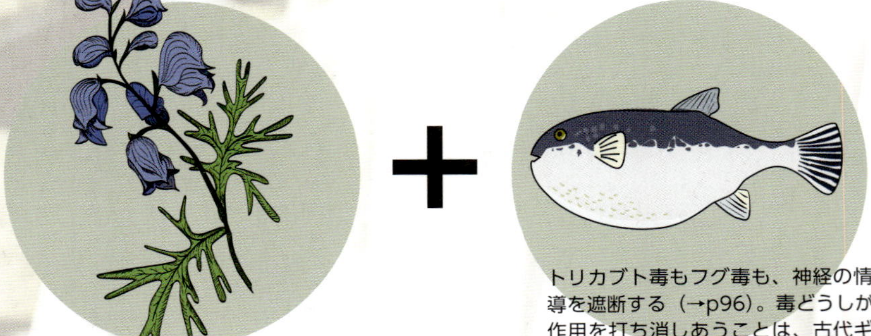

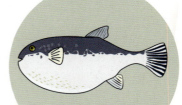

トリカブト毒もフグ毒も、神経の情報の伝導を遮断する（→p96）。毒どうしが互いの作用を打ち消しあうことは、古代ギリシャや中国の文献でも書かれていた。

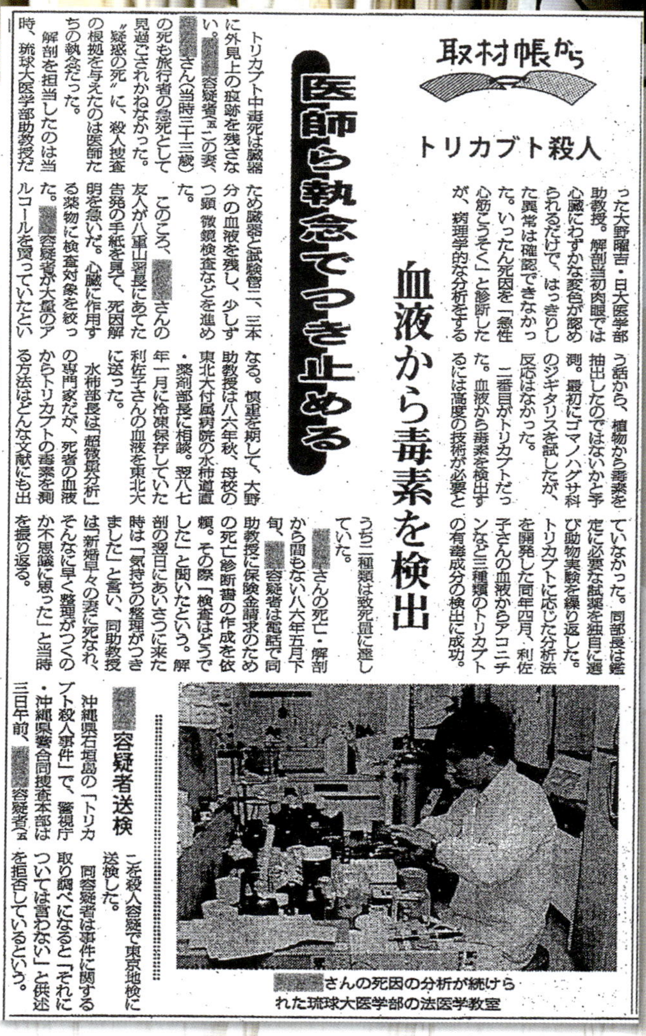

取材帳から

トリカブト殺人

医師ら執念でつき止める

血液から毒素を検出

トリカブト中毒死は臓器に外見上の痕跡を残さない。[redacted]容疑者(五二)の妻、[redacted]さん(当時三十三歳)の死も旅行者の急死として見過ごされかねなかった。"疑惑の死"に、殺人捜査の根拠を与えたのは医師たちの執念だった。

解剖を担当したのは当時、琉球大医学部助教授だった大野曜吉・日大医学部助教授。解剖当初肉眼では心臓にわずかな変色が認められるだけで、はっきりした異常は確認できなかった。いったん死因を「急性心筋こうそく」と診断したが、病理学的な分析をするため臓器と試験管二、三本分の血液を残し、少しずつ顕微鏡検査などを進めた。

このころ、[redacted]さんの友人が八重山署長にあてた告発の手紙を見て、死因解明を急いだ。心臓に作用する薬物に検査対象を絞った。[redacted]容疑者が大量のアルコールを買っていたという話から、植物から毒素を抽出したのではないかと予測。最初にゴマノハグサ科のジギタリスを試したが、反応はなかった。

二番目がトリカブトだった。血液から毒素を検出するには高度の技術が必要となる。慎重を期して、大野助教授は八六年秋、母校の東北大付属病院の水柿道直・薬剤部長に相談。翌八七年一月に冷凍保存していた利佐子さんの血液を東北大に送った。

水柿部長は「超微量分析」の専門家だが、死者の血液からトリカブトの毒素を測る方法はどんな文献にも出ていなかった。同部長は鑑定に必要な試薬を独自に選び動物実験を繰り返した。トリカブトに応じた分析法を開発した同年四月、利佐子さんの血液からアコニチンなど三種類のトリカブトの有毒成分の検出に成功。うち二種類は致死量に達していた。

[redacted]さんの死亡・解剖から間もない八六年五月下旬、[redacted]容疑者は電話で同助教授に保険金請求のための死亡診断書の作成を依頼。その際「検査はどうでした」と聞いたという。解剖の翌日にあいさつに来た時は「気持ちの整理がつきました」と言い、同助教授は「新婚早々の妻に死なれ、そんなに早く整理がつくのか不思議に思った」と当時を振り返る。

[redacted]容疑者送検

沖縄県石垣島の「トリカブト殺人事件」で、警視庁・沖縄県警合同捜査本部は三日午前、[redacted]容疑者(五二)を殺人容疑で東京地検に送検した。

同容疑者は事件に関する取り調べになると「それについては言わない」と供述を拒否しているという。

[redacted]さんの死因の分析が続けられた琉球大医学部の法医学教室

神谷の逮捕後の1991年7月3日の毎日新聞では、妻の司法解剖を担当した琉球大学司法学教室の奮闘を紹介する。多くの文献を参照し、類似する毒を比較・検討しながらトリカブトによる中毒との結論に至った。

フグ毒の同時投与というトリック

トリカブト毒のアコニチンだけでこの殺人事件を見れば、神谷にアリバイが成立する。しかし、もう1種類の毒の存在によって、不可能なはずの毒殺が可能になる。その毒はフグ毒のテトロドトキシン。神谷にフグを大量に売ったという漁師の証言から、被害女性の血液を再鑑定した結果、テトロドトキシンが検出された。

これらの毒は、ともにナトリウムチャネルに作用し、神経線維の情報伝導を遮断する（→p96）。しかし、アコニチンはナトリウムチャネルを開放するのに対し、テトロドトキシンは閉じる働きがある。毒の作用が真逆なのだ。

この相反する性質をもつ毒を同時に摂取すると、見た目には何も起こらない。しかし、実は体内ではアコニチンとテトロドトキシンが拮抗しているのだ。体内でテトロドトキシンが代謝され、拮抗のバランスが崩れると、アコニチンの作用によって死に至る。

その時間が、神谷のアリバイを成り立たせた2時間だったのである。

8章 冷凍食品への農薬混入事件（2007〜08年）（2013年）

中国製冷凍ギョーザによる食中毒事件（2007〜08）

外交問題に発展

ギョーザは日本人にとって、もはや国民食とも言える。誰でも手軽に調理して食べられる冷凍ギョーザが、毒物によって汚染される事件が起こった。

2007年末から08年1月にかけ、千葉県と兵庫県で冷凍ギョーザを食べた数人が嘔吐、腹痛、めまいなどの症状を訴え、病院に運ばれた。患者は、後述する血中のコリンエステラーゼの低下などが確認されたことから、農薬などに使われる有機リン剤の中毒の疑いが強まった。警察の捜査で、被害者や当該のギョーザから、殺虫剤に使われるメタミドホスなどが検出された。

メタミドホスはサリンと同じ有機リン化合物。サリンのように強い毒性こそないが、神経伝達に関与する酵素アセチルコリンエステラーゼを阻害し、嘔吐、下痢、めまいなどの急性の中毒症状を呈する。毒性の強さから日本では使用が禁止されている。

ギョーザは、いずれも中国の製造者「天

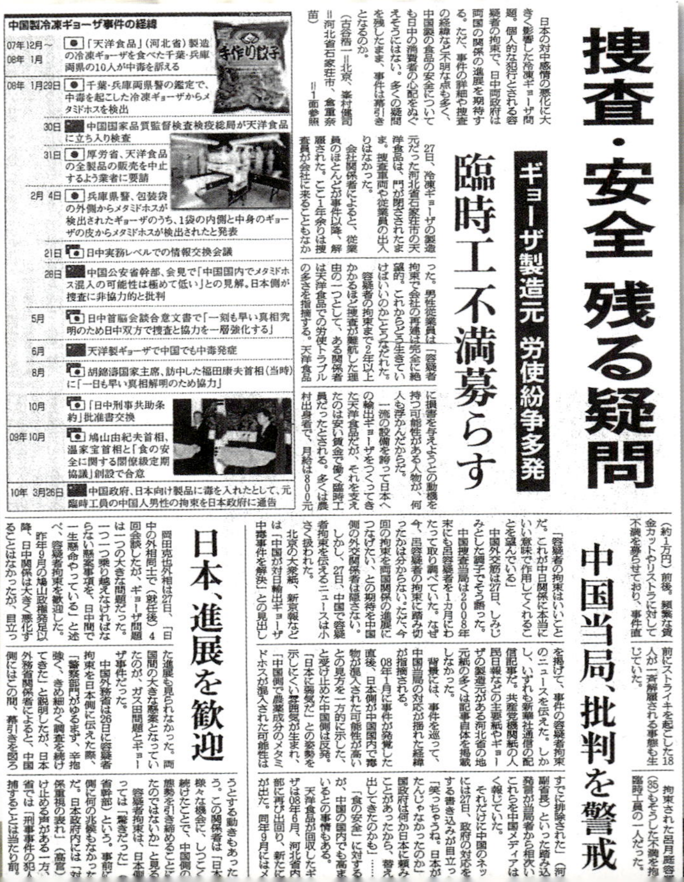

捜査・安全 残る疑問

ギョーザ製造元 労使紛争多発

臨時工不満募らす

日本の対中感情の悪化に大きく影響した冷凍ギョーザ問題。個人的な犯行とされる容疑者の拘束で、日中両政府は両国の関係の進展を期待する。ただ、事件の詳細や捜査の経緯など不明な点も多く、中国製の食品の安全についても日中の消費者の心配をぬぐえそうにはない。多くの疑問を残したまま、事件は幕引きとなるのか。

（古谷浩一＝北京、峯村健司＝河北省石家荘市、倉重奈苗）＝1面参照

27日、冷凍ギョーザの製造元だった河北省石家荘市の天洋食品は、門が閉ざされたまま。捜査車両や従業員の出入りはなかった。

会社関係者によると、従業員のほとんどが事件以降、解雇された。ここ1年余りは捜査員が会社に来ることもなかった。男性従業員は「容疑者拘束で会社の再建は完全に絶望的。これからどう生きていけばいいのか」とうなだれた。

容疑者の拘束まで2年以上かかるほど捜査が難航した理由の一つとして、ある関係者は天洋食品での労使トラブルの多さを指摘する。天洋食品に損害を与えようとの動機を持つ可能性がある人物が、何人も浮かんだからだ。

一流の設備を誇って日本への輸出ギョーザをつくってきた天洋食品だが、それを支えたのは安い賃金で働く臨時工員だったとされる。多くは農村出身者で、月給は800元（約1万円）前後。頻繁な賃金カットやリストラに対して不満を募らせており、事件直前にストライキを起こした18人が一斉解雇される事態も生じていた。

拘束された呂月庭容疑者(35)もそうした不満を抱く臨時工員の一人だった。

中国製冷凍ギョーザ事件の経緯

07年12月〜08年1月	「天洋食品」（河北省）製造の冷凍ギョーザを食べた千葉・兵庫両県の10人が中毒を訴える
08年 1月29日	千葉・兵庫両県警の鑑定で、中毒を起こした冷凍ギョーザからメタミドホスを検出
30日	中国国家品質監督検査検疫総局が天洋食品に立ち入り検査
31日	厚労省、天洋食品の全製品の販売を中止するよう業者に要請
2月 4日	兵庫県警、包装袋の外側からメタミドホスが検出されたギョーザのうち、1袋の内側と中身のギョーザの皮からメタミドホスが検出されたと発表
21日	日中実務レベルでの情報交換会議
28日	中国公安省幹部、会見で「中国国内でメタミドホス混入の可能性は極めて低い」との見解。日本側が捜査に非協力的と批判
5月	日中首脳会談合意文書で「一刻も早い真相究明のため日中双方で捜査と協力を一層強化する」
6月	天洋製ギョーザで中国でも中毒発症
8月	胡錦濤国家主席、訪中した福田康夫首相（当時）に「一日も早い真相解明のため協力」
10月	「日中刑事共助条約」批准書交換
09年10月	鳩山由紀夫首相、温家宝首相と「食の安全に関する閣僚級定期協議」創設で合意
10年 3月26日	中国政府、日本向け製品に毒を入れたとして、元臨時工員の中国人男性の拘束を日本政府に通告

中国当局、批判を警戒

「容疑者の拘束はいいことだ。これが中日関係に本当にいい意味で作用してくれることを望んでいる」

中国外交筋は27日、しみじみとした調子でそう語った。

中国捜査当局は2008年末にも呂容疑者を1カ月にわたって取り調べていた。なぜ今、呂容疑者の拘束に踏み切ったかは分からない。ただ、今回の拘束を両国関係の進展につなげたい、との期待を中国側の外交関係者は隠さない。

しかし、27日、中国で容疑者拘束を伝えるニュースは小さく扱われた。

北京の大衆紙、新京報などは「中国が対日輸出ギョーザ中毒事件を解決」との見出しを掲げて、事件の容疑者拘束のニュースを伝えた。しかし、いずれも新華社通信の配信記事だ。共産党機関紙の人民日報などの主要紙やギョーザの製造元がある河北省の地元紙の多くは記事自体を掲載しなかった。

背景には、事件を巡って中国当局の対応が揺れた経緯が指摘される。

08年1月に事件が発覚した直後、日本側が中国国内で毒物が混入された可能性が高いとの見方を一方的に示した、と受け止めた中国側は反発。「日本に弱気だ」との姿勢を示しにくい雰囲気が生まれ、「中国側で農薬成分のメタミドホスが混入された可能性はすでに排除された」（河副省長）といった踏み込んだ発言が当局者から相次いだ。これらを中国メディアは広く報じていた。

それだけに中国のネットには27日、政府の対応を批判する書き込みが目立った。「笑っちゃうね。日本がたんじゃなかったのか」「中国政府は何か日本に頼みことがあったから、替え出してきたのかも」……

「食の安全」に対する が、中国の国内でも高ま いるとの事情もある。

天洋食品が回収したギ ザは08年6月、河北省内 部に再び出回り、新たに が出た。同年9月にはメ

日本、進展を歓迎

岡田克也外相は27日、「日中の外相同士で（就任後）4回会談したが、ギョーザ問題は一つの大きな問題だった。一つ一つ乗り越えなければならない懸案事項を、日中間で一生懸命やっている」と述べ、容疑者拘束を歓迎した。

昨年9月の鳩山政権発足以降、日中関係は大きく悪化することはなかったが、目立った進展も見られなかった。両国間の大きな懸案となっていたのが、ガス田問題とギョーザ事件だった。

中国外務省は26日に容疑者拘束を日本側に伝えた際、「警察部門がゆるまず、辛抱強く、きめ細かく調査を続けてきた」と説明したが、日本外務省関係者によると、中国側にはこの間、幕引きを図ろうとする動きもあった。この関係者は「日本様々な機会に、しつこく 続けたことで、中国側の態勢を引き締めること たのではないか」と見る

容疑者拘束は、日本側 っては「驚きだった」 省幹部）という。事前 側に何の兆候もなかった だ。日本政府内には「対 保重視の表れ」（高官） け止める声がある一方、 省では「刑事事件の犯人 捕することは当たり前。

中国での容疑者逮捕が日本政府に伝えられた2日後の2010年3月28日朝日新聞。農薬混入の発覚から2年にわたり、日本政府はこのギョーザ事件とガス田問題を対中国の2大課題のひとつに位置づけ、再三にわたり中国政府に解決を求めてきた。

◆メタミドホス

メタミドホスはサリンと同じく、リン（P）を中心とする有機リン化合物。神経への毒の作用や、解毒剤も共通する。マラチオンも同様の有機リン化合物だ。

メタミドホス

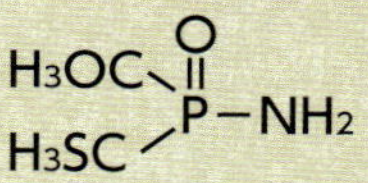

サリン

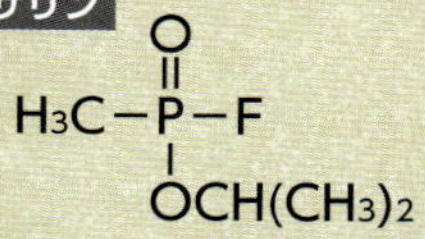

洋食品」で生産されたものだった。メタミドホスは日本では流通していないことから、中国で混入されたとして、すぐに外交問題に発展。中国政府は当初、自国の関与を否定した。一方の天洋食品は、事件の影響で日本に輸出できなくなったギョーザを廃棄処分せずに、中国国内で流通させた。すると、ただちにメタミドホス中毒者が現れ、政府もこれを認めるに至った。

そして、日本での発生から2年後の2010年、事件は犯人である呂月庭の逮捕によって終息した。呂月庭は天洋食品の従業員で、労働環境への不満を晴らすために、メタミドホスを使った無差別毒殺に及んだとされている。

なお、メタミドホスは中国でも2007年には農薬としての使用が、09年からは生産も禁止となっていた。

アクリフーズ群馬工場での農薬混入事件（2013）

工程管理の甘さが背景に

中国に次いで、2013年には日本の工場でも農薬による食品汚染が発生し、社会を困惑させた。食品大手「マルハニチロホールディングス」の子会社である「アクリフーズ」群馬工場で事件は起こった。

2013年11月、同工場製の冷凍ミックスピザを買った人から「石油のような臭いがする」との苦情が寄せられた。

これを受け、アクリフーズ側は調査のうえ、12月29日に自社製造の冷凍食品の自主回収を発表した。

混入していた薬物はマラチオン。メタミドホスと同様の有機リン系で、国内では使用が認められている農薬の成分である。毒性はそれほど強くはないが、摂取量に応じて嘔吐、よだれ、下痢、発汗などの中毒症状を呈する。

食品の残留農薬の許容摂取量の基準値には、日常的な摂取を対象としたADI（→p187）の他に、24時間以内の一過性の摂取で健康に影響を与えるかどうかを示すARfD（急性参照用量）という値がある。この事件では、コロッケやピザ、チキンナゲットなどの冷凍食品から高濃度のマラチオンが検出されており、例えば当該のコロッケ1個を体重60kgの人が食べた場合、約3分の1個でARfDを超過していた。

この事件の犯人は、アクリフーズ群馬工場の契約社員だった阿部利樹だ。犯行動機は、中国の事件と同様、待遇などをはじめとする労働環境への不満だった。報道によると、阿部は2013年10月3日から7日頃にかけて、合計4回、マラチオンを自社の冷凍食品に混入した。

この犯行には、同工場の作業工程の管理の甘さも影を落としている。工場稼働時に、従業員が自分の持ち場を離れ、製品の「味見」をしていたという。こうした中で、工場内での意図的な混入が可能だったと見られている。

8章 サリドマイド薬害事件（1960年代）

世界中で奇形児を生み出す原因となった薬

「妊婦にも安全な薬」のはずが

人気の薬ほど、もしその薬の悪影響が表面化した時の社会的被害は甚大だ。まさに公害ともいえる規模になる。そうした薬による公害を「薬害」という。そしてそれが世界的規模で問題となったのが、約半世紀前に起こったサリドマイドの薬害だ。

サリドマイドは1957年に旧西ドイツで開発され、鎮静・睡眠薬、妊婦のつわりの吐き気を緩和するなどとして発売された。薬品としての効果は良好で、麻酔のようにクラクラする感じも、皮膚のかゆみなどもない。薬の影響に敏感な「妊婦や小児でも安心して飲める安全無害な薬」として人気を得て、瞬く間に世界中に広まり、46か国で販売された。日本では睡眠薬「イソミン」などが発売されている。

しかし、やがてサリドマイドを服用した妊婦に、新生児が発育不全で手足が失われたまま生まれるなどの異常が相次いだ。この症状は、アザラシの肢のようなことから「アザラシ肢症」と呼ばれる。

こうした異常とサリドマイドとの因果関係を調査した西ドイツの小児科医レンツは、1961年11月、サリドマイドに胎児の奇形を誘発する「催奇性」がある可能性を発表。これは世に「レンツ警告」といわれる。レンツ警告から10日後、ヨーロッパではサリドマイド関連の薬品は製造・販売が取りやめられた。

しかし日本では、西ドイツに派遣された当時の厚生省の調査官が「レンツ警告には科学的根拠がない」と判断したことから、製造・販売を継続。薬の販売停止と回収が発表されたのはレンツ警告から約10か月後の1962年9月だった。この遅れがサリドマイド被害者数を拡大した。

◆世界のサリドマイド胎芽病症例数

旧西ドイツ	3,049例
日本	309例
イギリス	201例
カナダ	115例
スウェーデン	107例
ブラジル	99例
イタリア	86例
台湾	36例

文献により数は異なる

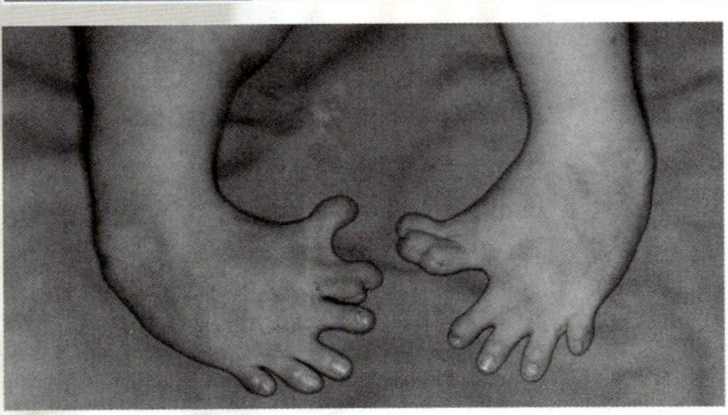

妊娠初期にサリドマイドを服用し、胎児に奇形が生じる病気を「サリドマイド胎芽病」という。新生児は指のつけ根の筋肉が未発達で隣の指と結合していたり、手首が内側に反っていたりする。
Otis Historical Archives National Museum of Health and Medicine

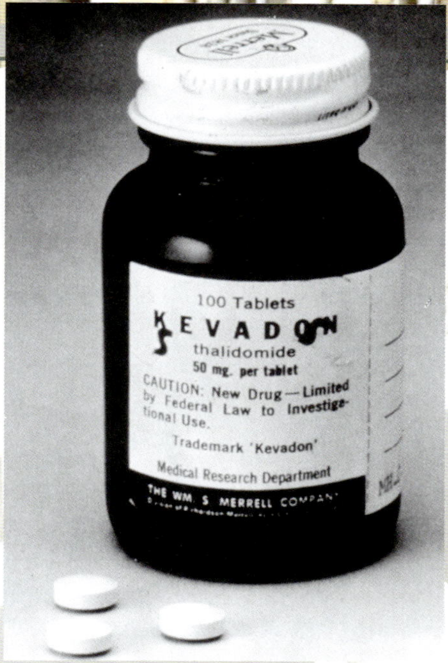

アメリカではキヴァドンというサリドマイド剤が開発されたが、政府の食品医薬品局が副作用を懸念して認可を遅らせたため、市販に至らなかった。 FDA

天使と悪魔の二面性

この副作用を生み出したのは、サリドマイドの「光学（鏡像）異性」(→p62) と呼ばれる特性だった。これはよく、右手と左手にたとえられる。右手と左手はそれぞれ違う手だが、鏡に映してみると、右手は左手に、左手は右手に見える。こうした関係性にあるものが光学異性体で、同じ立体配置と、対称的な構造をもつ。サリドマイドは、この右手にあたる「S体」と左手にあたる「R体」が1：1に混合した「ラセミ体」という構造をしている。

このうちのS体に、非常に高い催奇性があることが、その後の研究で判明した。しかし、たとえ催奇性のないR体だけを投与しても、体内でS体が生成され、1：1の混合物になってしまう。このことから、サリドマイドの光学異性体の特質は、「天使」と「悪魔」の二面性などといわれる。

再評価される悪魔の薬

一方でサリドマイドは、数々の難病の特効薬として再び脚光を浴びつつある。

催奇性が顕在化する以前、アメリカではサリドマイドの他の副作用を懸念した食品医薬品局（FDA）が販売を許可せず、世界でも例外的に薬害を免れた。一方で1964年、サリドマイドが、ハンセン病患者が多く発症する皮膚炎に著効を示すことが判明。1998年にはFDAも、ハンセン病の治療薬としてサリドマイドの販売を許可している。

また、1999年には、骨髄がんの治療のための試験においてよい結果を出し、2008年、日本でも「再発または難治性の多発性骨髄腫」の治療薬として再承認されることになった。その他に、エイズウイルスの成長を阻害する働きも認められている。

催奇性のリスクはなくなったわけではなく、これらの薬を使用できる人や症状は限られている。とはいえ、多くの人命を救う可能性を携え、サリドマイドは再び薬の世界へと戻ってきたのである。

◆「左右の手を合わせた構造」のサリドマイド

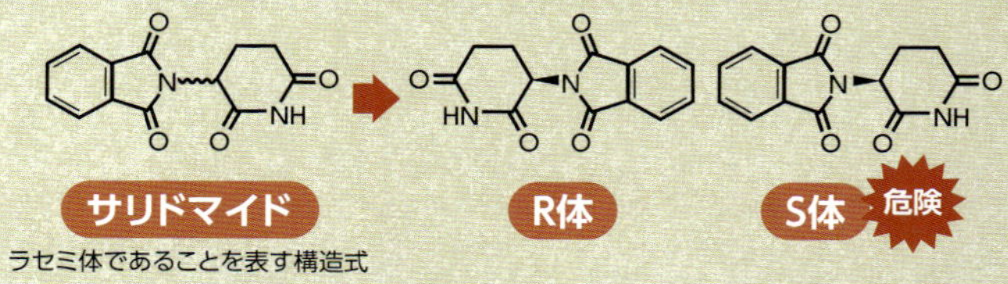

サリドマイドは化学的に「ラセミ体」と呼ばれ、「左手」にあたるR体を鏡映しにしたような「右手」にあたるS体が混ざり合っている。R体が薬として理想的な一方で、S体に強い催奇性がある。

薬害エイズ事件（1980〜90年代）

薬から2,000人がエイズに感染

原因は「非加熱製剤」

治療が困難な病として恐れられる後天性免疫不全症候群「エイズ」。これは、ヒト免疫不全ウイルス「HIV」に感染することで発症する。免疫機能が著しく低下し、適切に治療を行わなければ、多くの場合、合併症を発症して死亡する。

このHIVの存在が米国などで報告されたのは1981年頃。時を同じくして、日本では血友病患者の間でエイズの感染が広まった。

血友病は、生まれつき血液を固める因子が少ないことから、出血時に血液が止まりにくくなる病気だ。患者は止血・出血予防のため血液を原料とする薬を投与することが治療となる。そこで用いられた非加熱血液製剤にHIVが含まれていた。

現在、生物に由来する薬の多くは、加熱処理などで細菌の働きを抑える不活化（→p71）を行う。非加熱製剤は、この加熱処理を行っていないもの。当時、非加熱の血液製剤の危険性は世界的に既知のことだった。アメリカやヨーロッパでも、治療法が全く確立されていないHIVの感染を問題視し、費用はかかるが安全性の高い加熱血液製剤への切り替えを推進していた。

しかし当時の日本は時代の流れに反し、製薬会社や厚生省までもが非加熱血液製剤の安全性を宣伝、回収しないまま国内で大量流通を続けた。その結果、国内の全血友病患者の4割に当たる約2,000人がHIVに感染するという事態を招いた。これが「薬害エイズ事件」である。

薬害の根絶に向けて動く

薬害エイズが起こったのは、製薬企業が薬の危険性を知りながら販売したためだ。そして、国が有効な感染防止対策をとらなかったことによって、被害は二次感染や三次感染にまで拡大した。

この状況下で、被害者および遺族が立ち上がった。大阪・東京両地方裁判所で行われた「薬害エイズ訴訟」である。1989年から、国と製薬企業5社を相手にして行われた歴史的な損害賠償訴訟だ。各メディア

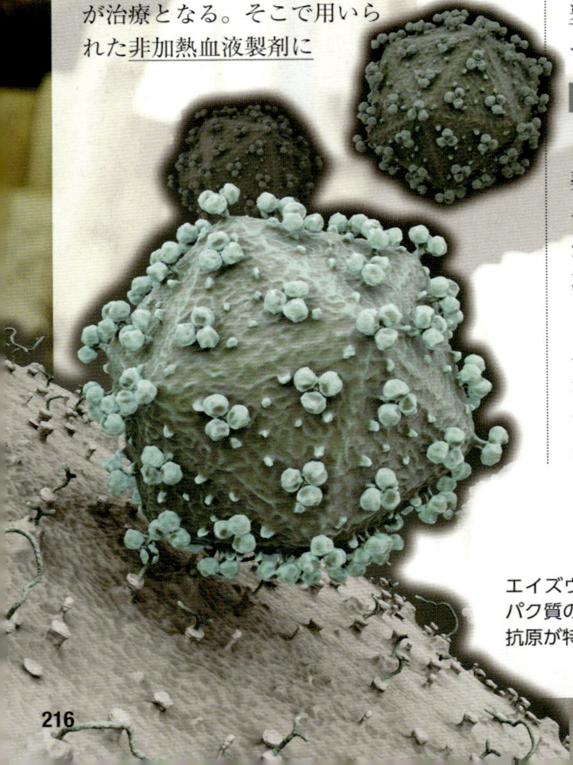

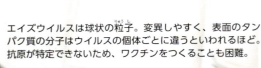

エイズウイルスは球状の粒子。変異しやすく、表面のタンパク質の分子はウイルスの個体ごとに違うといわれるほど。抗原が特定できないため、ワクチンをつくることも困難。

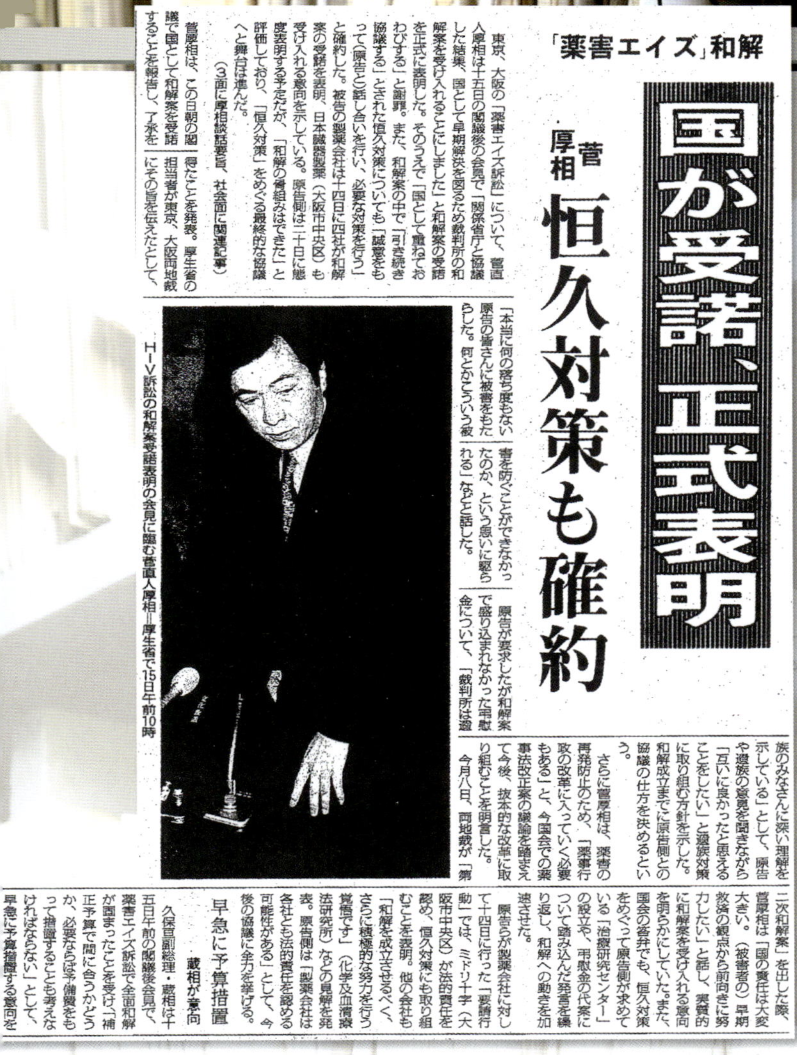

「薬害エイズ」和解

国が受諾、正式表明

菅厚相 恒久対策も確約

東京、大阪の「薬害エイズ訴訟」について、菅直人厚相は十五日の閣議後の会見で「関係省庁と協議した結果、国として早期解決を図るため裁判所の和解案を受け入れることにしました」と和解案の受諾を正式に表明した。そのうえで「国として重ねておわびする」と謝罪。また、和解案の中で「引き続き協議する」とされた恒久対策についても「誠意をもって（原告と）話し合いを行い、必要な対策を行う」と確約した。被告の製薬会社は十四日に四社が和解案の受諾を表明、日本臓器製薬（大阪市中央区）も受け入れる意向を示している。原告側は二十日に態度表明する予定だが、「和解の骨組みはできた」と評価しており、「恒久対策」をめぐる最終的な協議へと舞台は進んだ。

（3面に厚相談話要旨、社会面に関連記事）

菅厚相は、この日朝の閣議で国として和解案を受諾することを報告し、了承を得たことを発表。厚生省の担当者が東京、大阪両地裁にその旨を伝えたとして、「本当に何の落ち度もない原告の皆さんに被害をもたらした。何とかこういう被害を防ぐことができなかったのか、という思いに駆られる」などと話した。

原告が要求したが和解案で盛り込まれなかった弔慰金について、「裁判所は遺族のみなさんに深い理解を示している」として、原告や遺族の意見を聞きながら「互いに良かったと思えることをしたい」と遺族対策に取り組む方針を示した。和解成立までに原告側との協議の仕方を決めるという。

さらに菅厚相は、薬害の再発防止のため、「薬事行政の改革に入っていく必要もある」と、今国会での薬事法改正案の議論を踏まえて今後、抜本的な改革に取り組むことを明言した。

今月八日、両地裁が「第二次和解案」を出した際、菅厚相は「国の責任は大変大きい。（被害者の）早期救済の観点から前向きに努力したい」と話し、実質的に和解案を受け入れる意向を明らかにしていた。また、国会の答弁でも、恒久対策をめぐって原告側が求めている「治療研究センター」の設立や、弔慰金の代案について踏み込んだ発言を繰り返し、和解への動きを加速させた。

原告らが製薬会社に対して十四日に行った「要請行動」では、ミドリ十字（大阪市中央区）が法的責任を認め、恒久対策にも取り組むことを表明。他の会社も「和解を成立させるべく、さらに積極的な努力を行う覚悟です」（化学及血清療法研究所）などの見解を発表。原告側は「製薬会社は各社とも法的責任を認める可能性がある」として、今後の協議に全力を挙げる。

HIV訴訟の和解案受諾表明の会見に臨む菅直人厚相＝厚生省で15日午前10時

早急に予算措置

蔵相が意向

久保亘副総理・蔵相は十五日午前の閣議後会見で、薬害エイズ訴訟で全面和解が固まったことを受け、「補正予算で間に合うかどうか、必要ならば予備費をもって措置することも考えなければならない」として、早急に予算措置する意向を

薬害エイズ問題を国が受託したことを伝える1996年3月15日毎日新聞夕刊。当時の菅直人厚生大臣は、厚生省の外部組織として現在の国立国際医療研究センター エイズ治療・研究開発センターを設けるなど、薬事行政の改革も約束した。

で大規模に報道され、この裁判が薬害エイズの被害者のみならず、未来の日本の薬害防止に必要だという認識が一気に拡大した。

裁判は、1996年に被告側の国と企業が責任を全面的に認めたことで和解が成立。当時の菅直人厚生大臣は政府を代表して謝罪し、和解の条件としてひとり当たり4,500万円の一時金支給などが実施された。そして、1989年の提訴から約22年が経った2011年に、最後の原告が和解している。

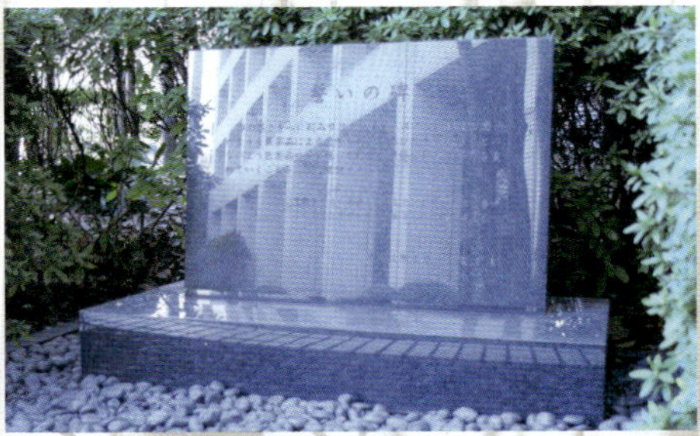

厚生労働省の正面玄関にある、医薬品の安全確保に向けた「誓いの碑」。薬害エイズの反省から、1999年8月に旧厚生省が建立した。

さくいん

さ

た

な

は

ま

や

ら

わ

おもな参考文献

- 『毒学教室』鈴木勉監修（学研教育出版）
- 『毒と薬の科学』船山信次著（朝倉書店）
- 『アルカロイド』船山信次著（共立出版）
- 『海から生まれた毒と薬』Anthony T.Tu・比嘉辰雄著（丸善出版）
- 『毒性の科学』熊谷嘉人ほか編（東京大学出版会）
- 『毒の科学』船山信次著（ナツメ社）
- 『毒と薬の科学』佐竹元吉編著（日刊工業新聞社）
- 『フィールドベスト図鑑16 日本の有毒植物』佐竹元吉監修（学研教育出版）
- 『フィールドベスト図鑑13 日本の毒きのこ』長沢栄史監修（学研教育出版）
- 『フィールドベスト図鑑18　日本の貝1』奥谷喬司著（学習研究社）
- 『猛毒動物最強50』今泉忠明著（ソフトバンク・クリエイティブ）
- 『毒草・薬草事典』船山信次著（ソフトバンク・クリエイティブ）
- 『毒と薬のひみつ』齋藤勝裕著（ソフトバンク・クリエイティブ）
- 『毒と薬の世界史』船山信次著（中央公論新社）
- 『面白いほどよくわかる 毒と薬』山崎幹夫編（日本文芸社）
- 『最新「毒」の雑学がよ〜くわかる本』高橋竜也著（秀和システム）
- 『学研の図鑑 超危険生物』（学研教育出版）
- 『毒』船山信次著（PHP研究所）
- 『へんな毒　すごい毒』田中真知著（技術評論社）
- 『くすりの作用と効くしくみ事典』鈴木順子・青野治朗監修（永岡書店）
- 『毒の科学Q&A』水谷民雄著（ミネルヴァ書房）
- 『薬は体に何をするか』矢沢サイエンスオフィス編著（技術評論社）
- 『毒のいきもの』北園大園著（彩図社）
- 『よくわかる薬理学の基本としくみ』當瀬規嗣（秀和システム）
- 『薬はこうしてやっと効く』中西貴之著（技術評論社）
- 『殺人・呪術・医薬ー毒とくすりの文化史』ジョン・マン著,山崎幹夫訳（東京化学同人）
- 『トコトンやさしい環境汚染の本』大岩敏男ほか著（日刊工業新聞社）
- 『脱法ドラッグの罠』森鷹久著（イースト・プレス）
- 『薬物依存の脳内メカニズム』和田清著（講談社）
- 『図解雑学 鉱物・宝石の不思議』近山晶監修（ナツメ社）
- 『こわくない有機化合物超入門』船山信次著（技術評論社）
- 『毒物雑学事典　ヘビ毒から発ガン物質まで』大木幸介著（講談社）
- 『世紀を超えて広がる「毒」』一戸良行著（研成社）
- 『危ない生き物大図鑑』小野展嗣監修（PHP研究所）
- 『有毒・有害物質がわかる事典』吉岡安之著（日本実業出版社）
- 『ニュースになった毒』Anthony T. Tu著（東京化学同人）
- 『事件からみた毒』Anthony T. Tu著（東京化学同人）
- 『社会の中に潜む毒物』Anthony T. Tu著（東京化学同人）
- 『猛毒をもつ生き物たち』橘和夫監修（誠文堂新光社）
- 『フグはなぜ毒をもつのか』野口玉雄著（日本放送出版協会）
- 『毒の事件簿』斎藤勝裕著（技術評論社）
- 『環境毒性学』渡邉泉・久野勝治編（朝倉書店）

- 『化学兵器犯罪』常石敬一著（講談社）
- 『驚異の戦争 古代の生物化学兵器』エイドリアン・メイヤー著,竹内さなみ訳（講談社）
- 『図解雑学 生物・化学兵器』井上尚英著（ナツメ社）
- 『生物兵器と化学兵器』井上尚英著（中央公論新社）
- 『正倉院薬物の世界』鳥越泰義著（平凡社）
- 『新版漢方の歴史』小曽戸洋著（大修館書店）
- 『錬金術 仙術と科学の間』吉田光邦著（中央公論新社）
- 『江戸の理系力』（洋泉社）
- 『薬物依存 恐るべき実態と対応策』佐藤有樹・山本卓著（KKベストセラーズ）
- 『本当に怖い!薬物依存がわかる本』西勝英著（西村書店）
- 『依存性薬物と乱用・依存・中毒』和田清著（星和書店）
- 『<麻薬>のすべて』船山信次著（講談社）
- 『薬物乱用と人のからだ』Gesina L. Longenecker著,吉本寛司訳（アーニ出版）
- 『危険ドラッグとの戦い』藤井基之（薬事日報社）
- 『和歌山カレー事件　獄中からの手紙』林眞須美ほか著（創出版）
- 『サリドマイドと医療の軌跡』栢森良二著（西村書店）
- 『この国はなぜ被害者を守らないのか』川田龍平（PHP研究所）
- 『厚生省薬害史』富家孝著（三一書房）
- 『毒が薬に変わる危ない食べ合わせ PARTⅡ』柳川明著（実業之日本社）
- 『カフェインの科学』栗原久著（学会出版センター）
- 『すぐわかる正倉院の美術』米田雄介著（東京美術）
- 『図説正倉院薬物』柴田承二監修（中央公論新社）
- 『オウム真理教大辞典』西村《新人類》雅史・宮口浩之監修（三一書房）
- 『毒草大百科』奥井真司著（データハウス）
- 『Encyclopedia of Food Safety』Yasmine Motarjemiほか編（Elsevier Inc.）

おもな参考ホームページ

- 厚生労働省　薬物乱用防止に関する情報
  http://www.mhlw.go.jp/stf/seisakunitsuite/bunya/kenkou_iryou/iyakuhin/yakubuturanyou
- 厚生労働省地方厚生局麻薬取締部　http://www.nco.go.jp
- U.S. National Library of Medicine TOXNET　http://toxnet.nlm.nih.gov
- U.S. National Library of Medicine PuBMeD　http://www.ncbi.nlm.nih.gov/pubmed
- 文部科学省 五訂増補日本食品標準成分表
  http://www.mext.go.jp/b_menu/shingi/gijyutu/gijyutu3/toushin/05031802.htm
- 東京都福祉保健局　http://www.fukushihoken.metro.tokyo.jp
- 東京都医学研・脳神経病理データベース　http://pathologycenter.jp
- 林野庁 スギヒラタケ　http://www.rinya.maff.go.jp/j/tokuyou/sugihira
- 公益財団法人日本中毒情報センター　http://www.j-poison-ic.or.jp
- 沖縄県衛生環境研究所　http://www.eikanken-okinawa.jp

監修者略歴

鈴木 勉（すずき つとむ）

薬学博士。星薬科大学 薬品毒性学教室 教授。1949年生まれ。星薬科大学大学院薬学研究科博士課程修了。日本における依存性薬物や医療用麻薬研究の第一人者で、世界保健機関（WHO）の薬物依存性専門委員会委員を務める。
著書に『薬物依存研究の最前線』（1999）、『緩和治療 痛みの理解から心のケアまで』（2010）、監修書に『毒学教室』（2011）など。

【大人のための図鑑】
毒と薬

2018年２月15日　発　行

監修者　鈴木　勉
発行者　富永靖弘
印刷所　㈲ＴＰＳ21

発行所　東京都台東区台東２丁目24　株式会社　新星出版社
〒110-0016 ☎03(3831)0743

ISBN978-4-405-10805-9